CT 图像环形伪影去除方法

李建武　霍其润　颜子夜 ◎ 著

REMOVING RING ARTIFACTS IN CT IMAGES

U0251185

北京理工大学出版社
BEIJING INSTITUTE OF TECHNOLOGY PRESS

内 容 简 介

本书旨在系统地介绍 CT 图像环形伪影去除、超分辨率重建等问题的算法研究和典型应用，内容共分为 7 章。首先，阐述了 CT 图像重建原理，分析了 CT 图像中环形伪影的产生原因，讨论了环形伪影去除的前处理与后处理方法。然后，提出了多种 CT 图像中环形伪影去除的新方法——基于 L_0 范数滤波、基于单向变分和相对变分、基于 L_0 约束单向变分模型、基于变分和低秩矩阵分解，并进一步从深度学习的角度研究了基于变分和生成对抗网络相结合的方法。最后，针对 CT 图像分辨率各向异性和硬件对分辨率提升的限制，提出了利用超分辨率增强来提升 CT 图像质量的方法。

本书既可作为信息技术、生物医学工程等专业科研人员和工程技术人员的参考用书，亦可作为相关专业研究生的参考教材。

图书在版编目（CIP）数据

CT 图像环形伪影去除方法 / 李建武，霍其润，颜子夜著. －－北京：北京理工大学出版社，2021.4
ISBN 978 - 7 - 5682 - 9703 - 5

Ⅰ. ①C…　Ⅱ. ①李…　②霍…　③颜…　Ⅲ. ①计算机 X 线扫描体层摄影 - 研究　Ⅳ. ①R814.42

中国版本图书馆 CIP 数据核字（2021）第 063216 号

出版发行 / 北京理工大学出版社有限责任公司
社　　址 / 北京市海淀区中关村南大街 5 号
邮　　编 / 100081
电　　话 / （010）68914775（总编室）
　　　　　（010）82562903（教材售后服务热线）
　　　　　（010）68944723（其他图书服务热线）
网　　址 / http：//www.bitpress.com.cn
经　　销 / 全国各地新华书店
印　　刷 / 保定市中画美凯印刷有限公司
开　　本 / 710 毫米 × 1000 毫米　1/16
印　　张 / 14.25
彩　　插 / 8　　　　　　　　　　　　　责任编辑 / 曾　仙
字　　数 / 265 千字　　　　　　　　　　文案编辑 / 曾　仙
版　　次 / 2021 年 4 月第 1 版　2021 年 4 月第 1 次印刷　责任校对 / 刘亚男
定　　价 / 72.00 元　　　　　　　　　　责任印制 / 李志强

图书出现印装质量问题，请拨打售后服务热线，本社负责调换

致知在格物，物格而后知至

——《大学》

探究事物的本源以及获取物体内部的结构信息，一直是人类认知世界的重要手段，如何在不进行剖解的前提下从外部透视物体内部，这曾经是古人的梦想，尤其是在医学领域，而在当代由于 X 射线的发现这已经不再是什么难题。电子计算机断层扫描（Computed Tomography，CT），是继 1895 年伦琴发现 X 射线以来医学影像学发展史上一次历史性的革命，其首次实现了从外部获得人体内部结构的影像。时至今日，尽管有磁共振、B 超、X 光等方法可用于获取人体内部影像，但 CT 技术凭借其扫描速度快、成像质量高、全身适用、对骨骼和内脏敏感等优点，在医学检查、工业检测、安保检测等领域处于不可取代的地位。

因 CT 系统软硬件和成像算法等原因，重建形成的图像会有与物体真实衰减系数之间的差异，这称为伪影。伪影在一定程度上会影响图像质量和干扰对图像的判读。在各种伪影中，环形伪影最常见，也是在视觉上干扰较严重的一种伪影。长期以来，如何有效去除 CT 图像中的环形伪影一直是重要问题。

本书旨在从成像后处理的角度，分析环形伪影的表现特征并设计去除伪影的算法。首先，阐述了 CT 图像重建原理，分析了 CT 图像中环形伪影的产生原理，讨论了环形伪影去除的前处理与后处理方法，给出了 CT 图像分别在笛卡儿坐标系和极坐标系下的表示与对应关系。然后，提出了几种 CT 图像中环形伪影去除新方法——基于 L_0 范数滤波、基于单向变分和相对变分、基于 L_0 约束单向变分模型、基于变分和低秩矩阵分解，并进一步从深度学习的角度研究了基于变分和生成对抗网络相结合的方法。最后，针对 CT 图像分辨率各向异性和硬件对分辨率提升的限制，提出了利用超分辨增强来提升 CT 图像质量的方法。

本书的研究工作得到了国家自然科学基金面上项目（项目批准号：61271374）、北京市自然科学基金项目（项目批准号：L191004）、北京市教委科研计划（项目批准号：KM201810028016）、首都师范大学交叉科学研究院、国家重点研发计划（课题批准号：2019YFB404805）的资助。本书的有关成果系十余年来课题组全体成员努力工作和协同攻关的结果，特别感谢毛欣蓓、赵树阳、吴焕堂、王政、怀丽敏等学生所付出的辛勤劳动。本书还得到了陆耀、董振超、王宏等专家、学者的指导和帮助，谨对此表达诚挚的谢意。

医学图像处理算法的分析与设计具有重要的理论研究意义和实际应用价值，当前正处于快速发展和临床应用推广时期，其理论和应用方面均存在大量问题，尚待进一步深入研究。由于笔者学识水平和可获得资料有限，书中难免存在不妥之处，敬请同行专家和诸位读者批评指正。

李建武

2021 年 1 月于北京理工大学

目　录
CONTENTS

第1章

绪　　论

1.1　研究背景及意义

1.1.1　CT 技术的发展

简而言之，计算机断层扫描（Computed Tomography，CT）是要获得物体内部的横截面图像，举个日常生活中的例子，CT 技术类似于将西瓜切开后看到西瓜内部的横截面[1]。但是，并非所有对象在检测期间都可以打开。例如，要检查患者的身体，自然希望无须手术即可看到人体内部。1895 年，德国物理学家伦琴发现 X 射线与普通光不同，它可以穿透几乎所有不透明的材料并将它们投射在摄影胶片上以使胶片增感，因此在不打开物体的情况下看到物体内部的想法成为可能。随后，科学家通过不断研究和实验，依靠数学理论，将现代电子技术和计算机技术相结合，从外部测量物体的投影数据，并使用重建算法来生成物体的内部结构图像，在不破坏物体的情况下就可以获得物体内部的横截面图像，即计算机断层成像。CT 的出现是传统 X 摄影和计算机技术相结合的产物，将影像检查技术带入一个新的划时代阶段。

1971 年，英国的 EMI 公司成功研制了第一台用于扫描头部的 CT 机，并成功完成世界上首例脑肿瘤患者的诊断，此后，CT 设备开始用于医学成像。1974 年，美国乔治敦大学的 Robert Ledley 教授研制了可用于全身扫描的 CT 设备，它的原理是用 X 射线对人体层面进行扫描并获取相关的数据，然后用计算机进行技术处理，获得重建后的 CT 图像，该 CT 机显著扩大了对人体的检查范围，大大提高了病变的检出率和医生诊断的准确率。这种诊断技术价值高，且被检测对象无痛苦感受、无创伤且无危险，是放射诊断领域非常重要的突破。

按照扫描方式的不同，可将 CT 机的技术发展分成五代：

第一代：采用旋转/平移的方式扫描。X 射线发出的射线和相应的探测器环绕人体的中心作同步的平移移动。该扫描方式速度慢，采集到的数据较少，已经被更先进的技术淘汰。

第二代：这一代 CT 机的技术与第一代 CT 机没有本质区别，只是将单一 X 线束改为扇形 X 线束，缩短了扫描时间。

第三代：通过旋转方式来扫描。在这一代 CT 机中，将 300 ~ 800 枚探测器按照扇形排列，扇形角包括整个扫描现场。它广泛应用于头部及全身的检查。

第四代：这一代 CT 机的探测器可以达到数千枚，以环形排列且固定不动，而 X 线管可以做 360°旋转。这一代 CT 技术将扫描时间缩短至 2 ~ 5 s。

第五代：这一代 CT 机的技术明显不同于前几代，其 X 线源改为使用电子枪，并用电子束的扫描方式代替传统的扫描方式，因此又称为电子束 CT。这一代 CT 技术将扫描时间缩短至 50 ms，且重建后的 CT 图像分辨率高。

随着光源和探测器技术的发展，业界提出了第六代 CT 概念，即将多组平板式探测器和多组光源围绕设定的环形结构均匀分布排列，在扫描过程中不需要做任何旋转运动。尽管存在多种代系的 CT，但考虑到技术成熟度和适用性，在未来一段时间内，CT 机的应用依然以第三代为主。

1989 年，人们在传统螺旋扫描的基础上改进，采用滑环技术和连续进床扫描，其中滑环技术使扫描装置可以沿着一个方向做连续旋转，并配以连续进床，由于其扫描的轨迹呈螺旋状，因此得名螺旋 CT（Spiral CT）。1998 年，在此基础上诞生了多层螺旋 CT，使得架球管围绕人体旋转一圈就能同时获得多幅断层图像，开创了容积数据成像的新时代。这两次堪称革命性的技术进步是 CT 发展史中重要的里程碑。

近年来，锥形束 CT（Cone Beam CT，CBCT）系统的研发得到了业界的普遍关注。与常规 CT 系统不同，CBCT 系统由锥形 X 射线光源以及其上依次排列有单个探测元的平板探测器组成，放射源与平板探测器围绕扫描中心区域旋转 360°即可得到被测物体多角度的投影数据。扫描结束后，将存储在设备中的投影数据经计算机处理，得到重建后的 CBCT 图像。较之于传统 CT 系统，CBCT 系统的优点主要表现在以下几个方面：

（1）由于在一次 360°扫描过程中可以得到数百幅针对被测物体不同角度的投影图像，因此 CBCT 系统有效缩短了完成扫描所需的时间，从而减少患者所接受的辐射剂量，将辐射对患者的伤害降到最小。

（2）CBCT 系统提高了 X 射线的利用率，从而能达到大幅降低扫描成本的目的。

（3）CBCT 系统可以有效减少容积效应，从而使重建获得的 CT 图像拥有更加精准的空间分辨率。

CT 技术发展至今，其应用非常广泛。在临床应用中，CT 技术可以分辨人体组织内的微小差别，使得影像诊断的范围大大扩大，对于以前常规的 X 射线检查所无法识别的组织，CT 都能准确识别；CT 可以利用 X 射线的衰减做各种定量计算的工作，比如可以测量人体内某一部位的骨矿含量情况，用于对老年骨质疏松患者的诊断；CT 可利用三维成像软件来构造人体多个部位（人体的颅骨和颌面部）的三维图像，有了这种技术，在制订外科手术方案和选择手术途径时就有了丰富的影像学资料，更有利于医学诊断。作为无损检测领域的一种重要方法，CT 技术还在医学领域以外的领域得到了应用。在工业领域，它能非接触和非破坏性地检测物体的内部结构，并获得不重叠的数字图像。它不仅能准确地提供物体内部细节的三维位置数据，而且能定量提供细节辐射密度数据[2]，CT 技术多用于检测重要产品，如航空航天、烟火和精密设备。在道路建设领域，CT 技术可用于全面的道路检查，比如检测各种管道和导管的分布并进行特定的施工，以提高整个道路施工的施工效率。在农业和林业领域，移动式 CT 可用于测量活树的有关信息（如年轮和水含量），而不会破坏植物。在日常安全防护领域，CT 设备经常出现在重要场所（如车站、机场和港口），以对各种违禁物品进行安全检查。可以看出，CT 技术不仅能用于服务人类健康，而且与整个国民经济的建设密切相关。

1.1.2　CT 系统图像的重建原理

自 1971 年第一台临床 CT 机投入实用化以来，CT 系统作为最早实现对人体断层进行有效检查的医学影像系统，现已发展为现代医疗中不可或缺的临床诊断工具之一。X 射线 CT 的主要结构包括两部分——X 射线断层扫描装置和计算机系统。前者主要由产生 X 射线束的球管（tube）以及接收和检测 X 射线的探测器（detector）组成；后者主要包括数据采集系统、中央处理系统和操作台等。X 射线断层扫描装置主要使用一组 X 射线旋转照射人体。由于不同的组织对 X 射线的吸收能力（radiodensity）不同，因此射线在经过人体之后，X 射线探测器采集到的射线强度并不相同。

CT 系统通过一组探测器同时采集投影数据，在某个角度下一次采集就可以得到一组数据，而旋转一周可采集得到一幅投影图像。由于对空间一个点经过旋转一周投影之后会在投影图像上形成类似正弦曲线的轨迹，因此投影图又称正弦图（sinogram）。但是正弦图只能反映 X 射线经过人体吸收之后的衰减情况，要想得知人体内部的具体吸收系数，还需要对其进行重建。图像重建过程实际上就是如何从投影数据中解出成像平面上各像素点的衰减系数。像素点越小，探测器数目越多，所测出的衰减系数就越多，分辨率就越高，重建的图像也就越清晰。自 1940 年提出断层重建技术之后[3]，已经发展出了方程组求解、滤波反投影、迭代重建等重建方法。

最基本的重建方法是利用方程组进行求解。由于可将每条 X 射线的投影值看作独立的多元一次方程，因此只要能够得到足够多的投影方程，就总能求解出唯一的物体衰减系数分布。然而，当对物体进行更加精细的分割（即图像分辨率提高）时，方程组求解运算就成为一个难题，即使在 1967 年实现的首台 CT 实验系统中，也需要同时求解超过 28 000 个方程。此外，如何得到充足的投影方程也对该算法产生限制，对于 $N \times N$ 的重建区域，则至少需要得到 N^2 个方程才能得到唯一解。因此，现代 CT 系统中已经不再使用该方法进行重建。

对方程组求解重建方法的一个补救措施是迭代重建。该方法利用重建区域进行正向投影，计算其与实际投影数据的误差，之后对重建区域进行修正，将此补偿过程反复执行，直至收敛达到期望结果。然而，该算法需要反复执行正向投影，计算强度很高；而且，模拟正向投影的过程必须与实际投影的成像过程一致，实际系统中的噪声将严重影响最终结果。因此，该方法还有待于算法自身和计算机运算能力的进一步提高，才能应用于实际系统。

在现代 CT 系统中实用的重建算法为滤波反投影，这种方法基于傅里叶切片定理，以确定的表达式方法来得到重建图像，是一种解析求解方法。傅里叶切片定理的简单描述如下：对物体 $f(x,y)$ 在角度 θ 下得到的平行投影 $p(s)$（旋转坐标系下）的一维傅里叶变换 $P(\omega)$，等于在同角度下物体 $f(x,y)$ 的二维傅里叶变换 $F(\omega_x, \omega_y)$ 的一条过原点的直线，如图 1.1 所示。

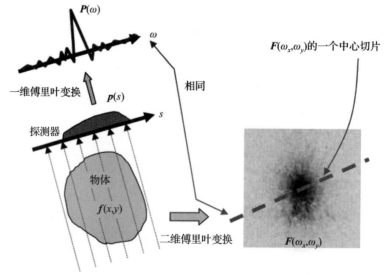

图 1.1 傅里叶切片定理示意图[1]（书后附彩插）

当探测器围绕物体完成不少于 180° 的扫描之后，在频域空间可以得到一个覆盖整个空间的物体二维频谱图 $F(\varpi_x, \varpi_y)$。原图像 $f(x, y)$ 可以利用二维傅里叶逆变换得到，这个过程称为反投影过程。值得注意的是，由于填充到频域中的所有直线都过圆心，因此如果将这些直线直接累加，就会因为图像中心区域直线的密度大，中心部分被人为地增强，导致频域中的低频成分被加权，那么由二维傅里叶逆变换得到的图像就会变得模糊。为了消除模糊，就需要对频谱图进行矫正，即利用各种滤波函数（如斜坡函数）进行滤波。因此，这种重建算法称为滤波反投影算法。尽管该算法需要获取到完备的扫描数据才能执行，但其具有确定的解析表达式、重建速度较快、易于实现、图像清晰等优势，已成为当前临床实用 CT 系统的主要算法。

CT 系统的另一个重要问题是投影采样的几何模式，其也是决定 CT 性能的重要因素。最初的投影模式为平行投影，其后提出了扇形投影和锥形投影，如图 1.2 所示。虽然因投影几何的不同，其重建算法也存在较大的差异，但各种扇形投影和锥形投影的重建算法的理论基础是平行投影。

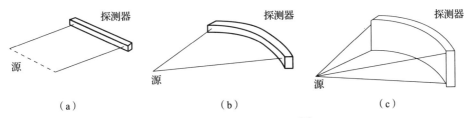

图 1.2　投影采样几何模式[3]

（a）平行投影；（b）扇形投影；（c）锥形投影

为不失一般性，本书基于平行投影进行研究，在得到完备投影集合的情况下对投影图像使用滤波反投影算法进行重建。在这种模式下，一个物体在角度 θ 下得到投影为对其进行拉东变换（Radon transform）的结果，在旋转坐标系下描述为

$$p(t, \theta) = \int_{-\infty}^{\infty} f(t, s)\,\mathrm{d}s \qquad (1-1)$$

式中，t——径向方向的值；

　　　s——角度方向的值。

在平行投影模式下，两组相差 180° 的投影采样是相等的，故在 180° 下得到的投影即可填充整个频域空间。因此，滤波反投影重建公式可以表示为

$$f(x, y) = \int_0^\pi \mathrm{d}\theta \int_{-\infty}^{\infty} P(\omega, \theta)\,|\omega|\,\mathrm{e}^{\mathrm{j}2\pi\omega t}\,\mathrm{d}\omega \qquad (1-2)$$

式中，$P(\omega, \theta)$——在角度 θ 下投影 $p(t, \theta)$ 的傅里叶变换，这里采用最基本的斜坡函数 $|\omega|$ 作为滤波函数。

1.1.3　CT 系统的性能指标

度量 CT 系统分辨率的参数主要包括高对比度空间分辨率、低对比度分辨率、时间分辨率、CT 数准确度、噪声、剂量和定位准确度等。接下来，结合本书的研究内容对部分指标进行介绍。

1. 平面内分辨率

平面内分辨率是指在切片平面内所能达到的分辨能力，通常使用平面内能够分辨出来的单位距离中线对的形式表示，一般采用频域相位传输函数（Modulation Transfer Function，MTF）来描述在平面内的点扩散函数（Point Spread Function，PSF）。

2. 层间分辨率

对于图像切片序列，通常使用切片方向敏感度曲线（Slice – Sensitivity Profile，SSP）来度量 z 方向的分辨率。SSP 描述的是系统在 z 方向对于单位冲激函数 $\delta(z)$ 的响应，在一般情况下通过单独测量实际系统的响应曲线来描述。

3. 系统模糊

CT 中存在的模糊通常来源于两个方面：成像过程中各方向的模糊；抽样过程所造成的模糊。对于成像过程，CT 系统的 PSF 通常已经由准直器和采集器等硬件结构所确定，并使用平面内分辨率和切片方向敏感度曲线（SSP）进行描述。

4. 噪声

CT 系统的噪声尽管受到重建算法的影响，但在同一算法中 CT 系统的噪声主要受放射剂量、吸收系数和切片层厚等的影响，可以使用 Brooks 公式来表述噪声的标准差，即

$$\sigma = C \sqrt{\frac{B}{W^2 h D_0}} \qquad (1-3)$$

式中，σ——噪声标准差；

$\quad$ C——描述剂量效率的常数；

$\quad$ B——物体衰减因数，$B = e - \mu d$，μ 为平均线衰减系数，d 为物体厚度；

$\quad$ W——像素大小；

$\quad$ h——断层厚度；

$\quad$ D_0——最大皮肤剂量。

5. 部分容积

部分容积效应（partial volume effect）是一种由系统成像模型造成的伪影，

即使只有物体的一部分进入扫描平面，由于切片具有一定厚度，则在探测器整个对应的宽度上也会采集到该物体的投影。在特定条件下，部分容积效应不仅影响图像中存在物体的局部，还会影响整个图像的质量。如图 1.3 所示为点放射源情况下部分容积效应示意，部分侵入的物体只在 β 角度下投影到探测器，探测器在 $\beta + \pi$ 角度下没有采集到物体的投影，最终在整个重建图像上对应物体衰减强烈变化的区域会出现放射状纹理。部分容积效应与切片厚度直接相关，降低厚度可以减小发生部分容积效应的可能性。克服部分容积效应的根本方法是使用较薄的切片扫描，与之矛盾的是受噪声和剂量因素限制，临床上难以降低切片厚度。例如，为了保持噪声不变，要使切片厚度减半，则由式（1 - 3）可知，剂量要增加到原来的两倍，这方式将增加对人体的损害。因此，在实际系统中为了提高覆盖范围或者降低噪声，需要在较厚的层厚条件下扫描。另一种可选方法是在重建算法中对伪影进行补偿，这需要利用部分先验信息[4]。

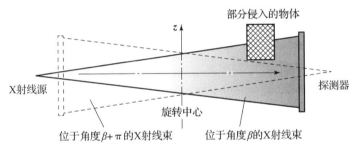

图 1.3　部分容积伪影示意图[3]

1.1.4　CT 伪影

在医学或非医学领域，CT 图像的质量直接影响测量和识别的结果，因此获取准确清晰的 CT 图像非常重要。但是，由于在实际成像过程中 CT 系统本身的软件和硬件存在多种问题，通常在重建的 CT 图像中会出现一些伪影或噪声，导致影响图像质量以及随后的识别和测量的结果，因此非常有必要从 CT 图像中进一步去除伪影和噪声。

伪影是指从图像重建的值与物体的实际衰减因子之间的差[5]。要创建对象的 CT 图像，就必须对对象多次执行投影扫描，每个投影扫描包含数千个单独的测量值，因此必须使用近 100 万个独立的信号测量值来形成图像，并且如果测量值不准确，那么重建的图像会出现错误。同时，图像恢复的反向投影过程实质上将投影中的点映射到图像中的直线。可以看出，受投影数据误差影响的区域不限于局部区域，并且 CT 图像上出现伪影的可能性非常高。

伪影源有许多，辐射源、探测器、数据采集和患者自身状况都可能导致伪影。例如，采样设备的温度变化使设备的运行状态不稳定，导致各种伪影；在测试过程中，患者的呼吸、体位运动和肌肉收缩等会引起一些伪影；如果对象上有金属物体（如金属假牙），也会出现伪影。

在不同情况下产生的伪影在图像中显示的形状不同，主要有条纹伪影、阴影伪影、环形伪影和其他不规则伪影。

条纹伪影在整个图像上显示为直线，有时表现为暗，有时表现为明，这主要是由离散测量不匹配所致。如果空间采样频率不足，则会在密度显著变化的边缘区域中产生诸如条纹的伪影。由于人体组织很少具有这些特征，因此对条纹伪影不太可能误诊，但是大量伪影和高幅值会降低图像的质量和识别图像的可能性。

阴影伪影通常出现在对比度较高的区域，如骨骼结构附近的软组织。与条纹伪影不同，阴影伪影是因为有一系列偏离真实的投影数据而导致的。根据错误的数量和大小，阴影伪影可能会局限于某一部位，严重时会影响更大的区域，甚至覆盖整个器官。

环形伪影就像叠加在原始图像上的同心环，是由数据采集过程中单个（也可能多个）通道的性能差异引起的。在整个数据采集过程中，每个视角测量中的错误是由一个通道中的异常引起的。一个视角的测量误差在反向投影后映射到一条直线上。任何视角的测量误差都会在距旋转中心相同距离处产生一组直线，直线的尾部互相抵消形成一个环。当多个通道之间的误差不同时，图像中会出现许多亮度、暗度不同的同心环（图1.4），这将严重影响图像结构的清晰度和识别性。CT 系统的结构复杂，部件问题和偏差均有可能导

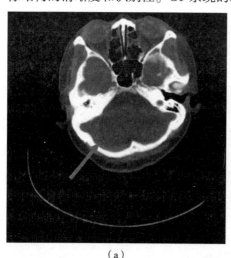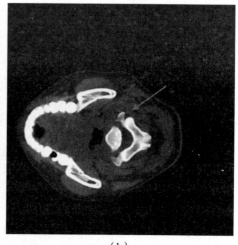

（a）　　　　　　　　　　（b）

图1.4　真实 CT 图像中的环形伪影（书后附彩插）

（a）颅骨 CT 图像；（b）颈部 CT 图像

致特定通道对应的数据输出异常，而用于接收和检测 X 射线的探测器要经受数百种实际工业处理技术的制约。它由四个探测器单元组成，受技术限制和在使用过程中的损失的影响，所有探测器单元的精度很难达到绝对一致性，且各通道上的数据之间会出现不同程度的误差。在随后的图像恢复中，每个通道的投影数据被恢复到 CT 图像就对应于具有不同半径的圆形像素点的位置，因此在实际 CT 图像中出现环形伪像的可能性非常高。

此外，还有一些不规则的伪影。实际上，日常使用的成像系统生成的 CT 图像都或多或少包含伪影，而如何尽可能地消除或减少伪影一直是业界关注的焦点。

1.1.5　环形伪影去除问题的研究意义

在 CT 图像的各种伪影和噪声中，环形伪影是 CT 图像中相对突出且常见的现象。出现环形伪影的原因非常复杂，这可能是由硬件问题、不正确的系统调试操作或数据采集系统的故障引起的，从而难以通过调整系统中的某些部位来从根本上解决问题。从图像处理的观点来看，鉴于环形伪影结构的特殊性，无法用常规的图像噪声去除方法对其进行处理，其处理结果往往不能令人满意。因此，如何有效去除 CT 图像中的环形伪影，这一直是研究者们研究的重点。

1.2　研究现状

1.2.1　基于数据采集时的去除方法

此方法主要基于 CT 成像原理，其思路是：在采集数据时，校正每个探测器的响应率或更改设备的扫描方法，以防出现环形伪影。

解决系统探测器响应不一致问题[6]的常用技术是平场校正方法[7]。在此方法的基本过程中，通常有两步扫描采样。第 1 步，扫描获得无样本的暗场数据。理论上，每个探测器响应一致时，这些数据应完全均匀，但由于实际 CT 系统中的差异，因此这些数据包含每个探测器响应差异的信息。第 2 步，扫描测量的对象，并使用第 1 步中探测器响应的差异估计值来校正对实际对象扫描采集的数据。与该方法相关的研究有很多[8-10]，而文献 [11] 从理论上分析了 X 射线图像增强器的像素响应差异，并提出了一种基于最小二乘法的多点去除方法。为了实现去除效果，文献 [12] 提出了一种校正暗场并获得投影图像中的差异的方法。从理论上讲，这种类型的方法可以通过探测器暗场偏移和响应灵敏度校正来达到更好的伪影去除效果，但是该方法本身是假设 CT 系统探测器响应满足线性模型的理想状态而设计的，故有一定的限制。在实际的 CT 应用中，由于探测器的不稳定性，响应可能是非线性的，因此即使系统校正了所采集数据的不一致性，残留的环形伪影也会保留在重建的 CT 图像中。此外，Davis 等[13]更改了探测器通道积分时间，以抑制环形伪影；Jiang 等[14]使用一种逐个标定每个探测器通道的方法来抑制环形伪影，该方法更适合于具有较少探测通道的 CT 系统，虽然其也可以在具有更多探测通道的系统中实现，但这是非常困难的。

在常规扫描模式下，异常投影数据通常会集中在投影序列中的固定位置，从而导致环形伪影。为了使各探测器响应的影响在投影序列的位置平均分布，傅健等[15]提出了一种通过改变 CT 设备的扫描方法来去除环形伪影的方法——改变投影数据中的异常集中在投影序列中的固定位置的情况，从而抑制环形伪影的出现，但是该方法更难实施，且需要修改硬件，成本也相对较高。

1.2.2　基于投影正弦图的前处理方法

前处理方法是指收集到系统投影数据后，在图像重建之前处理投影正弦图，以防在重建的 CT 图像中出现环形伪影。导致环形伪影出现的异常数据在图像重建之前的投影正弦图中显示为多条平行垂直线。现在的技术更容易检测和去除图像中的垂直线，因此对投影的正弦图进行了许多基于图像处理方法的环形伪影去除。这种类型的方法通常称为基于投影正弦图的前处理方法。

在研究初期，Kowalski 等[16]建议使用一个简单的低通滤波器来消除环形伪影在投影正弦图上显示的差异信息。虽然该算法可以消除伪影，但也会一定程度影响图像中的其他高频信息，因此通过重构处理后的投影数据而生成的 CT 图像的质量不高。从这时候开始，越来越多的方法被提出以解决这个问题。Raven 等[17]提出了对投影正弦图使用傅里叶变换。由于平行的垂直条带状伪影在空间域中导致水平方向上的剧烈灰度变化，因此在实施该算法时，在频域中只有图像的中心位置在水平方向上施加低通滤波以去除该高频信息，在保留图像中其他高频信息的同时，具有去除伪影的能力。基于 Raven 等提出的方法，Münch 等[18]在傅里叶变换中结合了小波分解和低通滤波，以便更严格地区分伪影信息和图像信息，从而更容易去除伪影信息。该方法分为 3 步：第 1 步，通过投影正弦图的多尺度小波分解来获得不同尺度的水平带信息和垂直带信息；第 2 步，为了去除垂直条纹伪影，仅对垂直高频带的信息部分进行傅里叶变换，并且由高斯函数组成的低通滤波器从频域去除伪影分量；第 3 步，对每个频带处理后的信息进行小波逆变换，以获得去除条纹伪影的投影正弦图。

Boin 等[19]提出了一种在图像区域中使用移动窗口均值滤波的伪影去除算

法。Ashrafuzzaman 等[20]提出了一种自适应可变窗口均值滤波器，用于去除正弦图中的伪影。Zeng 等[21]提出了一种结合多级分辨率分析和加权移动均值滤波的伪影去除算法，该算法主要适用于从投影正弦图中去除强度相对较高的条带状伪影。郭宏等[22]在 Münch 提出算法的基础上，提出了一种基于小波变换的投影域伪影去除算法，该算法将线积分投影数据分为 4 部分，对数据的每一部分进行小波分解和滤波，在合并数据后继续使用加权均值滤波对其进行处理。然而，均值滤波也有不足，当使用均值滤波平滑图像中的伪影时，会丢失一些图像的原始信息从而引起模糊现象，因此一些学者[23-25]在其伪影去除方法中引入了一种中值滤波，因该滤波器可以保留突出的边缘特征。此外，Yousuf 等[26]先使用中值滤波找到有缺陷的投影数据，然后在投影区域进行判断和纠正；Hasan 等[25]提出了一种基于形态学滤波的伪影检测和去除方法；Anas 等[27-31]对正弦图中伪影的检测和分类去除进行了许多研究；Rashid 等[32]实现了伪影的分层检测，并根据强度和宽度对其进行不同的处理。

王珏等[33]提出了一种新的环形伪影去除算法，该算法基于边缘检测，使用滤波、差分和其他步骤来获取环形伪影异常数据的位置，然后在该位置范围内执行线性插值和其他处理。因此，该算法可以有效去除强度比较大的环形伪影，且在去除过程中较好地保护了图像细节和边缘信息。然而，该算法难以在幅度变化较小且有连续的环形伪影的真实 CT 图像中定位伪影。Kim 等[34]计算了投影图像区域中每列数据之间的比率，以估计每个探测单元的差异，并计算了校正因子用于平衡差异，以此实现伪影去除。近年来，在图像重建之前[35-37]或在图像重建过程[38,39]中，研究者们将压缩感知方法成功融入去除算法，并取得了较好的抑制效果。

1.2.3　基于重建图像的后处理方法

虽然关于前处理方法的研究取得了很大进展，但由于该方法是在还原投影数据之前实施的，因此所有投影数据都必须以正弦图的形式进行存储和处理，这会导致消耗更多内存。而且，该类方法针对的是投影正弦图，而不是最终重建后的 CT 图像，故最终必须有图像的重建步骤来验证算法的性能，去除效果不够直观。因此，直接在重建的 CT 图像上执行伪影去除的思路越来越受到关注。

基于重建图像的后处理方法是直接针对重建的 CT 图像用算法处理，以获得伪影去除效果。Sijbers 等[40]从 CT 图像中提取带有明显伪影的感兴趣区域（Region of Interest，ROI），然后使用滑动窗口过滤极坐标中的伪影。后来，Brun 等[41]基于 Sijbers 等的方法进一步改进。Prell 等[42,43]提出了一种结合均值滤波和中值滤波的高分辨率 CT 图像伪影去除算法，并进行了比较，结果表明该算法适用于极坐标下重建的图像，可以获得更好的去除效果。Chen 等[44,45]使用独立分量分析（ICA）将图像数据分解为多个独立的图像分量，然后过滤包含条纹伪影的分量，以消除环形伪影。张国强等[46]将傅里叶变换和低通滤波作用于极坐标系下的重构图像，去除了图像中的伪影。Wei 等[47]使用 Münch 提出的方法在极坐标系中对重建后的 CT 图像执行小波分解和傅里叶低通滤波，实现了伪影去除。Yan 等[48]提出了一种稀疏约束模型，将其作用于从极坐标下重建的图像，以去除伪影。

1.2.4 主流算法分析

对以上三种方法的分析表明，在数据收集过程中使用的去除方法有一定的局限性和实施困难，并且在最终重建后生成的 CT 图像中仍然有可能残留环形伪影。后两种去除方法基于信号处理相关技术直接对图像进行处理，并通过软件完全实现算法，不但成本低，而且可获得较好的去除效果。与基于投影正弦图进行处理的前处理方法相比，基于重建图像的后处理方法虽然起步落后且衍生的方法较少，但由于该方法本身直接从重建的 CT 图像进行处理，因此可马上看到伪影去除结果，使用起来更便捷。我们相信，这些方法将在该领域的研究中具有更好的适用性，并且本书的研究工作也是从后处理方法的角度来展开的。

CT 技术从诞生到现在，伴随而来的环形伪影去除算法也被相应地提出，这些算法都有不错的效果，其中比较经典的方法有：采用频域滤波的小波分解与傅里叶变换相结合的伪影去除算法[18]（WF 算法）；采用空域滤波的极坐标下伪影去除算法[43]（RCP 算法）。这两种方法作为主流的环形伪影去除算法得到了广泛的研究和关注，在许多文献中将其作为经典的参照方法来验证结果。

1. 频域滤波的 WF 算法

WF 算法的原始设计主要用于处理在重建 CT 图像之前获得的投影正弦图。基于频域滤波方法的基本思想是：将图像从空间域转换到频域，按频率对图像进行滤波以去除伪影，然后将处理后的频域图像转换回空间域。通常，在频域中，图像的原始信息主要是低频信号部分，而伪影和一些细节属于高频部分，因此在频域中使用低通滤波的方法可以从图像中去除伪影信息。然而，如果单独使用傅里叶变换的滤波器来实现算法，虽然能去除伪影，但是图像的一些高频细节信息也会被去除，从而导致诸如重构图像模糊的问题，并且图像质量大大降低。为了解决这个问题，Münch 等[18]提出的 WF 算法创新性地将小波分解和傅里叶低通滤波相结合来去除伪影，该方法被提出后，便受到了广泛的关注和应用。

　　图像的小波分解是通过对图像和小波基进行卷积并同时在水平方向和垂直方向上进行间隔采样，将图像分解为四部分较小的图像。对二维信号执行小波分解，首先在水平方向上对初始信号进行处理，将初始信号分解为低频部分和高频部分，然后在垂直方向上对这两个部分继续处理，以使整个信号最终被分解为四部分。这四部分代表原始信号在不同方向上的频率信息，分别称为低频带、垂直高频带、水平高频带和对角高频带。鉴于在投影正弦图中环形伪影表现为几条相互平行的垂直线，因此在小波分解图像后，伪影分量主要存在于垂直高频带图像中，针对这部分信息进行傅里叶变换和滤波，就可以将环形伪影去除。

　　伪影具有一定的强度和宽度，因此需要根据实际情况对图像进行多步的小波分解。原始图像的主要成分通常存在于小波变换产生的信息的四个部分的低频部分。接下来，可以通过在低频段部分继续进行相同的小波变换操作，再次将信号分解为七个频段。依次类推，可以像第三级和第四级一样进行多级离散小波变换。

　　如图 1.5 所示，通过小波分解和傅里叶变换滤波对图像进行处理，并对通过三级小波分解获得的三个垂直高频带进行傅里叶滤波。垂直高频带位于每级分解图像的右上角，分解产生的低频带部分在最左上角。在多级小波分解之后，每级的垂直高频带都包含图像垂直方向的高频信息。结合投影图像中伪影的几何特性可知，需要去除的伪影信息存在于所有垂直高频带中。由于通过引入小波变换就可以区分图像中的伪影和原始信息，因此不再需要对

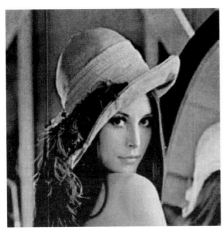
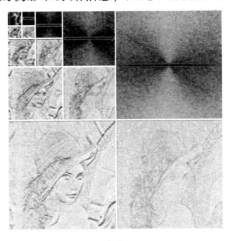

（a）　　　　　　　　　　　　　　（b）

图1.5　小波分解 – 傅里叶变换方法过程图解[18]

（a）包含垂直条纹伪影的 Lena 图像；（b）WF 方法的处理过程示意图

整个投影正弦图中的信息执行傅里叶变换和滤波处理。在此，仅对垂直高频带的信息部分进行了傅里叶变换，并且通过由高斯函数组成的低通滤波器将伪影从频域中去除。那么在该过程中其他频带中的信息将不受影响，因此图像的原始信息被保留在通过小波逆变换重构各种频带的信息而获得的伪影去除图像中。

WF 方法大大提高了现有频域滤波方法消除伪影的效率，是前处理方法类别中的经典之作。但是，该算法的实际实现存在一些问题。例如，有许多与算法有关的参数需要调整；对于其他图像和伪影，需要在滤波过程中手动调整小波的比例、分解级数和衰减因子，相应地设置参数值很麻烦。此外，该算法有可能在算法处理后的图像中产生一些新的原来不存在的伪影，尤其是在灰度变化非常明显的区域附近。

2. 空域滤波的 RCP 算法

RCP 算法是一种后处理方法，它直接作用于 CT 重建图像并在图像的空间域中执行滤波。该算法模型是将包含环形伪影的 CT 图像转换到极坐标系下进行处理的，并结合均值和中值滤波以去除图像中的伪影。主要步骤如下：

第 1 步，对图像做预处理，以进行阈值分割。基于伪影的灰度和主要分布区域预设阈值范围，对待处理的图像做阈值分割，后续处理范围是灰度在阈值范围内的图像区域。以此方式，消除来自具有不同灰度差异的其他区域的干扰。

第 2 步，沿着与伪影垂直的方向进行中值滤波，再根据伪影水平方向的分布差异将中值滤波窗口大小适当减小。

第 3 步，将滤波前后的两幅图像相减，以获得带有伪影信息的差分图像，但是除了伪影信息之外，差分图像还包含图像的一些边缘信息和细节信息，继续设置阈值，以去除差异图像中属于结构性边缘的部分。

第 4 步，对差值图像沿伪影的方向做均值滤波。类似地，根据伪影在水平方向上的分布差异来调整滤波的窗口大小，从而去除差异图像中包含的低幅值细节信息，即可得到需要去除的伪影信息。

第 5 步，在原始图像中减去在第 4 步中得到的伪影信息，即可得到 CT 图像的伪影去除结果。

RCP 算法使用中值滤波来平滑图像并减少图像边缘的模糊，同时使用阈值设置和均值滤波来尽可能保护原始图像结构信息和低幅值细节。然而，在该算法中，滤波器窗口的大小显然考虑了去除伪影和保留信息的两个方面。因此，如果图像中伪影的强度存在一定差异，则强度更大的伪影将被部分保留，而若尽可能将伪影清除干净，则会在一定程度上降低图像质量。

从对以上两种算法的分析中可以看到，虽然在算法中使用频域滤波和空间滤波方法能有效去除伪影，但不可避免地会对图像质量产生一定影响。

1.3　环形伪影问题分析

在 CT 图像中，单环伪影很容易与人体组织区分开，但如果图像中有许多环形伪影，那么医生在诊断时将受到很大影响。环形伪影的一种特殊情况是中央模糊，虽然其范围相对较小，但不能忽略这种伪影，因其与某些病理组织的图像非常相似，可能导致误诊，所以应将其清除。在 CT 图像的大多数情况下，都会出现大量环形伪影，这会严重降低 CT 图像的质量，隐藏一些原始图像信息，导致图像的清晰度降低、识别度大大降低。

1.3.1　环形伪影产生机理

实际生活中，CT 图像中环形伪影产生的原因比较多且复杂，主要有以下几个方面[3]：

（1）探测器故障。探测器用于接收 X 射线穿过被检查物体后的能量，如果探测器的探测元件损坏，则对应通道中的数据会有缺损。如果所有角度的投影数据都有缺损，就会产生明显的环。

（2）探测器响应不一致。在实际的工业技术中，加工探测器时很难保证所有探测器的精度取得绝对一致，并且探测器是非常精密的设备，CT 系统中的各探测器随着使用过程的慢慢损耗会出现灵敏度差异，这样探测器所接收到的能量也有差异。X 射线响应的灵敏度非常高，对探测器的精度要求也很高，即使非常小的差异也会导致异常的投影数据。因此，在各个角度发生类似异常后的重建 CT 图像会产生环形伪影。

（3）数据采集系统故障。数据采集系统包含放大器、积分器和变换器等器件，这些器件对于数据采集过程都非常重要，不管哪个部件出现问题，都会导致最终的 CT 重建图像出现环形伪影。

（4）其他故障。例如，X 射线可能有光子不足的缺陷，这样也会产生伪影。X 射线管随着不断使用而渐渐老化、射线的窗口有异物遮挡等都会影响 X 射线的产生，随之就会造成 CT 图像中环形伪影的问题。所以，复杂的 CT 系统总是会出现多种问题对投影数据产生影响，环形伪影随之出现。

通过以上研究分析可以发现，虽然引起环形伪影的根本原因各有不同，但在经过数据采集系统处理时，各种情况导致的采集数据异常现象基本与数据采集系统故障相同，故以下从数学的角度出发来解释数据采集系统故障引起的异常数据是如何显示为环形伪影的[49]。

CT 成像示意图见图 1.6。图中，T 表示探测器，F 为 X 射线源，扫描时这两者的相对位置固定，绕物体进行旋转扫描，物体所在的坐标系定位为 $x-y$ 坐标系；点 O 为扫描时的旋转中心，FO 的延长线 FJ 与扇形束 X 射线的中心线 FC 之间的夹角设为 α；取任意一个探测器位置 N，它接受的投影路径为 FN，FN 与 FC 的夹角设为 β。旋转扫描时，探测器和射线源相对于被测物体的旋转角度表示为 Φ。点 O 到 FN 的垂直距离为 OP，点 P 的坐标可表示为

$$\begin{cases} X = -f\sin(\alpha+\beta)\cos(\alpha+\beta+\Phi) \\ Y = -f\sin(\alpha+\beta)\sin(\alpha+\beta+\Phi) \end{cases} \quad (1-4)$$

式中，f——FO 的长度。

显然，在扫描过程中，f 的大小是固定的，α 和 β 的角度值也是固定的。故对应探测器单元 N，点 P 的坐标公式中仅有 Φ 是变量，随着该旋转角度不断变化，点 P 的坐标构成了一个圆形轨迹。此轨迹以点 O 为圆心、以 r 为半径（即 OP 的长度），故有

$$r = |f\sin(\alpha+\beta)| \quad (1-5)$$

从以上分析可以看出，当系统从不同角度扫描物体时，由探测器 N 的特定位置获得的投影数据对应于要重建的 CT 图像，即围绕半径为 r 的圆的一

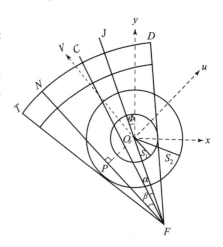

图 1.6　CT 成像示意图[49]

组直线，如图 1.6 所示。而对于每个孤立的投影数据，在进行图像重建时，都采用反投影，在图像域中对应一条直线。在相邻投影数据均正常的情况下，反投影到图像域中，相邻直线间的耦合作用会使得图像中不会出现明显的直线，而测量的不一致性所导致的孤立异常投影数据会在图像域中被映射为或明或暗的直线。因此，一个故障探测器经过多次投影后会导致图像出现多条直线伪影的情况，如图 1.7 所示。通常情况下，这组伪影的边缘区域较为稀疏，会被其他探测器所得到的数据修正，而在相交密集的中心部分则会表现出一个以图像中心为圆心的环形伪影。当有多组通道数据异常或各探测器响应不一致时，图像中就会出现圆心与图像重建中心一致的同心多环伪影。

1.3.2　环形伪影表现

当 CT 系统中出现单个探测通道损坏的情况时，会在其 CT 重建图像中产生明显的单个圆环。如图 1.8（a）所示是模拟的 Shepp-Logan 重建图像，从

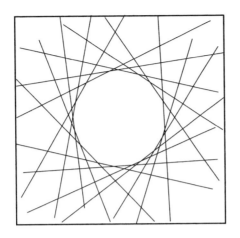

图1.7 环形伪影的形成原因[3]

图中可观察到有一个圆环；在投影正弦图下，该圆环表现为竖直线，如图1.8（b）所示。在 CT 系统中，有很多复杂的原因会导致产生环形伪影。当图像中有多个圆环时，就是常见的环形伪影，表现为明暗相间的同心圆环，如图1.9（a）所示；在投影正弦图中，它表现为相互平行的直线，如图1.9（b）所示。本书所讨论的就是这种 CT 图像中最常见而突出的环形伪影。

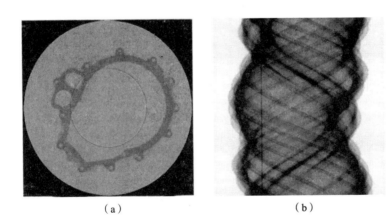

（a） （b）

图1.8 单环伪影[50]
（a）重建图像中的表现；（b）投影正弦图中的表现

通过以上的综合分析，医学 CT 图像中环形伪影的表现特征可以归纳为以下几点：

（1）环形伪影是一种有着特殊几何性质的噪声，它是以重建中心为圆心的一组同心圆环。

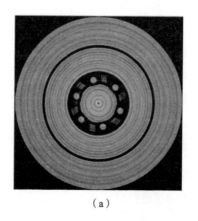 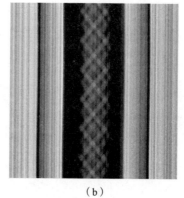

（a）   （b）

图 1.9　多环伪影[50]

（a）重建图像中的表现；（b）投影正弦图中的表现

（2）环形伪影的宽度在有限的范围内。每个圆环的宽度不一致，并且都是在一定宽度之内，各环的灰度也是有差别的。

（3）环形伪影通常不会仅表现为单个伪影，而是在图像中表现为一组同心圆环。

（4）环形伪影同一圆环上的灰度值基本一致。虽然各环形伪影的灰度值是不同的，甚至差别很大，但同一圆环的灰度值几乎相等。

1.3.3　笛卡儿坐标和极坐标

本书的方法都是结合环形伪影的几何特性将原始图像转换到极坐标下处理的，因此接下来先对这一特性进行分析并介绍极坐标转换方法。

由前面的描述可知，在笛卡儿坐标系下，CT 图像中的环形伪影表现为一系列圆心与重建图像中心相重合的同心圆环，而在极坐标系下，环形伪影表现为相互平行的条纹。显然从图像处理的角度来说，平行的条纹比环形条纹更易检测和提取，所以现在大多数提出的后处理方法都加入了极坐标变换，将待处理的 CT 图像先转换至极坐标系下，再进行伪影去除。文献［43］表明，在极坐标系下实现的后处理方法效果通常优于在笛卡儿坐标系下的去除效果。本书所提出的算法同样利用了环形伪影这一特殊性质，将 CT 图像转换至极坐标下处理。

对于笛卡儿坐标系下的原始 CT 图像 $F(x,y)$，设其大小为 $M \times M$，令其转换到极坐标系下表示为 $I(\rho,\theta)$，围绕着 CT 图像的重建中心进行转换。如图 1.10（a）所示为本书模拟的伪影，本书的模拟实验数据均是用该模拟伪影来添加的；如图 1.10（b）所示是转换到极坐标系下的伪影，可以看到环形伪影在极坐标系下表现为相互平行的条纹状。

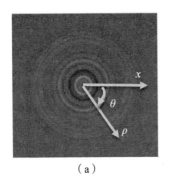 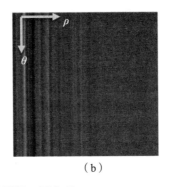

（a）　　　　　　　　　　　　　　（b）

图 1.10　环形伪影的不同表现

（a）笛卡儿坐标系下模拟伪影；（b）极坐标系下的对应图像

设定极坐标系的垂直方向和水平方向分别代表径向 ρ 和角度方向 θ。设置 θ 值的范围为 $[0,2\pi]$，则极坐标图像中的一行像素显然对应笛卡儿坐标系下的一个圆环。对图像进行转换时，通过采样的方式来生成所需的极坐标图像，为了尽量减少坐标变换给图像分辨率带来的损失，应尽可能选取较小的采样间隔。在本书中，选取的采样间隔为 $\Delta\rho = 1$ 和 $\Delta\theta = 2\pi/360°$。在生成极坐标图时，极坐标系图中点 (ρ,θ) 的像素值应取对应的笛卡儿坐标系中点 (x,y) 的值，它们的对应关系如下：

$$\begin{cases} x = \rho\cos\theta + (M+1)/2 \\ y = \rho\sin\theta + (M+1)/2 \end{cases} \tag{1-6}$$

如果仅依托上述对应关系进行极坐标转换，那么转换后的图像将损失较多的分辨率。因此，必须采用适当的插值算法，根据周围已知像素点来计算所需的像素值，这样可以减少像素的损失。本书中用到的极坐标转换补偿算法都是双线性插值法。

双线性插值法如图 1.11 所示。

假设已知像素点 (X_1,Y_1)、(X_1,Y_2)、(X_2,Y_1) 和 (X_2,Y_2) 的值 A_{11}、A_{12}、A_{21}、A_{22}，需要计算像素点 (X,Y) 处的值 P，那么应先用简单的线性插值法计算出像素点 (X,Y_1) 和 (X,Y_2) 处的值 Q_1、Q_2，其公式如下：

$$Q_1 = \frac{X_2 - X}{X_2 - X_1}A_{11} + \frac{X - X_1}{X_2 - X_1}A_{21} \tag{1-7}$$

$$Q_2 = \frac{X_2 - X}{X_2 - X_1}A_{12} + \frac{X - X_1}{X_2 - X_1}A_{22} \tag{1-8}$$

然后，沿着 y 方向进行线性插值计算，得出像素点 (X,Y) 处的值 P 为

$$P = \frac{Y_2 - Y}{Y_2 - Y_1}Q_1 + \frac{Y - Y_1}{Y_2 - Y_1}Q_2 \tag{1-9}$$

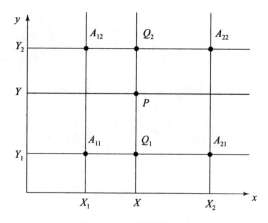

图 1.11　双线性插值法

1.3.4　变分方法在图像处理中的应用

　　在计算机视觉领域中，变分模型应用得非常广泛，图像修补、图像去噪、去模糊、超分辨率等多种图像复原问题中[51-56]都会有所涉及。解决这些问题的主要思路是：将一幅二维图像看作一个能量系统，当没有噪声时，图像被认为是平滑的，其对应的能量值也很小；因而在解决图像复原问题时，可以建立一个能量函数，并引入某些必要的约束条件，构造关于这个能量函数的最小化模型来获取理想图像的估计，从而去除图像中的噪声。

　　1. 全变分

　　基于全变分方法的去噪模型是图像去噪领域的经典模型。

　　最早基于变分方法的图像去噪模型是 Tikhonov 等[57]提出的最小二乘模型：

$$E(S) = \int_{\Omega}(S - I)^2\mathrm{d}x\mathrm{d}y + \lambda\int_{\Omega}|\nabla S|^2\mathrm{d}x\mathrm{d}y \qquad (1-10)$$

式中，I——初始的含噪声图像；

　　　S——处理后的平滑图像；

　　　Ω——图像域空间。

　　通常，将式（1-10）所示的模型称为 Tikhonov 模型。该模型虽然能够很好地去除噪声，但在去除图像噪声的同时会平滑图像的边缘，原始图像信息没有得到很好的保护，因此处理后的图像会变得模糊。虽然该模型具有一定的缺陷，但它为后续的图像变分模型研究奠定了基础，具有重要的指导意义。

　　图像处理和计算机视觉中的一个关键问题是如何在去干扰的同时保护图像的重要特征（如边缘、纹理等）。1992 年，Rudin、Osher 和 Fatemi[58]首次提出了一种全变分（Total Variation，TV）模型，又称 ROF 模型。该模型将 Tikhonov 模型中的第 2 项改为全变分的形式，其形式如下：

$$E(\boldsymbol{S}) = \frac{1}{2} \int_{\Omega} (\boldsymbol{S} - \boldsymbol{I})^2 \mathrm{d}x\mathrm{d}y + \lambda \mathrm{TV}(\boldsymbol{S}) \qquad (1-11)$$

其中，全变分形式表示为

$$\mathrm{TV}(\boldsymbol{S}) = \int_{\Omega} |\nabla \boldsymbol{S}| \mathrm{d}x\mathrm{d}y \qquad (1-12)$$

通常情况下，传统的变分模型由保真项、正则项和正则化参数构成。在式（1-10）、式（1-11）所示的模型中，第 1 项为保真项，其作用是保证处理后的图像与带噪声的初始图像之间尽可能相等；第 2 项为正则项，又称平滑项或约束项，其作用是去除图像中的噪声，使图像更平滑，但也会使图像原始信息在一定程度上被平滑。在模型中，保真项和正则项的最小值都可以为零，单独求解任意一项都没有意义，λ 就是用于平衡保真项和正则项的正则化系数。当 λ 的值比较大时，模型使图像变得更平滑，将噪声去除得更彻底；当 λ 的值比较小时，模型使图像的边缘和细节信息得到更好的保护。在实际应用中，通过合理选取正则化系数 λ 的值来达到图像去噪和保持图像信息之间的平衡，使得在图像去噪的同时，图像的边缘和细节信息也能得到较好的保护。

以上模型形式是建立在一个有界域 Ω 内的连续二维函数上的。显然，实际的图像不是连续的，而是离散的，因此在实际应用中需要对上述模型进行离散化处理。假设待处理的图像 $\boldsymbol{S}$ 的大小为 $m \times n$，其离散梯度包含水平方向和垂直方向的分量，分别定义如下：

$$(\nabla_x \boldsymbol{S})_{i,j} = \begin{cases} \boldsymbol{S}_{i+1,j} - \boldsymbol{S}_{i,j}, & i < m \\ 0, & i = m \end{cases} \qquad (1-13)$$

$$(\nabla_y \boldsymbol{S})_{i,j} = \begin{cases} \boldsymbol{S}_{i,j+1} - \boldsymbol{S}_{i,j}, & j < n \\ 0, & j = n \end{cases} \qquad (1-14)$$

式中，$\boldsymbol{S} \in \mathbf{R}^{m \times n}$；

$\boldsymbol{S}_{i,j}$——图像 $\boldsymbol{S}$ 在 (i,j) 处的像素值，$i = 1,2,\cdots,m$，$j = 1,2,\cdots,n$。

全变分模型的原理是：根据噪声图像的全变分值要明显大于无噪声图像的全变分值这一情况，将需要解决的问题建模为一个求函数极值的问题，通过对图像的全变分值进行最小化来实现图像的去噪。作为一个经典模型，全变分模型在去除图像噪声的同时能实现对图像信息的保护，在很大程度上缓解了保持图像信息和去除噪声之间的矛盾。该模型一经提出，就引发了学者们的极大关注，并得到了飞速发展，在此基础上不断有各种各样的模型和算法出现[59-63]。如今全变分模型已经在图像去噪、图像还原等领域得到广泛的研究与应用。

2. 单向变分

在 CT 图像中，环形伪影表现为一系列同心圆环，将图像转换至极坐标系下，同心圆环的环形伪影就变成了平行的垂直条纹。针对条带状的噪声，许多领域都有着相关的研究，并根据自身特定的情况和应用产生了多种方法[64-70]。受这些方法的启发，本书进一步对极坐标系下的伪影特性进行分析，并依据这一特性来设计针对极坐标系下的条带伪影去除模型。

在极坐标系下，包含伪影的 CT 图像可以用数学公式表示为

$$I(x,y) = S(x,y) + n(x,y) \tag{1-15}$$

式中，(x,y)——像素点；

I——极坐标下的 CT 图像，即含有伪影的待处理图像；

S——不含伪影的理想图像；

n——CT 图像中的伪影信息。

由于条带伪影表现出明显的垂直条状，因此可将其视为一种有结构的特殊噪声，其引起的图像梯度变化主要表现在 x 方向，而图像在 y 方向上受到的梯度干扰几乎为 0，即

$$\partial_y n \approx 0 \tag{1-16}$$

对式 (1-15) 分别在 x 和 y 方向上求偏导数，可得

$$\begin{cases} \partial_x I = \partial_x S + \partial_x n \\ \partial_y I = \partial_y S + \partial_y n \end{cases} \tag{1-17}$$

结合式 (1-16)，有

$$\begin{cases} \partial_x I = \partial_x S + \partial_x n \\ \partial_y I \approx \partial_y S \end{cases} \tag{1-18}$$

传统的 ROF 模型可以表示为如下的最小化模型：

$$\min_S \sum_p ((S_p - I_p)^2 + \lambda(|\partial_x S_p| + |\partial_y S_p|)) \tag{1-19}$$

模型中，第 1 项将图像在处理前后的像素灰度差的最小二乘形式作为保真项。而像条带状这种特殊的噪声，由式 (1-18) 可知，这种特殊噪声对 y 方向上的梯度几乎没有影响，而对 x 方向上的梯度有很大影响。换言之，这种条带状的噪声几乎只存在于 x 方向，而在 y 方向上几乎没有。因此在抑制它时，可选择只限制 x 方向上的梯度，即将 x 方向的梯度作为正则化项，这样可以更加针对此种噪声。普通的去噪处理要对图像中 x、y 方向的梯度均进行约束，针对极坐标下伪影的单一方向性，去伪影时仅考虑一个方向的梯度约束。所以有了下面的单向变分的去噪模型：

$$\min_{S} \sum_{p} \left((S_p - I_p)^2 + \lambda \, | \, \partial_x S_p \, | \right) \tag{1-20}$$

根据上述的伪影单一方向特性可知，理想情况下，处理后的结果图像所对应的垂直梯度图应与原图所对应的基本保持一致，故可以利用垂直梯度图的保真项来限制图像在处理前后的垂直梯度信息尽可能不变。在此，我们将传统模型式（1-19）中的灰度保真项修改为单向梯度保真形式。第 2 项中用到的正则化约束是为了最大限度地去噪。由此，可以得到改进型单向变分模型形式如下：

$$\min_{S} \sum_{p} \left((\partial_y (S_p - I_p))^2 + \lambda \, | \, \partial_x S_p \, | \right) \tag{1-21}$$

其中，保真项（第 1 项）和正则项（第 2 项）分别选用了垂直方向和水平方向。保真项用于保持图像在 y 方向的梯度信息，显然这些梯度信息主要来自图像本身的内容，从而更大程度地保留了图像的原始细节；正则项只对 x 方向的梯度进行了约束，从而更有针对性地去除垂直伪影。

3. 相对全变分

在图像分解领域中，上述全变分模型在分离图像的结构性边缘和纹理细节方面有较大的局限性。为了更好地实现结构与纹理的分离，Xu 等[71]在全变分概念的基础上提出了相对全变分（Relative Total Variation，RTV）的概念，相对全变分由窗口全变分（Windowed Total Variation，WTV）和窗口固有变分（Windowed Inherent Variation，WIV）的比值而得。对于图像中的每个像素，计算以该像素为中心的局部窗口对应的窗口全变分如下：

$$\begin{cases} D_x(p) = \sum_{q \in R(p)} g_{p,q} \, | \, (\partial_x S)_q \, | \\ D_y(p) = \sum_{q \in R(p)} g_{p,q} \, | \, (\partial_y S)_q \, | \end{cases} \tag{1-22}$$

式中，$R(p)$——图像中以像素点 p 为中心的局部区域窗口，q 为该局部窗中的像素点；

$D_x(p)$，$D_y(p)$——像素点 p 所在的局部窗口在 x 和 y 方向的全变分，即 $R(p)$ 中各像素点 q 处梯度的绝对值之和；

$g_{p,q}$——根据区域内各梯度所在位置定义的权重函数，表示为

$$g_{p,q} \propto \exp \left(-\frac{(x_p - x_q)^2 + (y_p - y_q)^2}{2\sigma^2} \right) \tag{1-23}$$

式中，σ——控制因子，用于控制局部区域的窗口尺寸。

由于 D 为局部窗口内各点梯度的绝对值之和，因此窗内的纹理（或结构）信息越显著，求得的 D 值就越大。图 1.12（a）所示为一幅包含显著纹理的

图像，其中与纹理相关的像素点和与结构相关的像素点均有较大的 D 值，如图 1.12（b）所示（D 越大，则在图中显示得越亮），可见一个像素点的窗口全变分值反映了该像素点在图中的视觉显著性。

要区分图像中结构与纹理的元素，只用像素点的 D 值来衡量是不够的，故又定义了像素点的窗口固有变分，表示为

$$\begin{cases} L_x(p) = \left| \sum_{q \in R(p)} g_{p,q}(\partial_x \boldsymbol{S})_q \right| \\ L_y(p) = \left| \sum_{q \in R(p)} g_{p,q}(\partial_y \boldsymbol{S})_q \right| \end{cases} \qquad (1-24)$$

式中，$L_x(p),L_y(p)$——局部窗中所有梯度总和的绝对值。

与式（1-19）中的表达不同，式（1-24）未对每个像素点的梯度分别取绝对值，窗口中每个像素点的梯度既可能为正值也可能为负值，因此所有梯度之和的绝对值大小要看窗口中各像素点的梯度方向是否一致。在一个局部窗中，相较于复杂的纹理细节，结构性信息会产生更多方向一致的梯度，故从仅包含纹理细节的局部窗口求得的 L 值要明显小于从包含了结构性边缘的局部窗口求得的 L 值，如图 1.12（c）所示。即使是比较显著的纹理，由于其产生的局部梯度有正有负，最终求得的 L 值也会比较小，因此图像中结构性边缘部分对应的 L 值会明显大于平滑区域和纹理细节部分对应的 L 值。

为了突出图像中的纹理信息，将 L 和 D 的概念相结合，形成了相对全变分 RTV 的表示形式：

$$\mathrm{RTV}(p) = \frac{D_x(p)}{L_x(p) + \varepsilon} + \frac{D_y(p)}{L_y(p) + \varepsilon} \qquad (1-25)$$

式中，ε——一个很小的正实数，用于避免出现分母为 0 的情况。

如图 1.12（d）所示，图像中与纹理相关的像素点由于 D 值较大、L 值较小，因此对应的 RTV 值明显较大，而与结构性边缘相关的像素点虽然 D 值较大但 L 值也较大，因此对应的 RTV 值较小。可见，图像中纹理信息对应的 RTV 值明显大于平滑区域和结构性边缘部分对应的 RTV 值。

1.4 环形伪影去除的性能定量分析指标

为了定量分析各种算法对环形伪影的去除性能高低，从而更客观地评价各算法的性能，本书引入两种常用的图像评价指标：峰值信噪比（Peak Signal to Noise Ratio，PSNR）；平均结构相似性（Mean Structural Similarity，MSSIM）。

PSNR 是最广为应用的一种图像质量评价指标，它通过计算算法处理结果图像和参考图像的像素值误差来评估处理结果与参考图像的差距，其公式如下：

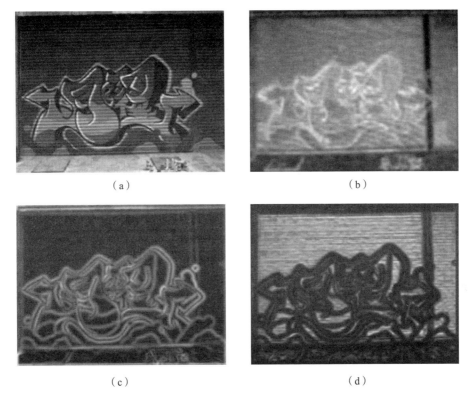

（a）　　　　　　　　　　　　　　　（b）

（c）　　　　　　　　　　　　　　　（d）

图 1.12　各种变分度量的效果图[71]

（a）结构＋纹理图像；（b）窗口全变分图；（c）窗口固有变分图；（d）相对全变分图

$$PSNR = 20\lg\left(\frac{M_\mathrm{I}}{\sqrt{MSE}}\right) dB \qquad (1-26)$$

式中，M_I——参考图像的像素值范围；

$$MSE = \frac{1}{PQ}\sum_{i=1}^{P}\sum_{j=1}^{Q}(\boldsymbol{S}(i,j) - \boldsymbol{R}(i,j))^2 \qquad (1-27)$$

式中，$\boldsymbol{S}|_{P\times Q}$，$\boldsymbol{R}|_{P\times Q}$——处理后的图像和无伪影的参考图像，$P$、$Q$ 为图像的尺寸。

　　从式（1-26）中可以看出，PSNR 值越大，说明处理后的图像与原始的参考图像越接近，即像素值差异越小，那么算法的处理性能就越好。

　　自然图像都有结构性，因为其图像像素之间有着很强的相关性，而该相关性对于人类观察而言携带着关于物体结构的重要信息。MSSIM 是一种更接近人类视觉的图像质量评测方法，其指标值体现了处理结果与参考图的亮度、对比度以及结构的相似性，与图像视觉特征更相关，其值越大，就说明处理的结果图像在视觉上越接近理想的参考图像。在实际计算中，我们可以利用滑动窗口将图像分块，而窗口形状对分块是明显有影响的，所以可以采用高斯加权来计算每一窗口的均值、方差、协方差，然后计算对应块的结构相似度（SSIM），最后将所有块结构相似度的平均值作为两幅图像的结构相似性度量，即平均结构相似性（MSSIM）。假设在参考图像和结果图像上分别取 N 个局部块 $[X_1 X_2 \cdots X_N]$ 和 $[Y_1 Y_2 \cdots Y_N]$，则有

$$\text{MSSIM} = \frac{1}{N} \sum_{i=1}^{N} \text{SSIM}(X_i, Y_i) \qquad (1-28)$$

其中，

$$\text{SSIM}(\boldsymbol{X}, \boldsymbol{Y}) = \frac{(2\mu_X \mu_Y + C_1)(2\sigma_{XY} + C_2)}{(\mu_X^2 + \mu_Y^2 + C_1)(\sigma_X^2 + \sigma_Y^2 + C_2)} \qquad (1-29)$$

式中，C_1, C_2——比较小的常数，以防分母为 0 的情况出现，通常取 $C_1 = (K_1 M_1)^2$，$C_2 = (K_2 M_1)^2$，$K_1 = 0.01$，$K_2 = 0.03$；

μ_X, μ_Y——图像块 $\boldsymbol{X}$ 和 $\boldsymbol{Y}$ 的均值；

σ_X, σ_Y——图像块 $\boldsymbol{X}$ 和 $\boldsymbol{Y}$ 的方差；

σ_{XY}——图像块 $\boldsymbol{X}$ 和 $\boldsymbol{Y}$ 的协方差。

它们的计算公式如下：

$$\mu_X = \sum_{j=1}^{H \times W} \boldsymbol{w}(j) \boldsymbol{X}(j) \qquad (1-30)$$

$$\mu_Y = \sum_{j=1}^{H \times W} \boldsymbol{w}(j) \boldsymbol{Y}(j) \qquad (1-31)$$

$$\sigma_X = \sqrt{\sum_{j=1}^{H \times W} \boldsymbol{w}(j) (\boldsymbol{X}(j) - \mu_X)^2} \qquad (1-32)$$

$$\sigma_Y = \sqrt{\sum_{j=1}^{H \times W} \boldsymbol{w}(j) (\boldsymbol{Y}(j) - \mu_X)^2} \qquad (1-33)$$

$$\sigma_{XY} = \sum_{j=1}^{H \times W} \boldsymbol{w}(j) (\boldsymbol{X}(j) - \mu_X)(\boldsymbol{Y}(j) - \mu_Y) \qquad (1-34)$$

式中，H, W——图像块的尺寸；

$\boldsymbol{w}(\cdot)$——高斯加权函数，归一化为 $\sum_{j=1}^{H \times W} \boldsymbol{w}(j) = 1$。

参 考 文 献

[1] 曾更生. 医学图像重建 [M]. 北京：高等教育出版社，2010.

[2] 张朝宗. 工业 CT 技术和原理 [M]. 北京：科学出版社，2009.

[3] JIANG H. Computed tomography principles, design, artifacts, and recent

advances ［M］. Bellingham：SPIE Optical Engineering Press，2003.

［4］ JIANG H. Nonlinear partial volume artifact correction in helical CT ［J］. IEEE Transactions on Nuclear Science，1999，46（3）：743－747.

［5］ 谢强. 计算机断层成像技术 ［M］. 北京：科学出版社，2006.

［6］ NIXON O. High－speed linear CCD sensor with pinned photodiode photosite for low－lag and low－noise imaging ［J］. Proc. SPIE，1998，3301：17－26.

［7］ SEIBERT J A，BOONE J M，LINDFORS K K. Flat－field correction technique for digital detectors ［C］//Medical Imaging International Society for Optics and Photonics，1998：348－354.

［8］ TANG X. X－ray flat panel imager based cone beam volume computed tomography ［M］. Rochester：University of Rochester，2001.

［9］ 梁丽红，路宏年. 射线面阵探测器成像系统校正研究 ［J］. 光子学报，2004，33（10）：1277－1280.

［10］ 江孝国，张开志，李成刚，等. 图像平场校正方法的扩展应用研究 ［J］. 光子学报，2007，36（9）：1587－1590.

［11］ 李俊江，路宏年，李保磊. X射线图像增强器像元响应不一致性的分析及校正 ［J］. 光学技术，2006，32（5）：779－781.

［12］ 王苦愚，张定华，黄魁东，等. 一种锥束CT中平板探测器输出图像校正方法 ［J］. 计算机辅助设计与图形学学报，2009，21（7）：954－961.

［13］ DAVIS G R，ELLIOTT J C. X－ray microtomography scanner using time－delay integration for elimination of ring artefacts in the reconstructed image ［J］. Nuclear Instruments & Methods in Physics Research，1997，394（1－2）：157－162.

［14］ JIANG H. Reconstruction bias resulting from weighted projection and iso－center misalignment ［J］. Proceedings of SPIE－The International Society for Optical Engineering，1999，3661：442－449.

［15］ 傅健，路宏年. 扇束X射线ICT中环状伪影的一种校正方法 ［J］. 光学精密工程，2002，10（6）：542－546.

［16］ KOWALSKI G. Suppression of ring artefacts in CT fan－beam scanners ［J］. IEEE Transactions on Nuclear Science，1978，25（5）：1111－1116.

［17］ RAVEN C. Numerical removal of ring artifacts in microtomography ［J］. Review Scientific Instruments，1998，69（8）：2978－2980.

［18］ MÜNCH B，TRTIK P，MARONE F，et al. Stripe and ring artifact removal with combined wavelet—Fourier filtering ［J］. Optics Express，2009，17（10）：8567－8591.

[19] BOIN M, HAIBEL A. Compensation of ring artefacts in synchrotron tomographic images [J]. Optics Express, 2006, 14 (25): 12071 – 12075.

[20] ASHRAFUZZAMAN A N M, LEE S Y, HASAN M K. A self – adaptive approach for the detection and correction of stripes in the sinogram: suppression of ring artifacts in CT imaging [M]. London: Hindawi Publishing Corporation, 2011.

[21] ZENG D, MA J, ZHANG Y, et al. An improved ring artifact removal approach for flat – panel detector based computed tomography images [C]//IEEE Nuclear Science Symposium and Medical Imaging Conference, 2013: 1 – 4.

[22] 郭宏, 曾栋, 张华, 等. 基于投影域小波滤波处理的 CT 图像环形伪影去除方法 [J]. 南方医科大学学报, 2015 (9): 1258 – 1262.

[23] KETCHAM R A. New algorithms for ring artifact removal [C] //Society of Photo – Optical Instrumentation Engineers (SPIE) Conference Series, 2006: 6318.

[24] TANG X, NING R, YU R, et al. Cone beam volume CT image artifacts caused by defective cells in X – ray flat panel imagers and the artifact removal using a wavelet – analysis – based algorithm [J]. Medical Physics, 2001, 28 (5): 812 – 825.

[25] SADI F, LEE S Y, HASAN M K. Removal of ring artifacts in computed tomographic imaging using iterative center weighted median filter [J]. Computers in Biology and Medicine, 2010, 40 (1): 109 – 118.

[26] YOUSUF M A, ASADUZZAMAN M. An efficient ring artifact reduction method based on projection data for micro – CT images [J]. Journal of Scientific Research, 2009, 2 (1): 210.

[27] HASAN M K, SADI F, LEE S Y. Removal of ring artifacts in micro – CT imaging using iterative morphological filters [J]. Signal, Image and Video Processing, 2012, 6 (1): 41 – 53.

[28] ANAS E M, LEE S Y, HASAN K. Classification of ring artifacts for their effective removal using type adaptive correction schemes [J]. Computers in Biology and Medicine, 2011, 41 (6): 390 – 401.

[29] ANAS E M A, LEE S Y, HASAN M K. Removal of ring artifacts in CT imaging through detection and correction of stripes in the sinogram [J]. Physics in Medicine and Biology, 2010, 55 (22): 6911.

[30] ANAS E M A, KIM J, LEE S Y, et al. Ring artifact corrections in flat – panel detector based cone beam CT [C] // Proceedings of SPIE – the

International Society for Optical Engineering，2011：7961．

[31] ANAS E M, KIM J G, LEE S Y, et al. High－quality 3D correction of ring and radiant artifacts in flat panel detector－based cone beam volume CT imaging [J]. Physics in Medicine and Biology, 2011, 56 (19)：6495.

[32] RASHID S, LEE S Y, HASAN M K. An improved method for the removal of ring artifacts in high resolution CT imaging [J]. EURASIP Journal on Advances in Signal Processing, 2012, 2012 (1)：93.

[33] 王珏，黄苏红，蔡玉芳. 工业 CT 图像环形伪影校正 [J]. 光学精密工程，2010，18 (5)：1226－1233.

[34] KIM Y, BAEK J, HWANG D. Ring artifact correction using detector line－ratios in computed tomography [J]. Optics Express, 2014, 22 (11)：13380－13392.

[35] TITARENKO S, TITARENKO V, KYRIELEIS A, et al. Suppression of ring artefacts when tomographing anisotropically attenuating samples [J]. Journal of Synchrotron Radiation, 2011, 18 (3)：427－435.

[36] MIQUELES E X, RINKEL J, O'DOWD F, et al. Generalized Titarenko's algorithm for ring artefacts reduction. [J]. Journal of Synchrotron Radiation, 2014, 21 (6)：1333－1346.

[37] TITARENKO V. Analytical formula for two－dimensional ring artefact suppression [J]. Journal of Synchrotron Radiation, 2016, 23 (6)：1447－1461.

[38] MOHAN K A, VENKATAKRISHNAN S V, DRUMMY L F, et al. Model－based iterative reconstruction for synchrotron X－ray tomography [C]//2014 IEEE International Conference on Acoustics, Speech and Signal Processing, 2014：6909－6913.

[39] PALEO P, MIRONE A. Ring artifacts correction in compressed sensing tomographic reconstruction [J]. Journal of Synchrotron Radiation, 2015, 22 (5)：1268.

[40] SIJBERS J, POSTNOV A. Reduction of ring artefacts in high resolution micro－CT reconstructions [J]. Physics in Medicine and Biology, 2004, 49 (14)：N247.

[41] BRUN F, KOUROUSIAS G, DREOSSI D, et al. An improved method for ring artifacts removing in reconstructed tomographic images [C]//World Congress on Medical Physics and Biomedical Engineering, Munich, 2009：926－929.

[42] KYRIAKOU Y, PRELL D, KALENDER W A. Ring artifact correction for

high – resolution micro – CT［J］. Physics in Medicine and Biology, 2009, 54（17）: N385.

［43］PRELL D, KYRIAKOU Y, KALENDER W A. Comparison of ring artifact correction methods for flat – detector CT［J］. Physics in Medicine and Biology, 2009, 54（12）: 3881.

［44］CHEN Y, DUAN G, FUJITA A, et al. Ring artifacts reduction in cone – beam CT images based on independent component analysis［C］//IEEE International Instrumentation and Measurement Technology Conference, 2009: 1734 – 1737.

［45］CHEN Y W, DUAN G. Independent component analysis based on ring artifact reduction in cone – beam CT images［C］//IEEE International Conference on Image Processing, 2009: 4189 – 4192.

［46］张国强, 周虎, 和友, 等. 基于极坐标变换去除计算机层析图像环形伪影［J］. 光学学报, 2012, 5: 325 – 330.

［47］WEI Z, WIEBE S, CHAPMAN D. Ring artifacts removal from synchrotron CT image slices［J］. Journal of Instrumentation, 2013, 8（06）: C6006.

［48］YAN L, WU T, ZHONG S, et al. A variation – based ring artifact correction method with sparse constraint for flat – detector CT［J］. Physics in Medicine and Biology, 2016, 61（3）: 1278 – 1292.

［49］谭采云. 第三代 X 线 CT 环形伪影分析［J］. CT 理论与应用研究, 1992（3）: 37 – 40.

［50］黄苏红. CT 图像环形伪影校正方法研究［D］. 重庆: 重庆大学, 2011.

［51］CHAMBOLLE A, LIONS P L. Image recovery via total variation minimization and related problems［J］. Numerische Mathematik, 1997, 76（2）: 167 – 188.

［52］LINTNER S, MALGOUYRES F O. Solving a variational image restoration model which involves L_∞ constraints［J］. Inverse Problems, 2004, 20（3）: 815 – 831.

［53］JIA R Q, ZHAO H, ZHAO W. Convergence analysis of the Bregman method for the variational model of image denoising［J］. Applied and Computational Harmonic Analysis, 2009, 27（3）: 367 – 379.

［54］TANG S, GONG W, LI W, et al. Non – blind image deblurring method by local and nonlocal total variation models［J］. Signal Processing, 2014, 94（1）: 339 – 349.

［55］DUAN J, QIU Z, LU W, et al. An edge – weighted second order variational model for image decomposition［J］. Digital Signal Processing, 2016, 49:

162 – 181.

[56] KIM Y, VESE L A. Image recovery using functions of bounded variation and Sobolev spaces of negative differentiability [J]. Inverse Problems and Imaging, 2017, 3 (1): 43 – 68.

[57] TIKHONOV A N, ARSENIN V Y. Solutions of ill – posed problems [J]. Mathematics of Computation, 1977, 32 (144): 491.

[58] RUDIN L I, OSHER S, FATEMI E. Nonlinear total variation based on noise removal algorithms [J]. Physica D: Nonlinear Phenomena, 1992, 60 (1 – 4): 259 – 268.

[59] ESEDOḠLU S, OSHER S J. Decomposition of images by the anisotropic Rudin – Osher – Fatemi model [J]. Communications on Pure and Applied Mathematics, 2004, 57 (12): 1609 – 1626.

[60] LV X G, SONG Y Z, WANG S X, et al. Image restoration with a high – order total variation minimization method [J]. Applied Mathematical Modelling, 2013, 37 (16): 8210 – 8224.

[61] JIA R Q, ZHAO H. A fast algorithm for the total variation model of image denoising [J]. Advances in Computational Mathematics, 2010, 33 (2): 231 – 241.

[62] LIU J, HUANG T Z, SELESNICK I W, et al. Image restoration using total variation with overlapping group sparsity [J]. Information Sciences, 2015, 295 (C): 232 – 246.

[63] FENG S, JIAN C, LI W, et al. LRTV: MR image super – resolution with low – rank and total variation regularizations [J]. IEEE Transactions on Medical Imaging, 2015, 34 (12): 2459 – 2466.

[64] GADALLAH F L, CSILLAG F, SMITH E J M. Destriping multisensor imagery with moment matching [J]. International Journal of Remote Sensing, 2000, 21 (12): 2505 – 2511.

[65] CHEN J, SHAO Y, GUO H, et al. Destriping CMODIS data by power filtering [J]. IEEE Transactions on Geoscience and Remote Sensing, 2003, 41 (9): 2119 – 2124.

[66] BOUALI M, LADJAL S. Toward optimal destriping of MODIS data using a unidirectional variational model [J]. IEEE Transactions on Geoscience and Remote Sensing, 2011, 49 (8): 2924 – 2935.

[67] FEHRENBACH J, WEISS P, LORENZO C. Variational algorithms to remove stationary noise: applications to microscopy imaging [J]. IEEE Transactions

on Image Processing, 2012, 21 (10): 4420 – 4430.

[68] CHANG Y, FANG H, YAN L, et al. Robust destriping method with unidirectional total variation and framelet regularization [J]. Optics Express, 2013, 21 (20): 23307 – 23323.

[69] ZHANG H, HE W, ZHANG L, et al. Hyperspectral image restoration using low – rank matrix recovery [J]. IEEE Transactions on Geoscience and Remote Sensing, 2014, 52 (8): 4729 – 4743.

[70] CHANG Y, YAN L, FANG H, et al. Anisotropic spectral – spatial total variation model for multispectral remote sensing image destriping [J]. IEEE Transactions on Image Processing, 2015, 24 (6): 1852 – 1866.

[71] XU L, YAN Q, XIA Y, et al. Structure extraction from texture via relative total variation [J]. ACM Transactions on Graphics, 2012, 31 (6): 139 – 148.

第 2 章
基于 L_0 范数滤波的环形伪影去除方法

2.1　引言

大多数情况下，环形伪影相对于整个 CT 图像是稀疏的，因此本章引入更适合稀疏约束的 L_0 范数，提出一种全新的将 L_0 范数滤波、OSTU 阈值分割与伪影模板提取相结合的环形伪影去除方法，并在实际的 CBCT 医学图像中进行实验，取得了不错的去除效果。

2.2　环形伪影的幅值特性分析

通过对环形伪影的产生原因和实际医学 CT 图像进行分析可知，只有当 CT 系统中单个检测器通道损坏时，图像中才会出现少量强度更高的单环伪影。对于这种情况，解决起来相对容易，并且一般可以通过硬件修复或图像检测来对其进行有效处理，这种情况不在本书讨论范围之内；在大多数情况下，由探测器响应不一致引起的多环伪影通常数量很多，并且在图像中的灰度强度不会太大。

图 2.1（a）所示是由实际成像系统生成的人脑的 CT 图像，并且让图像的对比度得到适当增强，以便观察环形伪影。可以看出，有许多同心圆环，其灰度值与周围的像素不同，这就是环形伪影。这些伪影大部分只存在于灰度变化不大的区域，而灰度变化很大的区域几乎看不到伪影。计算图像中每个像素的梯度值，并生成相应的梯度图，如图 2.1（b）所示（值越大，在图中就显示得越亮）。可以看出，图 2.1（b）中环形伪影的梯度值明显小于图像中其他边缘信息生成的梯度值。因此，在实际应用中，我们可以将环形伪影去除问题视为 CT 图像中的低幅值分量去除问题，并结合图像梯度通常存在一定程度的稀疏性，引入 L_0 范数来约束图像梯度，以达到消除环形伪影的目的。

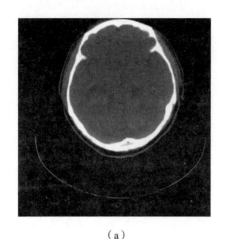 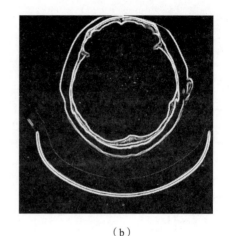

（a）　　　　　　　　　　　　　（b）

图 2.1　实际 CT 图像及其对应的梯度图

（a）CT 图像；（b）对应梯度图

2.3　基于 L_0 范数的滤波方法

近年来，L_0 范数滤波在图像边缘增强与提取领域得到广泛的关注[1-5]。当前有许多局部滤波方法[6-14]可在实现图像平滑的同时保留边缘，但是它们在不同程度上减弱了图像梯度的峰值，而采用 L_0 梯度最小化的平滑方法可全局较好地保留图像中的显著结构[1]。它的优点很明显，既可限制图像中非零梯度的个数，又不会影响图像中梯度值的大小。因此使用 L_0 范数的约束来平滑图像，可以去除图像中较小的非零梯度，且对图像显著边缘的灰度和梯度信息保护得较好。

为了便于理解，在此我们从一维信号的角度对 L_0 范数滤波的原理进行阐述。L_0 范数可以理解为向量中非零元素的个数，假设初始有一个一维信号 g，用 f 表示 g 经过平滑处理后的输出信号，信号 f 中包含的非零梯度个数表示为

$$C(f) = \# \left\{ p \ \big| |f_p - f_{p+1}| \neq 0 \right\} \qquad (2-1)$$

式中，p——输出信号中的某一点；

$|f_p - f_{p+1}|$——p 点对应的梯度值；

$\#\{\cdot\}$——一个计算运算符，计算结果为信号 f 中满足 $|f_p - f_{p+1}| \neq 0$ 的点的个数，即代表信号梯度的 L_0 范数。

L_0 范数的约束其实就是通过对信号中的非零梯度个数 $C(f)$ 施加约束来实现平滑信号。我们希望看到的处理结果是信号中不重要的细节或噪声被平滑，而信号的主要信息能被较好地保存，也就是说，要使平滑处理后的输出

信号 f 与初始的输入信号 g 在总体上保持一致。因此，还需要结合一个保真项。通常，可选用比较简单的二次保真形式，从而构成以下目标函数形式：

$$\min_f \sum_p (f_p - g_p)^2 \qquad (2-2)$$
$$\text{s. t.} \quad C(f) = k$$

式中，$\min\limits_f \sum\limits_p (f_p - g_p)^2$ ——保真项，以保证信号处理前后的相似性；

$C(f) = k$——约束项，起平滑作用，它限定输出信号 f 中存在 k 个非零梯度。

对于一个初始的输入信号 g，在利用式（2-2）对其平滑处理时，若仅使用 $C(f) = k$ 来约束，那么信号中的一些重要信息很可能会被一起平滑，导致虽然输出信号符合非零梯度的约束条件，但是结果与原始信号的差距较大，这显然不是想要的结果。因此在平滑信号时，仅使用非零梯度约束条件是不够的，还需要式（2-2）中的保真项让输出信号和原始信号尽可能接近，使得保真项和约束项之间形成某种平衡，以达到既能约束非零梯度又能保证原始信号不会失真的目的。同时，约束条件中 k 的大小对最终结果的影响也比较大，若 k 较大，那么最终结果会比较接近原始信号，相反则会被平滑得比较厉害。如图 2.2 所示，在 $k=200$ 的极端情况下，最终的输出信号和原始信号几乎一致。

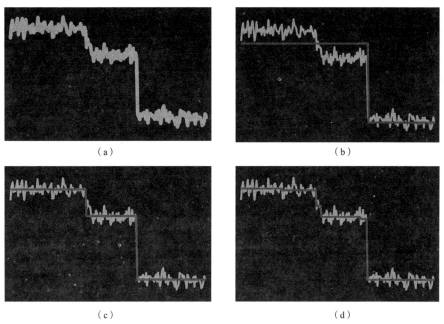

图 2.2　L_0 平滑示意图[1]（书后附彩插）

（a）输入信号 g；（b）限定 $k=1$ 时的平滑结果；
（c）$k=2$ 时结合保真项的平滑结果；（d）$k=5$ 时结合保真项的平滑结果

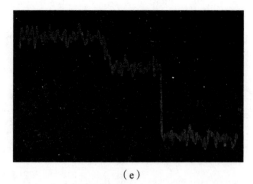

（e）

图2.2 L_0 平滑示意图[1]（续）（书后附彩插）
（e）$k=200$ 时结合保真项的平滑结果

为了凸显 L_0 平滑的特性，文献［1］中给出了 TV 约束与 L_0 约束的图像平滑效果对比，如图2.3所示。这是从一个既包含纹理细节又包含结构性边缘的图像中取一截线段，然后由各像素灰度值构成的一维信号，TV 约束的图像平滑结果如图2.3（a）所示，可见在取得较好平滑效果的同时，较大梯度值的部分有一定损失。图2.3（b）所示为利用 L_0 约束的式（2-2）处理后的图像平滑结果（$k=6$），可见输出信号的整体形状与原始信号可保持一致，同时保留了主要边缘而平滑了低幅值的细节。将两者比较就可以看到使用 L_0 约束的优势，即边缘信号部分的尖锐程度没有被减弱。在有强对比度的位置，L_0 约束输出信号的强度更接近原始信号，因此更好地保留了原始信号的显著结构信息。随着 k 值的增大，平滑结果会更加接近于原始信息，同时能保留更显著的强度对比。

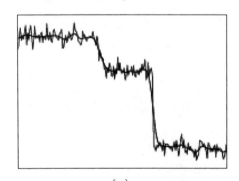
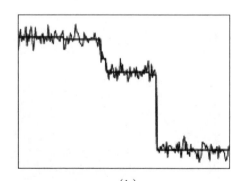

（a）　　　　　　　　　　　　　　（b）

图2.3 TV 约束与 L_0 约束的图像平滑效果对比[1]（书后附彩插）
（a）TV 约束；（b）L_0 约束

在实际使用时，式（2-2）中 k 的取值范围可以很大，k 取不同值就会产生不同程度的平滑效果和保真程度。从图2.2可以看出，k 值越小，平滑作用就越大，但保真程度越小；反之，k 值越大，则保真程度越大，但平滑作用就越小。因此，在对信号进行平滑处理时，应该根据实际需求在两者之间寻求平衡，从而可将式（2-2）改写为以下更通用的形式：

$$\min_{f} \sum_{p} (f_p - g_p)^2 + \lambda \cdot C(f) \qquad (2-3)$$

式中，λ——平滑系数，用于控制平滑项 $C(f)$ 的权重。

λ 较大时，平滑处理的细节信息就越多，处理结果中保留的边缘较少；反之，λ 较小时，平滑处理的细节信息较少，处理结果中保留的原始信息较多，进而保真程度也就较高。可见，λ 的值与式（2-2）中的 k 值是一一对应的。需要注意的是，每个独立的 λ 都有唯一的 k 值与之对应，它们的对应关系如图 2.4 所示。

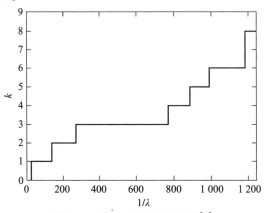

图 2.4　k 与 $1/\lambda$ 的对应关系[1]

图 2.5 所示为采用式（2-3）对一个一维信号进行平滑处理的例子[1]，初始信号包含三个尖锐变化的部分。如图 2.5（a）（b）所示，用 L₀ 约束进行平滑处理，当 λ 取不同值时，平滑结果保留了不同数量的尖锐部分，但相应的变化幅度得到了完整保留，即在平滑不同程度的细节时，主要结构信息均得到忠实保留。用 TV 约束进行平滑处理的效果如图 2.5（c）所示，可以看出，TV 约束对信号的尖锐部分有所削弱，从而信号在被处理后会出现较大的能量变化。

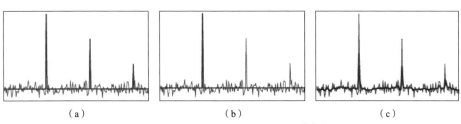

|（a）|（b）|（c）|

图 2.5　不同 λ 值保留了不同数量的尖锐变化[1]（书后附彩插）

（a）L₀ 约束（$\lambda = 0.02$）；（b）L₀ 约束（$\lambda = 0.2$）；（c）TV 约束

将一维数据滤波推广到二维数据滤波，设 I 为二维图像，S 为经过平滑滤波后的输出结果，那么某一个像素 p 的梯度可以表示为 $\nabla S_p = (\partial_x S_p, \partial_y S_p)^T$，其梯度值是 x 方向和 y 方向相邻像素点的梯度差之和。那么有公式：

$$C(S) = \#\left\{ p \;\middle|\; |\delta_x S_p| + |\delta_y S_p| \neq 0 \right\} \tag{2-4}$$

该式通过计算符合 $|\delta_x S_p| + |\delta_y S_p| \neq 0$ 的像素个数来统计图像中非零梯度的个数。基于此，S 可以通过解下式的最优解得到：

$$\min_S \left\{ \sum_p (S_p - I_p)^2 + \lambda \cdot C(S) \right\} \tag{2-5}$$

与一维信号的情况相似，$\sum_p (S_p - I_p)^2$ 这一项是为了让输出图像 S 与输入图像 I 尽可能相似。特别地，对于彩色图像，$|\partial S_p|$ 表示 RGB 三个通道上各梯度值的和。为了验证二维情况下 L_0 范数滤波的平滑性能，文献 [1] 专门做实验来验证，实验结果如图 2.6 所示。其中，图 2.6（a）所示的图像来源于文献 [15]，图 2.6（b）~（d）来源于文献 [1] 的处理结果。可以看出，L_0 范数滤波的平滑结果具有高对比性且去除了全部噪声。

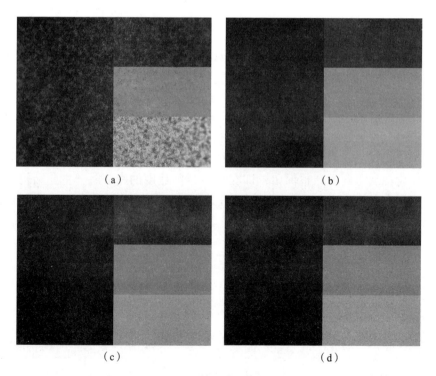

（a）　　　　　　　　　　　　（b）

（c）　　　　　　　　　　　　（d）

图 2.6　二维滤波平滑（书后附彩插）

（a）原始的噪声图像[15]；（b）~（d）二维 L_0 范数滤波平滑 1 次、5 次和 20 次的结果[1]

2.4　基于 L_0 范数的环形伪影去除方法

2.4.1　处理流程

由 2.2 节分析可知，实际 CT 图像中的环形伪影通常为低幅值成分；根据上述对 L_0 范数的性能分析可知，在对图像梯度进行约束的平滑处理中，采用 L_0 范数形式的约束更适合去除图像中低幅值变化的伪影信息，它在去除低幅值信息的同时不会对图像中强度较大的边缘和细节信息产生影响。因此，本节尝试直接采用 L_0 约束来对伪影进行平滑并验证其去除效果。

研究中发现，直接使用 L_0 范数滤波来平滑图像能够去掉实际 CT 图像中的伪影，但一些低幅值的图像细节也会被平滑，故需要再结合图像分割和中值提取操作来进一步改善伪影去除后的图像质量。因此，利用 L_0 约束对图像进行平滑来去除伪影的整个处理流程包括以下几个主要步骤：

第 1 步，将包含环形伪影的 CT 重建图像 P 转换至极坐标系下生成图像 I，相应的环形伪影也转换为条状伪影。

第 2 步，采用 L_0 范数滤波的方法在极坐标系下对图像 I 进行平滑处理。根据此种滤波方法的优越性，可以得到一幅边缘保存完好且在一定区域内十分平滑的无伪影图像 S。由于 L_0 平滑处理过程中去除了包含伪影在内的低幅值信息，就不可避免地造成少量图像细节信息丢失，故接下来需要进一步从去除的信息中将属于伪影的部分提取出来，从而剩余的细节信息就是需要补偿回平滑图像的。

第 3 步，将补偿后的图像从极坐标系下转换回笛卡儿坐标系，即可得到一幅伪影去除后的 CT 图像。

2.4.2　平滑伪影

将式（2-5）作为目标函数模型，并将转换至极坐标系下的有伪影 CT 图像作为输入图像，通过对函数进行优化求解，即可得到平滑后的无伪影图像，从而实现对图像中低幅值伪影信息的去除。

值得注意的是，在现有的研究条件下，身为 NP 困难问题的 L_0 范数是不可解的，因此为了得到以上模型的最优解，可利用文献 [1] 中的交替最小化算法来将其分解成两个子问题分别进行求解，并最终得到近似的较优解。

首先，对于待求解的无伪影图像 S，引入两个辅助变量 h 和 v，分别对应 $\partial_x S$ 和 $\partial_y S$，它们在像素点 p 对应的值分别为 h_p、v_p、$\partial_x S_p$ 和 $\partial_y S_p$，并将能量函数改写为

$$\min_{S,h,v}\left\{ \sum_p (S_p - I_p)^2 + \lambda \cdot C(h,v) + \beta \cdot \sum_p ((\partial_x S_p - h_p)^2 + (\partial_y S_p - v_p)^2) \right\}$$

$$(2-6)$$

式中，$C(h,v)$——$|h| + |v|$ 中非零值的个数。

β——自适应的调整参数，用于控制参数 (h,v) 与 $(\partial_x S_p, \partial_y S_p)$ 的相似性。

在 β 非常大的情况下，式（2-6）等同于式（2-5）。因为在已知 S 的情况下，$C(h,v)$ 是可解的，并且在已知 $C(h,v)$ 的情况下，S 也是可解的，所以只要分别最小化 $C(h,v)$ 和 S 并进行迭代求解，那么随着 β 逐渐变大，就可以得到一个满意的结果。

子问题 1：计算 S。

去除与结果 S 无关的项，则上述问题等价于

$$\min_S \left\{ \sum (S_p - I_p)^2 + \beta \cdot ((\partial_x S_p - h_p)^2 + (\partial_y S_p - v_p)^2) \right\} \quad (2-7)$$

作为一个二次函数，可对其使用梯度下降法得到一个全局最优解。在这里，直接对式（2-7）进行对角化并使用快速傅里叶变换（Fast Fourier Transform，FFT）来加速求解过程。数学推导过程如下：

对上述范数进行求导并让导数等于 0，可得

$$(S - I) + \beta \cdot (\partial_x^T (\partial_x - h) + \partial_y^T (\partial_y - v)) = 0 \quad (2-8)$$

则

$$(\partial_x + \partial_y^T \partial_y + 1)S = \beta(\partial_x^T h + \partial_y^T v) + I \quad (2-9)$$

然后，通过快速傅里叶变换对以上公式进行对角化，可得

$$S = F^{-1}\left(\frac{F(I) + \beta(F^*(\partial_x)F(h) + F^*(\partial_y)F(v))}{F(1) + \beta(F^*(\partial_x)F(\partial_x) + F^*(\partial_y)F(\partial_y))} \right) \quad (2-10)$$

式中，$F(\cdot)$——傅里叶变换；

$F^{-1}(\cdot)$——傅里叶逆变换；

$F^*(\cdot)$——一个复杂的共轭函数；

$F(1)$——δ 函数的傅里叶变换。

式（2-10）中所运用到的矩阵乘除法则为分量之间的操作符。

子问题 2：计算 (h,v)。

首先，与子问题 1 相似，删除与 (h,v) 无关的项，则这个子问题等价于如下函数：

$$\min_{h,v}\left\{ \sum ((\partial_x S_p - h_p)^2 + (\partial_y S_p - v_p)^2 + \frac{\lambda}{\beta} \cdot C(h,v)) \right\} \quad (2-11)$$

由于对于每个独立的 p，h_p 与 v_p 相互独立，因此式（2-11）是一个可以被快速求解的子问题。首先将求和符号提取到公式外面，即

$$\sum_p \min_{h_p, v_p}\left\{(h_p - \partial_x S_p)^2 + (v_p - \partial_y S_p)^2 + \frac{\lambda}{\beta}H(|h_p| + |v_p|)\right\} \tag{2-12}$$

式中，$H(|h_p| + |v_p|)$——一个二值函数，当 $|h_p| + |v_p| \neq 0$ 时，其返回 1，否则返回 0。

对于每一个像素点 p，都有子能量函数：

$$E_p = \left\{(h_p - \partial_x S_p)^2 + (v_p - \partial_y S_p)^2 + \frac{\lambda}{\beta}H(|h_p| + |v_p|)\right\} \tag{2-13}$$

这个函数的解为

$$(h_p, v_p) = \begin{cases} (0,0), & (\partial_x S_p)^2 + (\partial_y S_p)^2 \leqslant \lambda/\beta \\ (\partial_x S_p, \partial_y S_p), & \text{其他} \end{cases} \tag{2-14}$$

证明：

首先，当 $(\partial_x S_p)^2 + (\partial_y S_p)^2 \leqslant \lambda/\beta$ 且 $(h_p, v_p) \neq (0,0)$ 时，子能量函数 E_p 的收益可以表示为

$$\begin{aligned} E_p((h_p, v_p) \neq (0,0)) &= (h_p - \partial_x S_p)^2 + (v_p - \partial_y S_p)^2 + \lambda/\beta \\ &\geqslant \lambda/\beta \\ &\geqslant (\partial_x S_p)^2 + (\partial_y S_p)^2 \end{aligned} \tag{2-15}$$

且当 $(h_p, v_p) = (0,0)$ 时，有

$$E_p((h_p, v_p) = (0,0)) = (\partial_x S_p)^2 + (\partial_y S_p)^2 \tag{2-16}$$

于是，在 $(h_p, v_p) = (0,0)$ 的情况下，E_p 的能量最小。

当 $(\partial_x S_p)^2 + (\partial_y S_p)^2 > \lambda/\beta$ 且 $(h_p, v_p) = (0,0)$ 时，式（2-16）依旧成立。而在 $(h_p, v_p) \neq (0,0)$ 的情况下，能量函数的最小值 λ/β 出现在 $(h_p, v_p) = (\partial_x S_p, \partial_y S_p)$ 的情况下。

由此，只要对每个像素点 p 都计算出其的最小能量 E_p^*，那么它们的和就是式（2-6）的全局最优解，见算法 2.1。

算法 2.1　式（2-6）的求解算法

输入：极坐标图像 I，平滑系数 λ，参数 β_0、β_{max} 和迭代速率 κ

输出：平滑后的极坐标图像 S

初始化：$S \leftarrow I$，$\beta \leftarrow \beta_0$，$t \leftarrow 0$

repeat

　　已知 $S^{(t)}$，计算 $h_p^{(t)}$ 和 $v_p^{(t)}$；　　　//子问题 2

　　已知 $h^{(t)}$ 和 $v^{(t)}$，计算 $S^{(t+1)}$；　　　//子问题 1

　　$\beta \leftarrow \kappa\beta$，$t$++；

until　$\beta \geqslant \beta_{max}$

该步骤的图像平滑处理过程中，不会像其他滤波方法那样导致边缘模糊或降低边缘对比度。通过 L_0 约束，在伪影去除的同时，图像的主要边缘的灰度及梯度信息均会保留得很好。然而，在平滑过程中，一些不明显的细节信息不可避免地也会被同时滤除，如图 2.7 所示为一幅图像的局部放大的平滑处理效果。图 2.7（a）所示为极坐标系下的图像局部区域，可看出其中有条状伪影；图 2.7（b）所示为对应区域被平滑处理后的效果，可以看出图像中的伪影得到了去除，同时图像的主要边缘信息无明显变化；图 2.7（c）所示为图 2.7（a）（b）的差值，即被平滑的图像成分，其中包含要去除的伪影信息，但也有一些原始细节信息。接下来，需要将伪影和原始细节信息分离，把不该被去除的细节信息补偿回平滑后的图像。

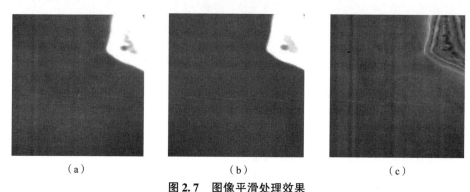

（a）   （b）   （c）

图 2.7　图像平滑处理效果

（a）原始图像局部区域；（b）平滑后的区域效果；（c）被去除的伪影细节图

2.4.3　伪影提取方法

上一步的平滑过程主要用于去除包含伪影在内的低幅值细节信息，因此去除伪影的同时会丢失一部分图像中的原始细节信息。对这一步，我们需把去除部分的信息分为伪影信息和原始图像细节信息两部分，并将其中的原始图像细节信息补偿回处理后的图像。首先，将平滑前的有伪影图像与平滑处理后得到的无伪影图像相减，得到夹杂着部分图像细节信息的伪影细节图。接着，将伪影信息从伪影细节图中提取出来，则剩余的部分就是被同时平滑掉的细节信息，需要将其补偿回上一步得到的平滑图像。

在提取伪影时，为了得到准确的伪影灰度信息，我们应尽量选取伪影分布比较明显的平滑区域位置来进行提取，从而减少来自背景等有较大灰度差异的其他区域的干扰。因此这部分工作可细分为两个步骤：

第 1 步，确定适合伪影提取的感兴趣区域位置。在医学图像中，伪影通常在一些比较平滑的软组织区域较为明显，这些位置的灰度相对较浅，我们称之为感兴趣区域。

第 2 步，根据所确定的感兴趣区域位置，在伪影细节图中的相应区域对条纹伪影进行提取，形成伪影信息图，从而将伪影细节图与伪影信息图相减，得到的差即需要补偿回平滑后图像的细节信息。

1. 区域分割

在此采用日本学者大津提出的最大类间方差法（大津法，简称 OTSU）[16] 来分割出图像中的感兴趣区域。OTSU 是自适应阈值选取领域的经典方法[17]，可以自动对图像进行阈值选取与分割，最初主要用于图像的二值化处理。它基于最小二乘法原理，自适应地选取最佳阈值，使得图像在该阈值下分割所得到的两部分具有最大类间方差。

在实际的医学 CT 图像中，除了包含感兴趣的软组织区域和亮度很低的背景区域外，图像中还存在一些高亮区域，如骨骼区域。在这些亮度很低的背景区域和高亮区域内，通常看不出伪影的存在，故这些都属于非感兴趣区域。为了降低这些区域的灰度信息对伪影信息提取准确性的影响，就需要对图像进行多阈值的分割，即将图像划分成几个不同灰度级别的区域，从而实现对感兴趣区域的选取。在此，我们使用的是基于 OTSU 的多阈值分割方法[18]。

OTSU 方法描述如下：

假定一幅图像包含 L 个灰度级别，将属于第 i 个灰度级别的像素个数表示为 N_i，图像中的像素总个数为 N，即 $N = \sum_{i=1}^{L} N_i$。第 i 个灰度级别的像素个数占整个图像的比例 p_i 可表示为

$$p_i = \frac{N_i}{N} \tag{2-17}$$

$$\text{s. t.} \quad p_i \geqslant 0, \sum_{i=1}^{L} p_i = 1$$

单阈值分割是指将图像分为两大类，如目标与背景[19]。假设目标类包含的灰度级别在 $[1,2,\cdots,k]$ 范围内，而背景类的灰度级别在 $[k+1,k+2,\cdots,L]$ 范围内，则要将图像分割为目标和背景实际上就是要估计一个合适的阈值 k。

将目标类包含的像素个数占整个图像的比例记为 ω_0，背景类的像素个数占整个图像的比例记为 ω_1，则

$$\omega_0 = \sum_{i=1}^{k} p_i = \boldsymbol{\omega}(k) \tag{2-18}$$

$$\omega_1 = \sum_{i=k+1}^{L} p_i = 1 - \boldsymbol{\omega}(k) \tag{2-19}$$

图像的总平均灰度 μ_t、目标类的平均灰度 μ_0、背景类的平均灰度 μ_1 分别表示为

$$\mu_t = \sum_{i=1}^{L} i p_i \qquad (2-20)$$

$$\mu_0 = \frac{\sum_{i=1}^{k} i p_i}{\omega_0} = \frac{\boldsymbol{\mu}(k)}{\boldsymbol{\omega}(k)} \qquad (2-21)$$

$$\mu_1 = \frac{\sum_{i=k+1}^{L} i p_i}{\omega_1} = \frac{\mu_t - \boldsymbol{\mu}(k)}{1 - \boldsymbol{\omega}(k)} \qquad (2-22)$$

由此，目标类和背景类的类间方差为

$$\sigma^2 = \omega_0(\mu_0 - \mu_t)^2 + \omega_1(\mu_1 - \mu_t)^2 = \omega_0 \omega_1(\mu_1 - \mu_0)^2 \qquad (2-23)$$

式（2-23）所示的类间方差显然是关于阈值 k 的函数，故求最大的类间方差即计算出下式的最优值 k^*：

$$\sigma^2(k^*) = \arg \max \sigma^2(k) \qquad (2-24)$$

基于上述二值化的分割方法，将已分割的两个类继续分割，即可达到多阈值图像分割的目的。假设要将　幅图像分成 m 个类，则在分割过程中需要确定 $m-1$ 个阈值。对于当前已分割的各个类，计算它们的类内方差，将类内方差最大的类作为下一步分割的对象，继续采用 OTSU 方法进行分割，依次类推，直至得到所需的 $m-1$ 个阈值。按照此方法得到的 $m-1$ 个阈值仍然满足类间方差最大的原则，此时的类间方差为

$$\sigma^2 = \omega_0(\mu_0 - \mu_t)^2 + \omega_1(\mu_1 - \mu_t)^2 + \cdots + \omega_{m-1}(\mu_{m-1} - \mu_t)^2 \qquad (2-25)$$

OTSU 方法本质上是一种穷举的搜索算法，为了减少搜索的时间，通常采用双峰法[20]来确定一个阈值的搜索范围，这个范围被称为松弛余量。由于我们处理的 CT 图像主要是包含人体组织的医学图像，因此根据其本身的结构特点，将图像分为 3 个类别的区域，即 $m=3$。最暗的为背景区域；高亮区域一般为骨骼区域；处于中间灰度等级的区域为软组织区域，通常伪影主要在这部分区域比较明显，因此这是我们要分割出的感兴趣区域。图 2.8（a）所示为极坐标系下的原始图像，采用 OTSU 方法后的图像划分效果如图 2.8（b）所示，其中处于中间灰度级的区域是我们要分割出的感兴趣区域。

通过上述方法，我们得到了伪影出现较明显的图像区域，故下一步在伪影细节图中提取伪影信息时仅从这些区域的对应位置中提取会更可靠，可避免其他区域的灰度干扰，以便生成的伪影信息较准确。

2. 伪影提取

在确定了图像中的感兴趣区域后，我们就要在伪影细节图的对应区域中对条纹伪影进行提取，继而得到在平滑过程中被同时去除的图像细节信息，并将其补偿回处理后的图像。

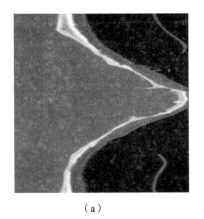
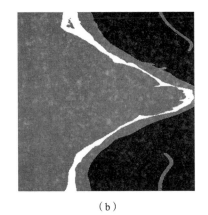

（a）　　　　　　　　　　　　　　　（b）

图 2.8　图像区域分割效果

（a）原始图像；（b）图像划分效果

　　由前所述的环形伪影特征可知，同一环形伪影上的灰度值变化并不明显。虽然多环伪影之间的强度各有不同，但同一圆环上各像素与周围点的灰度差异均由同一探测器引起，通常具有近似一致的强度，故在此采用中值提取的方式来得到极坐标系下的伪影信息图。基于上一步得到的感兴趣区域的位置，我们在伪影细节图的相应区域中对每一竖列的像素值取中值，以作为伪影信息图中对应列的灰度值，并由此生成一幅每列灰度一致的条状伪影信息图。

　　图 2.9（a）所示为上一步得到的伪影细节图的局部放大图像；图 2.9（b）所示为相应区域提取的伪影信息。其后，从伪影细节图像中减去所提取的伪影信息，剩余的信息即在图像平滑处理中被同时滤除的图像细节信息，这部分信息是需要被保留的，如图 2.9（c）所示。我们将得到的这些细节信息补偿回被平滑后的图像，就可以得到一幅完整的去除伪影后的极坐标图像；然后，将该图转回笛卡儿坐标系下，就完成了整个去除过程。

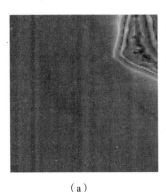

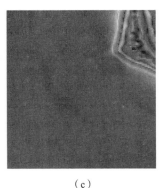

（a）　　　　　　　　　　（b）　　　　　　　　　　（c）

图 2.9　伪影提取

（a）伪影细节图的局部放大图像；（b）伪影信息；（c）被平滑的细节信息

2.4.4　实验结果

我们选择了经典的基于小波分解与傅里叶变换的环形伪影去除方法（wavelet – Fourier filtering）[2]、基于单向自适应平滑处理的方法（adaptive lowpass filter）[22]与本章算法作对比，并在真实的医学 CT 图像上做实验，以验证各算法的性能。

本章所采用的锥形束 CT（CBCT）图像共 4 幅，均为已投产 CT 机所拍摄的真实人体组织，分别为两幅头部 CT 图像、一幅颈部 CT 图像以及一幅颅底 CT 图像，这些图像均由大量人体软组织部分组成，会出现较明显的环形伪影，是目前业界研究的重点部位。为了方便处理，4 幅图像均为 512×512 大小的灰度图像，而在本章算法处理的过程中，β_0 与 β_{max} 统一采用 2λ 与 10^5，迭代速率 κ 取 2，滤波参数 λ 需根据滤波效果在一定范围内进行调整。实验结果如图 2.10 ~ 图 2.13 所示。

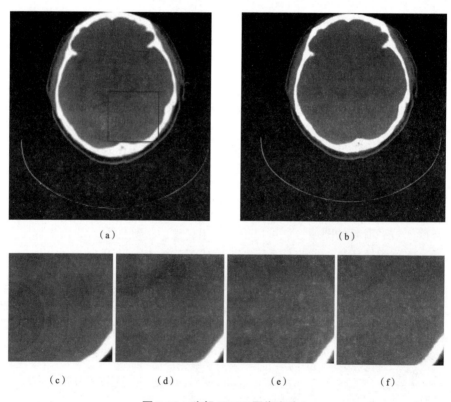

（a）　　　　　　　　　　　　　（b）

（c）　　　（d）　　　（e）　　　（f）

图 2.10　头部 CBCT 图像实验 1
（a）原始实验图像；（b）本章算法处理结果；（c）原始实验图像的局部放大图像；
（d）adaptive lowpass filter 算法处理结果的局部放大图像；
（e）wavelet – Fourier filtering 算法处理结果的局部放大图像；
（f）本章算法处理结果的局部放大图像（$\lambda = 0.03$）

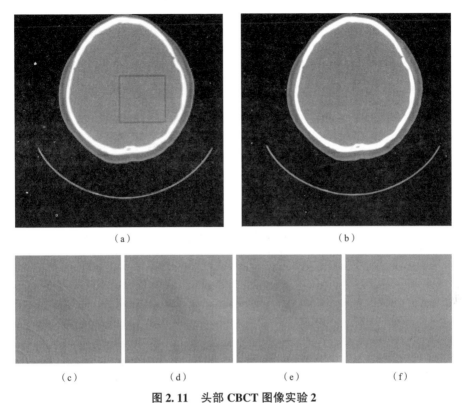

图 2.11　头部 CBCT 图像实验 2

（a）原始实验图像；（b）本章算法处理结果；
（c）原始实验图像的局部放大图像；（d）adaptive lowpass filter 算法处理结果的局部放大图像；
（e）wavelet‑Fourier filtering 算法处理结果的局部放大图像；
（f）本章算法处理结果的局部放大图像（$\lambda = 0.03$）

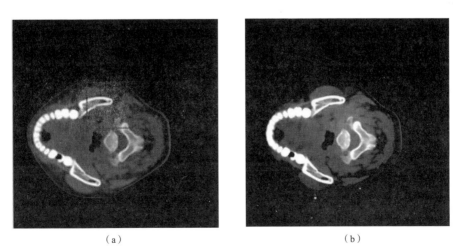

图 2.12　颈部 CBCT 图像实验

（a）原始实验图像；（b）本章算法处理结果

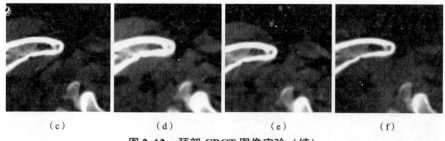

图 2.12 颈部 CBCT 图像实验（续）

（c）原始实验图像的局部放大图像；（d）adaptive lowpass filter 算法处理结果的局部放大图像；

（e）wavelet – Fourier filtering 算法处理结果的局部放大图像；

（f）本章算法处理结果的局部放大图像（$\lambda = 0.005$）

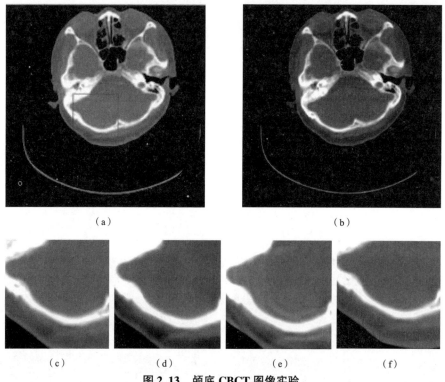

图 2.13 颅底 CBCT 图像实验

（a）原始实验图像；（b）本章算法处理结果；

（c）原始实验图像的局部放大图像；（d）adaptive lowpass filter 算法处理结果的局部放大图像；

（e）wavelet – Fourier filtering 算法处理结果的局部放大图像；

（f）本章算法处理结果的局部放大图像（$\lambda = 0.007$）

由图 2.10 ~ 图 2.13 所示的实验结果可知，就图像整体而言，本章所采用的将 L_0 范数滤波与伪影模板提取相结合的环形伪影去除方法在最大程度上保留了锥形束 CT 图像中细节与边缘信息的同时，有效去除了影响图像质量与真实性的环形伪影且并无明显残留；同时，除图像的整体灰度值发生了轻微变换外，图像本身的分辨率未出现明显的下降。值得注意的是，一些边缘区域的轻微不同是由坐标变换过程中的插值法所引起的，并非方法本身存在问题。而在对参数 λ 进行选择方面，由图 2.10、图 2.11 可知，相同部位同一角度的 CT 图像可以选择相同的参数进行处理并取得了良好的效果；而针对不同部位不同角度的图像，滤波参数则需要通过实验来确定。经验证，该范围通常在 0.005 ~ 0.03 之间。为了进一步对本章所采用的算法效果进行验证，又引入了前文所提到基于小波分解与傅里叶变换的环形伪影去除方法（wavelet – Fourier filtering）以及基于自适应低通滤波（adaptive lowpass filter）的去除方法作为对照组（经过多次实验与参数调整，当 $w = 7$ 时本章算法的实验效果最佳）。如图 2.10 ~ 图 2.13 中的图（c）所示，选取原 CBCT 图像中的固定区域进行放大，可以看出图像中如软组织等灰度值较小且变化相对平缓的区域内均有明显的环形伪影，且越靠近中心位置，伪影的强度越大。经过自适应低通滤波处理后，如图 2.10 ~ 图 2.13 中的图（d）所示，虽然图像的边缘区域产生了轻微的模糊，但其细节信息却基本保留完好，且大部分环形伪影都得到了有效去除。然而，由于方法本身需要考虑伪影去除与细节保留之间的平衡等问题，在图像灰度值变换不大的区域，我们可以明显看到环形伪影残留的痕迹。在通过小波分解与傅里叶变换处理后所得到的图 2.10 ~ 图 2.13 中的图（e）中，可以看出图像重建中心处的环形伪影都得到了很好的去除，但由于方法本身的局限性，在远离中心的位置会有一些环形伪影的残留。在本章算法所得到的处理结果图像中，如图 2.10 ~ 图 2.13 中的图（f）所示，环形伪影并无明显的残留，且与图 2.10 ~ 图 2.13 中的图（c）相比，其边缘与细节信息也无明显改变。此即 L_0 范数滤波与伪影模板提取相结合方法的优势所在。将对于环形伪影的去除过程分为两个步骤，在第 1 步应用 L_0 范数滤波对图像进行处理的过程中，其主要目的为对环形伪影进行有效去除而无须详细考虑图像原始信息的保留等问题。这是因为，在第 2 步对于伪影模板进行提取并去除的过程中，我们可以得到在第 1 步中被 L_0 范数滤波所影响的部分细节信息，并最终将它们补偿回滤波后的图像中。因此，相对于直接在图像中进行各种滤波的方法，本章算法无论在伪影的去除方面还是在细节与边缘信息的保留方面都具有很大的优势，且过程中所采用的运算并不复杂，时间耗费较少。本章算法存在的问题则为在坐标变换的过程中，受部分细节丢失的影响，一些边缘区域会呈现轻微的锯齿状。

　　总体来说，这种将 L_0 范数滤波与伪影模板提取相结合的环形伪影去除方法无论是效果还是效率都符合目前业界对此领域发展的期望，相信未来会在临床医疗诊断领域具有很高的实用价值。

2.5　本章小结

本章根据实际的 CT 图像中环形伪影通常表现为低幅值成分这一现象，结合 L_0 范数的特性（即在平滑图像时仅去除幅值较低的细节信息，对显著边缘的梯度信息保留较好的特性），从图像本身梯度的稀疏性方面进行考虑，采用对图像梯度进行 L_0 范数形式的约束来实现 CT 伪影的去除。研究发现，直接使用 L_0 范数来平滑图像能够去除实际 CT 图像中的伪影，但同时一些低幅值的图像细节也会被平滑，故需要再结合图像分割和中值提取操作来进一步改善伪影去除后的图像质量。

对于目前所采用的基于 L_0 范数的二维滤波方法，其滤波过程在水平方向与竖直方向上进行，根据环形伪影在极坐标域中仅为竖直方向上直线的特点，若可以改进滤波方法，让其仅在水平方向上进行，相信会取得更好的伪影去除效果。

此外，在对图像的伪影信息图做进一步处理方面，目前根据条纹伪影基本均匀的特性采用了中值提取的算法，但对于一些特殊情况下所产生的环形伪影（如极度不均匀的伪影），此类算法可能引发一些新的问题。

本章相关工作已发表，见文献［23］。

参 考 文 献

［1］ XU L, LU C, XU Y, et al. Image smoothing via L_0 gradient minimization ［J］. ACM Transactions on Graphics, 2011, 30: 174 – 184.

［2］ SUN Y, TAO J. Few views image reconstruction using alternating direction method via L_0 – norm minimization ［J］. International Journal of Imaging Systems and Technology, 2014, 24 (3): 215 – 223.

［3］ PEI S C, SHEN C T, LEE T Y. Visual enhancement using constrained L_0 gradient image decomposition for low backlight displays ［J］. IEEE Signal Processing Letters, 2012, 19 (12): 813 – 816.

［4］ KOU F, CHEN W, LI Z, et al. Content adaptive image detail enhancement ［J］. IEEE Signal Processing Letters, 2015, 22 (2): 211 – 215.

［5］ JUNG C, YU S, KIM J. Intensity – guided edge – preserving depth upsampling through weighted L_0 gradient minimization ［J］. Journal of Visual Communication and Image Representation, 2017, 42 (1): 132 – 144.

［6］ TOMASI C, MANDUCHI R. Bilateral filtering for gray and color images

　　　　［C］//International Conference on Computer Vision，1998：839 – 846.

［7］ CHOUDHURY P, TUMBLIN J. The trilateral filter for high contrast images and meshes ［C］//Eurographics Workshop on Rendering Techniques, Leuven, 2005：5 – 15.

［8］ WEISS B. Fast median and bilateral filtering ［J］. ACM Transactions on Graphics, 2006, 25 （3）：519 – 526.

［9］ PARIS S, DURAND F. A fast approximation of the bilateral filter using a signal processing approach ［J］. International Journal of Computer Vision, 2009, 81 （1）：24 – 52.

［10］ CHEN J, PARIS S. Real – time edge – aware image processing with the bilateral grid ［J］. ACM Transactions on Graphics, 2007, 26 （3）：103 – 112.

［11］ FARBMAN Z, FATTAL R, LISCHINSKI D. Edge – preserving decompositions for multi – scale tone and detail manipulation ［J］. ACM Transactions on Graphics, 2008, 27 （3）：1 – 10.

［12］ SUBR K, SOLER C, DURAND F. Edge – preserving multiscale image decomposition based on local extrema ［J］. ACM Transactions on Graphics, 2009, 28 （5）：1 – 9.

［13］ KASS M, SOLOMON J. Smoothed local histogram filters ［J］. ACM Transactions on Graphics, 2010, 29 （4）：1 – 10.

［14］ BAEK J, JACOBS D E. Accelerating spatially varying Gaussian filters ［J］. ACM Transactions on Graphics, 2010, 29 （6）：81 – 95.

［15］ FARBMAN Z, FATTAL R, LISCHINSKI D, et al. Edge – preserving decompositions for multi – scale tone and detail manipulation ［J］. ACM Transactions on Graphics, 2008, 27 （3）：1 – 10.

［16］ OTSU N. A threshold selection method from gray – level histograms ［J］. Automatica, 1975, 11 （285 – 296）：23 – 27.

［17］ SAHOO P K, SOLTANI S, WONG A K. A survey of thresholding techniques ［J］. Computer Vision, Graphics, and Image Processing, 1988, 41 （2）：233 – 260.

［18］ LIAO P, CHEN T, CHUNG P. A fast algorithm for multilevel thresholding ［J］. Journal of Information Science and Engineering, 2001, 17 （5）：713 – 727.

［19］ SEZGIN M. Survey over image thresholding techniques and quantitative performance evaluation ［J］. Journal of Electronic Imaging, 2004, 13 （1）：146 – 168.

[20] LEE S U, CHUNG S Y, PARK R H. A comparative performance study of several global thresholding techniques for segmentation [J]. Computer Vision, Graphics, and Image Processing, 1990, 52 (2): 171 –190.

[21] MÜNCH B, TRTIK P, MARONE F, et al. Stripe and ring artifact removal with combined wavelet—Fourier filtering [J]. Optics Express, 2009, 17 (10): 8567 –8591.

[22] 夏雄军. 辐射图像噪声及 CT 环形伪影消除 [D]. 北京: 清华大学, 2007.

[23] HUO Q R, LI J W, LU Y, et al. Removing ring artifacts in CBCT images via L_0 smoothing [J]. International Journal of Imaging Systems and Technology, 2016, 26 (4): 284 –294.

第3章

基于单向变分和相对变分的环形伪影去除算法

3.1 引言

通过对环形伪影在 CT 图像中表现出的边缘特性进行分析，并受 Xu 等[1] 提出的"相对全变分"概念的启发，我们可以将环形伪影看作一种有规律的纹理。鉴于相对全变分在区分图像结构和纹理上具有较强的能力，我们将环形伪影去除问题转化为对特殊纹理的提取和去除。本章在对 CT 图像中环形伪影进行深入分析的基础上，根据相对全变分的定义及其在分离图像结构和纹理信息上的作用，结合环形伪影在极坐标系下的单一方向性，构造适合去除环形伪影的具体实现算法。

3.2 基于相对单向变分的去除算法

3.2.1 环形伪影的边缘特性分析

图像中各个区域之间的灰度总是不相同的，这就导致在不同区域之间存在边缘。很明显，边缘一般位于图像中灰度发生剧烈变化的位置，也就是说信号在边缘处发生了奇异变化。

目前，边缘被描述性地定义为两个具有不同幅度的均匀图像区域之间能反映局部变化的边界[2]。因此边缘其实就是灰度不连续的结果。常见的边缘类型有阶跃状边缘、脉冲状边缘和屋顶状边缘，如图 3.1 所示。图中，第一行是具有边缘的灰度图像，第二行是沿图像水平方向的剖面。实际采样中，数字图像的边缘总有模糊现象，因此垂直上下的边缘剖面都表示为有一定的坡度。图 3.2 所示中的第一行和第二行分别表示图 3.1 中剖面的一阶导数和二阶导数。从图 3.2（a）（b）可以看出，对灰度值剖面的一阶导数在图像由暗变明的位置有一个向上的阶跃，而在其他位置都是零。这表明可以用一阶导数的幅度值来检测边缘的存在，幅度峰值一般对应边缘的位置。对灰度值的二阶导数在一阶导数的阶跃上升区有一个向上的脉冲，而在一阶导数的阶跃下降区有一个向下的脉冲。在这两个阶跃之间有一个过零点，过零点的位置正对应原图像中边缘的位置。因此，可以用二阶导数的过零点来检测图像中边缘的位置，而用二阶导数在过零点附近的符号来确定边缘像素在图像边缘的暗区或明区。脉冲状边缘的剖面与图 3.2（a）中的一阶导数形状相同，所以它的一阶导数形状与图 3.2（a）中的二阶导数形状一致，而它的两个二阶导数过零点正好分别对应脉冲的上升沿和下降沿。通过检测脉冲剖面的两个二阶导数过零点，就可以确定脉冲的范围。对于屋顶状边缘来说，可以通过检测屋顶状边缘剖面的一阶导数过零点来确定屋顶的位置。

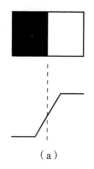 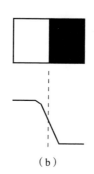 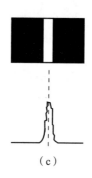 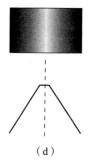

（a） （b） （c） （d）

图 3.1　边缘的灰度表现示意图[2]

（a）阶梯状边缘 1；（b）阶梯状边缘 2；

（c）脉冲状边缘；（d）屋顶状边缘

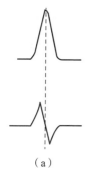 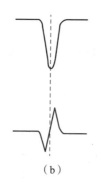 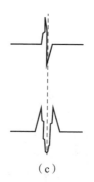 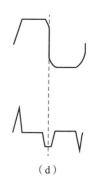

（a） （b） （c） （d）

图 3.2　边缘产生的导数示意图[2]

（a）阶梯状边缘 1 的导数；（b）阶梯状边缘 2 的导数；

（c）脉冲状边缘的导数；（d）屋顶状边缘的导数

阶梯状边缘常处于图像中两个具有不同灰度值的相邻区域之间；脉冲状边缘常处于对应细条状的灰度值突变区域；屋顶状边缘的上升沿和下降沿都变化得比较缓慢。

从环形伪影的成因和表现可知，环形伪影在图像中以边缘的形式出现，其灰度值与周围像素存在一定差异。对于包含环形伪影的图像，其边缘信息既有来自图像本身的纹理和结构信息，也有来自环形伪影的信息。

环形伪影显然与图像的一些纹理类似，倾向为脉冲状边缘；而图像的结构信息多为阶梯状边缘的情况。相应两类边缘产生的图像梯度情况也有所不同，如图 3.2 所示。在边缘所在的局部区域，一个脉冲状边缘产生的图像梯度既包含正向梯度也包含反向梯度；而一个阶梯状边缘产生的图像梯度通常方向是一致的，要么全为正要么全为负。

根据上述对不同类型边缘的特性分析可以看出，环形伪影与结构性边缘在产生图像局部梯度的效果上表现出明显的差异。在图像复原领域中，广泛使用的变分方法是对图像梯度信息进行一定约束，以达到去除图像中干扰信息的目的。在此要去除图像中的环形伪影，若能将环形伪影与结构性边缘表现出的差异性引入对图像梯度的约束项，就可以更有针对性地对伪影信息进行抑制，从而减少在处理过程中对其他图像信息的影响。

受 Xu 等[1] 在研究图像结构 – 纹理分离方法时提出的相对全变分（Relative Total Variation，RTV）的启发，发现相对全变分的计算结果能较好地体现上述分析的差异性。因此，我们将 CT 图像中的环形伪影看作一种有规律的纹理，同时将环形伪影去除问题转化为对特殊纹理的提取和去除。为实现环形伪影的有效分离，我们将相对全变分引入环形伪影去除算法。

3.2.2　相对全变分

许多场景的图像不仅包含有意义的结构信息，还包含各式各样的纹理，可以是有规律的、无规律的或近似有规律的各种细节，如图 3.3 所示，通常称这些图像为"结构 + 纹理"图像。结构是图像的主要信息，包含一些大尺度的边缘，局部连续光滑；纹理表现为一些细小的基元按某种规则组成的信息，局部梯度较强，一般为周期性或近似周期性的模式。人类的视觉感知系统即使在不去除纹理的情况下，也完全有能力理解这些图像的主要结构，可见人类视觉感知的主要数据是图像的整体结构，而不是那些细微的纹理。在计算机视觉的一些应用中，也经常需要从图像中提取有意义的结构信息、去除图像的细节数据，这些从人类视觉实现上看似比较简单，但对于计算机来说是一项具有挑战性的工作。

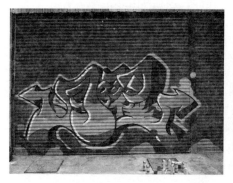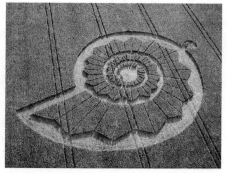

图 3.3 "结构 + 纹理" 图像示例[1]

一些比较有代表性的结构 – 纹理分离方法是通过全变分（TV）正则项的约束来去除图像细节的同时保留大尺度的边缘[3-6]。Aujol 等[5]对几种不同形式的 TV 模型进行了研究，认为在纹理模式未知的情况下，$TV - L_2$ 形式的 ROF 模型[3]最适合。ROF 模型中使用了比较简单的二次保真项，以确保输入图像和输出结果的结构相似性，公式如下：

$$\min_{S} \sum_p \left\{ \frac{1}{2\lambda}(S_p - I_p)^2 + |(\nabla S)_p| \right\} \tag{3-1}$$

式中，I_p——输入图像；

p——二维像素索引；

S_p——输出结果，为去掉了纹理信息的结构图像。

式（3-1）中的第 1 项 $\sum_p \frac{1}{2\lambda}(S_p - I_p)^2$ 使得提取的结构图像与输入图像尽可能相似，第 2 项 $\sum_p |(\nabla S)_p|$ 为 TV 正则化项，可以表示为

$$\sum_p |(\nabla S)_p| = \sum_p (|\partial_x S_p| + |\partial_y S_p|) \tag{3-2}$$

式中，∂_x, ∂_y——水平方向和垂直方向的偏导数。

由于全变分正则化项会对图像梯度值进行约束，因此在分离较强结构性边缘和纹理时，有一定的局限性。为了更好地实现结构与纹理的分离，相对全变分的概念被提出[1]，详见第 1 章。为了进一步验证以上各种变分求法对纹理细节的辨识能力，文献［1］从 200 幅图像中随机提取了 220 万个图像块（其中包含了结构信息块和纹理信息块），对这些图像块的窗口全变分、窗口固有变分和相对全变分分别进行了计算和统计，统计结果如图 3.4 所示。图 3.4（a）所示为两类图像块的窗口全变分 D 值对应的分布曲线，它们的峰值较接近，即结构和纹理信息未能明显地被区分。图 3.4（b）所示为窗口固有变分 L 值对结构性信息有较强的识别能力，纹理信息

块对应的曲线峰值接近于 0。图 3.4（c）所示为相对全变分 RTV 值对应的分布图，可见两条曲线的峰值明显不同，且结构性信息块对应的峰值接近于 0，表明相对全变分对纹理信息具有较强的识别能力，即更容易突出纹理信息。

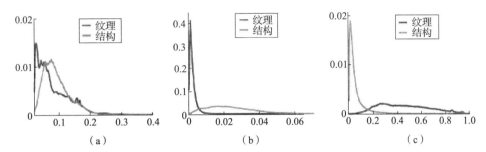

图 3.4　结构块和纹理块的变分值分布曲线[1]（书后附彩插）

（a）窗口全变分；（b）窗口固有变分；（c）相对全变分

由图 3.4 可知，通过相对全变分的计算，图像中的纹理信息可表现出与图像的其他内容完全不同的性质，因此将 RTV 作为约束项可更有针对性地抑制图像中的纹理信息，故将式（3-1）的优化函数修改为

$$\arg \min_{S} \sum_{p} (S_p - I_p)^2 + \lambda \left(\frac{D_x(p)}{L_x(p) + \varepsilon} + \frac{D_y(p)}{L_y(p) + \varepsilon} \right) \qquad (3-3)$$

式中，第 1 项为保真项；第 2 项为约束项，采用 RTV 的约束形式，用于去除图像中的纹理细节。

该模型能更有针对性地对纹理细节进行抑制，且对图像的结构信息影响较小，能有效地对图像的纹理和结构进行分离。

3.2.3　去除算法实现

根据上述对 CT 图像中环形伪影的边缘特性分析可以看出，伪影可作为一部分有规律的纹理信息，在相对全变分的计算结果上，伪影信息和正常图像结构性信息会表现出明显的差异性。因此，结合环形伪影在极坐标系下的方向性，我们提出一种基于相对单向全变分的 CT 环形伪影去除算法。

与大多数后处理方法类似，为了能更简单有效地处理，我们也在极坐标系下对伪影进行分离和提取。首先，将待处理的 CT 图像转换至极坐标系下。此时，伪影转换成垂直方向的条纹形式，根据其特定的方向性，我们使用单向 RTV 约束模型从 CT 图像中分离出包含伪影在内的单向纹理信息。然后，从这些纹理中进一步提取伪影信息。为了尽量减少极坐标转换对整个图像质量的影响，我们最后仅将得到的伪影信息转换至笛卡儿坐标系下，进而将其从最初的 CT 图像中减去，最大限度地保留图像的原始信息。整个环形伪影的去除流程分为图像分解、伪影提取、伪影去除。

3.2.3.1　图像分解

在极坐标系下，环形伪影表现为平行的垂直条纹，在去除垂直条纹的同时为了减少对图像其他原始信息的影响，我们在处理图像时只需考虑约束图像水平方向的梯度变化。在水平方向上，由于图像中的所有边缘均会产生梯度信息，因此要将其区别对待。垂直伪影的相关像素产生的局部水平梯度有正有负，而图像结构信息的相关像素产生的局部水平梯度方向是基本一致的，为突出对垂直伪影的约束，结合相对全变分[1]的定义，同时只考虑水平方向的约束，我们引入像素局部窗的单向相对全变分形式，构造出以下函数模型：

$$\min_{S} \sum_{p} \left((S_p - I_p)^2 + \lambda \left(\frac{D_x(p)}{L_x(p) + \varepsilon} \right) \right) \tag{3-4}$$

其中，

$$D_x(p) = \sum_{q \in R(p)} g_{p,q} \left| (\partial_x S)_q \right| \tag{3-5}$$

$$L_x(p) = \left| \sum_{q \in R(p)} g_{p,q} (\partial_x S)_q \right| \tag{3-6}$$

式中，约束项只包含 x 方向的 RTV；λ 为约束项系数。

在图像中，对于平滑区域的像素而言，其对应的 D 值和 L 值均非常小；而伪影和一些小尺度的纹理细节信息包含的像素会对应比较大的 D 值，但由于所产生的梯度方向不一致，故求得的 L 值会较小；就结构性边缘上的像素而言，由于其产生的梯度方向基本一致，对应的 D 值和 L 值均较大。由此可知，相比于图像的平滑区域和结构性信息，包含伪影在内的纹理细节性信息会产生较大的 RTV，因此通过 RTV 约束项对图像进行处理后着重去除了包含伪影的纹理细节信息（这些去除的伪影信息中夹杂了一些图像细节，后续会对此进一步细化提取），而对图像的原始结构信息进行了充分保留。

式（3-4）的目标函数是非凸的，无法直接求解。由文献［7-9］可知二次惩罚项可进行线性优化，我们参照文献［1］中给出的方法将 RTV 约束项分解成一个非线性项和二次项的乘积形式，即

$$\sum_{p} \frac{D_x(p)}{L_x(p) + \varepsilon} = \sum_{p} \frac{\sum\limits_{q \in R(p)} g_{p,q} \cdot \left| (\partial_x S)_q \right|}{\left| \sum\limits_{q \in R(p)} g_{p,q} (\partial_x S)_q \right| + \varepsilon}$$

$$= \sum_q \sum_{p \in R(q)} \frac{g_{p,q}}{\left| \sum_{q \in R(p)} g_{p,q} (\partial_x \boldsymbol{S})_q \right| + \varepsilon} | (\partial_x \boldsymbol{S})_q |$$

$$\approx \sum_q \sum_{p \in R(q)} \frac{g_{p,q}}{\boldsymbol{L}_x(p) + \varepsilon} \frac{1}{| (\partial_x \boldsymbol{S})_q | + \varepsilon_s} (\partial_x \boldsymbol{S})_q^2$$

$$= \sum_q u_{xq} w_{xq} (\partial_x \boldsymbol{S})_q^2 \tag{3-7}$$

在式（3-7）推导的第 3 行中，为避免分母为 0 而添加了一个小的正实数 ε_s，故为近似相等。可见约束项被分解为二次项 $(\partial_x \boldsymbol{S})_q^2$ 和非线性部分 u_{xq} w_{xq} 的乘积，其中

$$u_{xq} = \sum_{p \in R(q)} \frac{g_{p,q}}{\boldsymbol{L}_x(p) + \varepsilon} = \left(G_\sigma * \frac{1}{| G_\sigma * \partial_x \boldsymbol{S} | + \varepsilon} \right)_q \tag{3-8}$$

$$w_{xq} = \frac{1}{| (\partial_x \boldsymbol{S})_q | + \varepsilon_s} \tag{3-9}$$

式（3-8）中求 u_{xq} 时，用到了像素点 q 周围区域的梯度信息；G_σ 表示标准差为 σ 的高斯核函数；$*$ 是一个卷积运算符；式中的除法为点除运算。式（3-9）中求 w_{xq} 时，计算比较简单，只涉及像素点 q 当前的梯度信息。

基于以上转换，可将式（3-4）写成以下矩阵形式：

$$\min_{\boldsymbol{v}_S} \left\{ (\boldsymbol{v}_S - \boldsymbol{v}_I)^{\mathrm{T}} (\boldsymbol{v}_S - \boldsymbol{v}_I) + \lambda (\boldsymbol{v}_S^{\mathrm{T}} \boldsymbol{C}_x^{\mathrm{T}} \boldsymbol{U}_x \boldsymbol{W}_x \boldsymbol{C}_x \boldsymbol{v}_S) \right\} \tag{3-10}$$

式中，$\boldsymbol{v}_S, \boldsymbol{v}_I$——图像 $\boldsymbol{S}$ 和图像 $\boldsymbol{I}$ 的列向量表示形式；

$\boldsymbol{C}_x$——在水平方向上做前向差分的梯度算子矩阵；

$\boldsymbol{U}_x, \boldsymbol{W}_x$——对角矩阵，对角线元素的值分别为 $\boldsymbol{U}_x[i,i] = u_{xi}$，$\boldsymbol{W}_x[i,i] = w_{xi}$。

对式（3-10）求最小值，可令其对 $\boldsymbol{v}_S$ 求导等于 0，得到如下线性方程：

$$(\boldsymbol{v}_S - \boldsymbol{v}_I) + \lambda (\boldsymbol{C}_x^{\mathrm{T}} \boldsymbol{U}_x \boldsymbol{W}_x \boldsymbol{C}_x) \boldsymbol{v}_S = 0 \tag{3-11}$$

所以有

$$\boldsymbol{v}_S^{(t+1)} = \boldsymbol{v}_I / (\boldsymbol{I} + \lambda \boldsymbol{L}^{(t)}) \tag{3-12}$$

式中，$\boldsymbol{I}$——单位矩阵；

$\boldsymbol{L}^{(t)}$——基于 $\boldsymbol{v}_S^{(t)}$ 计算得到的权值矩阵，$\boldsymbol{L}^{(t)} = \boldsymbol{C}_x^{\mathrm{T}} \boldsymbol{U}_x^{(t)} \boldsymbol{W}_x^{(t)} \boldsymbol{C}_x$，即利用前向差分梯度算子来计算梯度，得到的是一个三对角稀疏矩阵；

$\boldsymbol{I} + \lambda \boldsymbol{L}^{(t)}$——对称的正定矩阵，直接求该矩阵的逆运算即可有效求解。

综上，对式（3-4）的最小化求解可采用算法 3.1 所示的迭代的优化算法：

算法 3. 1　图像分解模型的求解算法

输入：极坐标图像 I，参数 N_{max}、λ 和 σ

输出：去伪影后的极坐标图像 S

初始化：$S^{(0)} \leftarrow I$，$t \leftarrow 0$

repeat

　　基于 $S^{(t)}$，利用式（3-8）、式（3-9）计算权值 w 和 u，生成矩阵 $L^{(t)}$；

　　基于 $L^{(t)}$，利用式（3-12）计算 $v_S^{(t+1)}$，生成图像 $S^{(t+1)}$；

　　$t = t + 1$；

until　　$t \geqslant N_{max}$

对极坐标系下的 CT 图像经过上述处理后，输出结果即去除了伪影信息的结构图像，如图 3.5（a）所示。图像中一些小尺度的纹理细节也不可避免地被去除了，故将处理前后的图像相减便可得到被分离出的纹理图像，其中包含伪影信息和部分图像细节信息，如图 3.5（h）所示。

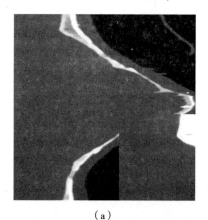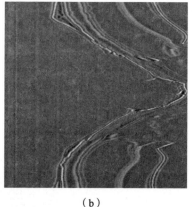

|（a）|（b）|

图 3.5　图像分解

（a）结构图像；（b）纹理图像

3. 2. 3. 2　伪影提取

接下来，我们从分离出的纹理图像中进一步提取垂直伪影的成分。根据之前所述的伪影成因和表现，同一伪影上各像素的灰度异常均是由同一探测器通道引起的，具有近似一致的强度。因此，我们可通过简单的中值提取方法来获取伪影部分的灰度信息。基于上一步得到的纹理图像，计算出每列像素的中值，并将其作为伪影信息中对应列的灰度值。伪影信息的每列元素取相同的灰度值，整体伪影图像的大小设置与纹理图像相同。图 3.6（a）显示了从纹理图像（图 3.5（b））中提取的伪影信息，若将这些信息从纹理图像中减去，则剩下的部分便是被同时分离掉的原始图像细节信息，如图 3.6（b）所示，显然这部分细节信息最终是需要保留的。

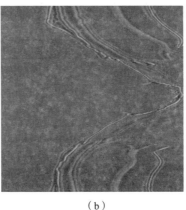

（a）　　　　　　　　　　　　　（b）

图 3.6　伪影提取

（a）伪影信息；（b）图像细节信息

3.2.3.3　伪影去除

最后，将上一步得到的伪影信息转回笛卡儿坐标系下（即所需清除的环形伪影），将其从原始的 CT 重建图像中直接减去，便可得到无伪影的 CT 图像。图 3.7（a）所示为转换至笛卡儿坐标系下的伪影信息；图 3.7（b）所示为去除伪影后的最终结果，从中可以看出环形伪影已被有效地去除，且图像的原始信息也得到很好的保留。

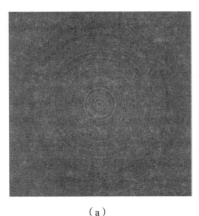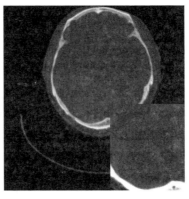

（a）　　　　　　　　　　　　　（b）

图 3.7　伪影去除

（a）笛卡儿坐标系下的伪影信息；（b）伪影去除后的图像

3.2.4　实验结果分析

我们希望采用一些常用的定量评估方法来评价去除伪影后的图像效果，在此引入两种常用的图像评价指标——峰值信噪比（PSNR）和平均结构相似性（MSSIM）。为了验证算法的有效性，我们将本节算法与当前的两个主流算法——WF[10] 和 RCP[11] 进行比较。WF 算法最初是基于投影正弦图设计的，它将小波分解与傅里叶低通滤波相结合来去除垂直伪影，由于原理的相似性，在此我们将它作用于转换至极坐标系下的 CT 重建图像，即文献［12］的做法。RCP 算法本身就是一个极坐标系下的后处理方法，它基于中值和均值滤波来消除伪影。

3.2.4.1　模拟数据实验

考虑上述评价指标计算时，均需用到理想的无伪影图像做参考，而现实情况下，对于包含伪影的 CT 图像，这些理想的参考图像往往无法获得，故在此使用人工生成的一些模拟数据来进行实验。

1. Lena 图像

选取既有平滑区域又包含许多细节信息的 Lena 图像作为不包含伪影的标准参考图像（图 3.8（a））；然后，将模拟的环形伪影叠加在参考图像上生成待处理的模拟图像（图 3.8（b））；采用本节算法处理后的整体效果如图 3.8（c）所示，视觉上总体看来伪影已被有效去除，同时图像中的细节信息也保留得很好；为了视觉观察更清晰，取图 3.8（a）~（c）中相同部分区域进行放大显示，依次对应图 3.8（d）~（f）；图 3.8（g）（h）分别是 WF 和 RCP 两种算法的处理结果，从中仍可看到有部分残留伪影存在，特别是在一些较为平滑区域中更为明显，如图中的箭头所指。

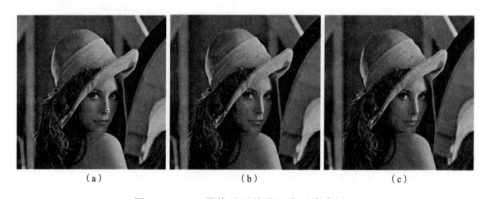

(a)　　　　　　　　　　(b)　　　　　　　　　　(c)

图 3.8　Lena 图像处理结果（书后附彩插）

（a）无伪影的理想图像；（b）添加了模拟伪影的待处理图像；（c）本节算法的处理结果

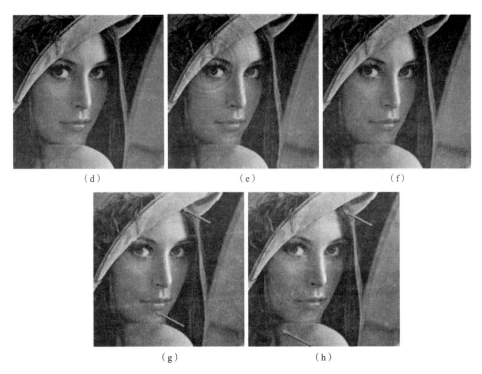

（d）　　　　　　　　　　（e）　　　　　　　　　　（f）

（g）　　　　　　　　　　　　（h）

图 3.8　Lena 图像处理结果（续）（书后附彩插）

（d）~（f）图（a）~（c）的局部放大图像；

（g）WF 算法处理结果的局部放大图像；（h）RCP 算法处理结果的局部放大图像

通过进一步计算各种算法处理结果的客观性能评价指标（表 3.1）可以看出，本节算法处理结果的 PSNR 和 MSSIM 值比 WF 算法提高了 1.062 6 dB 和 0.005 7，比 RCP 算法提高了 1.084 1 dB 和 0.006 6。

表 3.1　不同算法处理结果的图像质量评价指标值（Lena 图像）

算法	PSNR/dB	MSSIM
WF 算法	36.037 6	0.989 7
RCP 算法	36.016 1	0.988 8
本节算法	37.100 2	0.995 4

2. Shepp – Logan 模型测试图

由于 Shepp – Logan 模型测试图包含许多均匀平滑的区域，因此其比 Lena 图像更有利于我们对处理结果进行有效的观察。图 3.9（a）所示为理想的无伪影 Shepp – Logan 图像；图 3.9（b）所示为添加了模拟的环形伪影的待处理

模拟图像；图 3.9（c）所示为采用本节算法处理后的整体效果；图 3.9（d）~
（f）所示分别对应图 3.9（a）~（c）中相同部分区域的放大显示效果。从图
3.9 中可以看出，本节算法的处理效果很好，视觉上非常接近理想的参考图
像；WF 算法的处理结果（图 3.9（g））中有新增伪影的出现；在 RCP 算法
的处理结果（图 3.9（h））中，虽然大部分伪影被有效去除了，但在图像的
中心位置处（伪影强度较大），仍有一定的残留伪影存在。此外，通过表 3.2

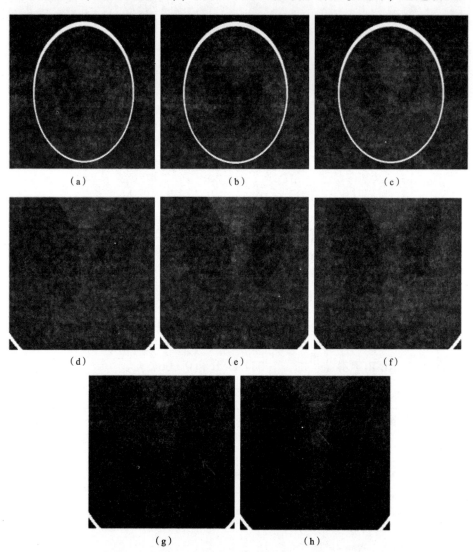

（a）　　　　　　　　（b）　　　　　　　　（c）

（d）　　　　　　　　（e）　　　　　　　　（f）

（g）　　　　　　　　（h）

图 3.9　Shepp - Logan 图像处理结果（书后附彩插）
（a）无伪影的理想图像；（b）添加了模拟伪影的待处理图像；（c）本节算法的处理结果；
（d）~（f）图（a）~（c）的局部放大图像；（g）WF 算法处理结果的局部放大图像；
（h）RCP 算法处理结果的局部放大图像

中所列的评价指标值可以看出，和其他两种算法相比较，本节算法的处理结果具有最高的 PSNR 和 MSSIM 值，分别比 WF 算法提高了 8.162 9 dB 和 0.016 2，比 RCP 算法提高了 2.066 9 dB 和 0.007 8。

表 3.2　不同算法处理结果的图像评价指标值（Shepp‑Logan 图像）

算法	PSNR/dB	MSSIM
WF 算法	36.450 4	0.884 1
RCP 算法	42.546 4	0.892 5
本节算法	44.613 3	0.900 3

3.2.4.2　真实数据实验

在此将本节的伪影去除算法应用到实际的人体组织 CT 图像上进行验证，实验中，待处理的原始 CT 图像均归一化为 [0,1] 的灰度图，在笛卡儿坐标系和极坐标系下的图像尺寸①分别设定为 512×512 和 360×360。式（3‑4）中的 ε 取值为 10^{-3}，约束项系数 λ 的值可根据平滑效果进行调整，基本在 (0,0.05] 范围，在此设为 0.005；式（3‑8）中的 σ 参数对应空间尺度，根据不同的图像通常可在 (0,6] 范围内进行调整，这里设定值为 3；式（3‑9）中的 ε_s 取值为 0.02。

图 3.10～图 3.12 给出了 3 幅 CT 图像的实验结果，分别对应一幅脑部 CT 图像、一幅颈部 CT 图像和一幅颅底 CT 图像。在图 3.10～图 3.12 中，图（a）均为原始图像，在此适当地增强了一些图像的对比度，以便更易于观察其中存在的环形伪影；图（b）均显示本节算法的处理结果，从中可以看出，整体上取得了比较好的伪影去除效果。为了便于更细致地观察和对比，我们取伪影相对比较明显的图像中心部分区域进行放大显示。图（c）均为原始 CT 图像中的局部放大图像，从中可清楚地看到一些环形伪影；图（d）～（f）均分别为 WF 算法、RCP 算法和本节算法处理后的对应放大区域。通过对比观察可以看出，WF 算法的处理结果中，在图像灰度相对较均匀的区域，环形伪影得到了较好的去除，但图像中灰度变化较大的边缘位置附近的处理效果不够好，产生了一些新的伪影；RCP 算法的处理结果在整体看起来处理效果还可以，但对其仔细观察会发现，处理的脑部 CT 图像和颈部 CT 图像的局部放大图像（图 3.10（e）和图 3.11（e））中还有少量残留伪影存在，而颅底 CT 图像的局部放大效果（图 3.12（e））中已看不出伪影了；从本节算法得到的处理结果可以看出，已没有明显的伪影存在，同时图像的边缘和细节信息也保留得较好。

---

① 本书图像尺寸单位均为像素。

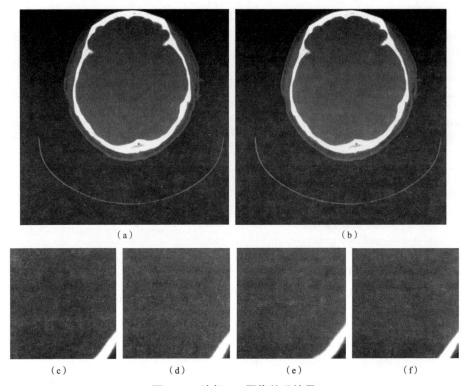

图 3.10　脑部 CT 图像处理结果

（a）原始图像；（b）本章算法处理后的整体效果；

（c）原始图像的局部放大图像；（d）WF 算法处理结果的局部放大图像；

（e）RCP 算法处理结果的局部放大图像；（f）本节算法处理结果的局部放大图像

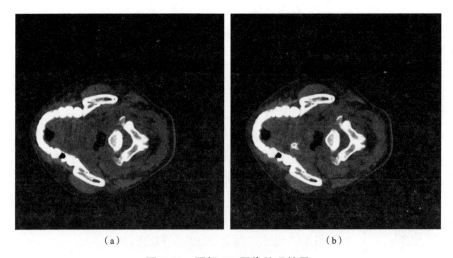

图 3.11　颈部 CT 图像处理结果

（a）原始图像；（b）本章算法处理后的整体效果

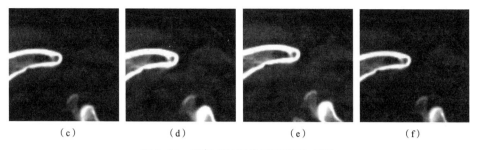

（c）　　　　　　　（d）　　　　　　　（e）　　　　　　　（f）

图 3.11　颈部 CT 图像处理结果（续）

（c）原始图像的局部放大图像；（d）WF 算法处理结果的局部放大图像；

（e）RCP 算法处理结果的局部放大图像；（f）本节算法处理结果的局部放大图像

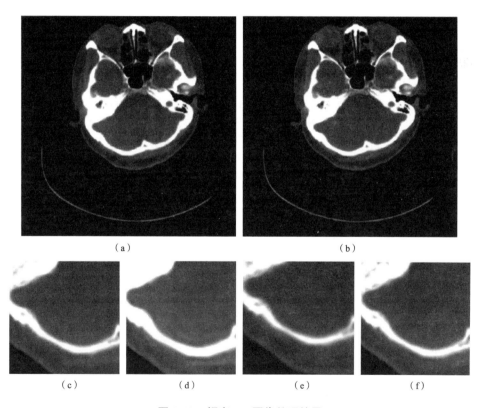

（a）　　　　　　　　　　　　　　（b）

（c）　　　　　　　（d）　　　　　　　（e）　　　　　　　（f）

图 3.12　颅底 CT 图像处理结果

（a）原始图像；（b）本章算法处理后的整体效果；

（c）原始图像的中心区域放大图像；（d）WF 算法处理结果的中心区域放大图像；

（e）RCP 算法处理结果的中心区域放大图像；（f）本节算法处理结果的中心区域放大图像

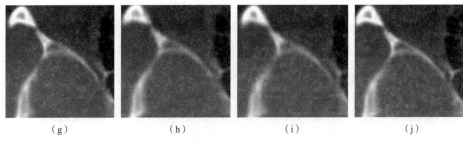

（g）　　　　　　（h）　　　　　　（i）　　　　　　（j）

图 3.12　颅底 CT 图像处理结果（续）

（g）原始图像的边缘区域放大图像；（h）WF 算法处理结果的边缘区域放大图像；
（i）RCP 算法处理结果的边缘区域放大图像；（j）本节算法处理结果的边缘区域放大图像

在图 3.12 中，从结果的中心区域放大图像（图（d）~（f））中不能明显看出 RCP 算法和本节算法的效果差异，因此我们又选取了靠近图像边缘的局部区域进行了放大的对比显示，图（g）~（j）是原始图像区域以及各种算法去除伪影后对应区域的效果展示。可以看出，在这部分区域，原始图像（图（g））本身就看不出明显的伪影存在，故处理后的效果应尽可能保持不变，但在 WF 算法的处理结果（图（h））中却能看出一些新的伪影出现；RCP 算法的处理结果（图（i））中虽然没有引入其他伪影信息，但结果图像中的边缘和细节信息都出现了一定的模糊现象；而本节算法的结果（图（j））既没有引入其他伪影也没引起图像信息的模糊，故处理效果要明显好于其他两种算法。需要特别指出的是，RCP 算法由于是通过均值和中值滤波的方法来对伪影进行去除的，故去除伪影的同时势必会引起图像模糊，只能通过调节的滤波时参数来解决这两者的平衡问题。

除了视觉上的观察比较，我们还引入了信号的能量损失的计算[10]来进一步对实验结果进行定量评估。能量损失即原始图像的能量 s_o 与处理后图像的能量 s_r 之差与 s_o 的比值，由此引出了相对均方差（RMSE）的形式：

$$\text{RMSE} = \frac{\sum |s_o - s_r|^2}{\sum |s_o|^2} \qquad (3-13)$$

将视觉效果和图像处理前后的相对变化结合，是衡量算法性能的有效手段。RMSE 值越小，则说明伪影去除过程对图像的原始信息影响就越小，结果图像的质量就越好。

上述各算法处理结果求得的 RMSE 值如表 3.3 所示。与其他两种算法相比，本节算法引起的能量损失较小，结合上述较好的视觉效果，体现了本节算法的有效性。

表 3.3　图像处理结果的 RMSE 值

算法	脑部 CT 图像	颈部 CT 图像	颅底 CT 图像
WF 算法	0.001 6	0.004 0	0.002 2
RCP 算法	0.001 2	$5.828\ 3 \times 10^{-4}$	$9.999\ 7 \times 10^{-4}$
本节算法	$3.289\ 3 \times 10^{-5}$	$3.603\ 2 \times 10^{-5}$	$6.036\ 2 \times 10^{-5}$

3.2.4.3　参数分析

实验中的参数设置主要包括算法 3.1 中的迭代次数 N_{max}、约束项系数 λ 和尺度参数 σ，具体设置方法如下。

在对图像进行伪影分离的步骤中，利用算法 3.1 进行公式求解时，一般经过一次迭代即可明显消除伪影，为了防止伪影较强时消除不彻底，通常迭代 3~5 次足以。如图 3.13 所示，给出了模拟数据 Lena 图像转换至极坐标系下利用式（3-4）进行处理时，在不同迭代次数下的中间结果。可以看出，

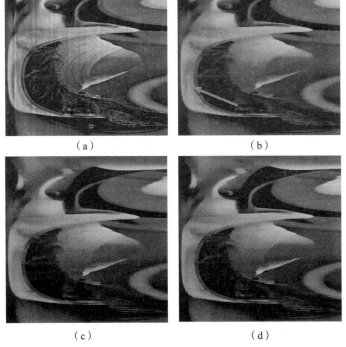

（a）　　　　　　　　（b）

（c）　　　　　　　　（d）

图 3.13　不同迭代次数后的中间结果

（a）初始图像；（b）迭代一次后的结果；（c）迭代两次后的结果；（d）迭代三次后的结果

在迭代一次后的结果图像中，绝大多数伪影已被去除，仅在个别位置（如图中箭头所指）能看出有少量残留痕迹；经过再次迭代，残留的痕迹也很快就被去除。因此，求解算法的迭代次数无须很多，我们在实验中将 $N_{\max}$ 设置为3。

式（3-4）中的约束项系数 λ 用于控制处理后结果图像的平滑程度。λ 值越大，图像处理后被分离走的信息就越多，伪影去除得越干净，但相应也会有更多细节信息被丢失。图3.14 所示为 λ 取不同值时对应的处理结果（$\sigma=3$ 时）。显然，在实际操作中，我们需根据伪影强度大小对 λ 的取值进行调整，需去除的伪影强度越大，λ 值就需要越大。根据实际 CT 图像中环形伪影的情况，λ 的取值一般在 $(0, 0.05]$ 范围内。

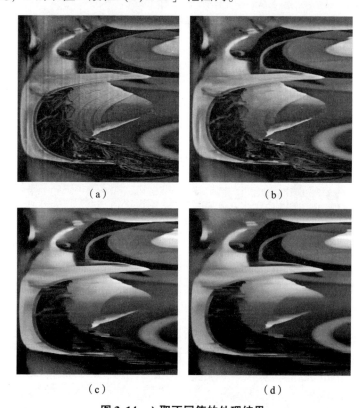

（a）　　　　　　　　　　　（b）

（c）　　　　　　　　　　　（d）

图3.14　λ 取不同值的处理结果

（a）初始图像；（b）$\lambda=0.001$ 时的处理结果；
（c）$\lambda=0.005$ 时的处理结果；（d）$\lambda=0.01$ 时的处理结果

式（3-8）中的尺度参数 σ 用于控制相对全变分计算时涉及的局部窗口大小。σ 值的大小取决于要去除伪影的宽度，它实际上是区分图像结构和伪影细节的尺度标准。σ 值较小时，仅可去除较细的伪影，比较宽的伪影则被作为结构性信息予以保留；σ 值较大时，则可去除较宽的伪影，但同时会有更多的图像信息被当作纹理部分而分离。因此，要根据实际伪影情况对 σ 的取值进行设定，其通常在〔0,6〕范围内。同时，为了改善处理后的边缘轮廓清晰度，迭代时可以逐渐减小 σ 的值，不会影响伪影去除的效果。图 3.15 所示为 σ 取不同值时对应的处理结果（$\lambda = 0.005$ 时），可见参数 σ 对区分图像结构和伪影细节起重要的作用。

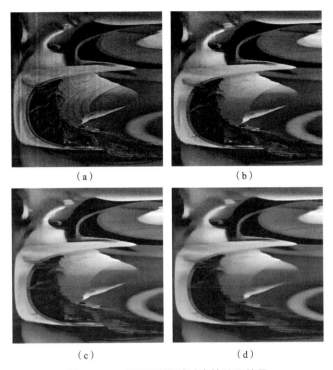

（a）

（b）

（c）

（d）

图 3.15　σ 取不同值时对应的处理结果

（a）初始图像；（b）$\sigma = 1$ 时的处理结果；（c）$\sigma = 3$ 时的处理结果；（d）$\sigma = 6$ 时的处理结果

3.3　基于单向变分和单向相对变分的去除算法

在上一节的去除算法中，对伪影的提取涉及两个步骤：其一，利用基于相对全变分的图像分解模型对 CT 图像进行分解，分解出的单向纹理不仅包含伪影，还包含图像中的其他细节信息，显然这一步对伪影信息的区分不够严格；其二，利用中值提取方法来进一步确定需要去除的伪影信息，尽可能降低图像中其他细节信息的丢失。该算法采用的图像分解模型是在传统变分模型基础上引入了相对全变分的约束项，能较好地实现伪影信息与图像结构性信息的区分，但对伪影信息和图像纹理细节的区分能力不足，导致分离出的伪影信息中不可避免地夹杂一些纹理细节。本节主要结合 CT 图像中环形伪影在极坐标系下表现为条状的几何特性，进一步对图像分解模型进行优化改进，设计出性能更优的单向变分模型，使伪影信息与图像细节信息能被更加严格地区分。基于该模型，可直接达到伪影分离的目的，无须增加其他提取伪影的辅助操作，去除算法实现起来更简单有效。

3.3.1 环形伪影的几何特性分析

我们在极坐标系下对包含伪影的图像分别进行垂直方向和水平方向的一阶差分计算，可得到相应的水平梯度图和垂直梯度图，在此我们借助既有平滑区域又包含许多细节信息的 Lena 图像进行说明示意。图 3.16（a）是转换至极坐标系下的 Lena 图像，图 3.16（b）（c）分别是在理想的无伪影情况下图 3.16（a）对应的水平梯度图和垂直梯度图，图 3.16（d）所示为图 3.16（a）中添加了模拟条状伪影的效果，图 3.16（e）（f）是含伪影的图 3.16（d）对应的水平梯度图和垂直梯度图，显然水平梯度图（图 3.16（e））中包含了很多垂直条纹，而在垂直梯度图（图 3.16（f））中看不出垂直条纹。与理想无伪影情况相比较容易看出，图像包含伪影后对应的水平梯度发生了明显的变化，而垂直梯度的变化不明显，因此在去伪影时应该考虑主要限制图像的水平梯度，而保持图像的垂直梯度。

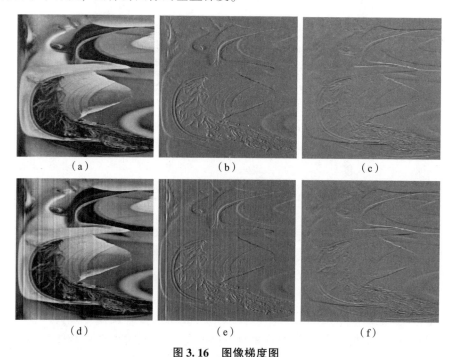

图 3.16 图像梯度图

（a）无伪影图像；（b）图（a）对应的水平梯度图；（c）图（a）对应的垂直梯度图；
（d）含伪影的图像；（e）图（d）对应的水平梯度图；（f）图（d）对应的垂直梯度图

由图 3.16 中描述的包含伪影图像的梯度情况可知,条状伪影明显影响了图像在水平方向的梯度变化,但对图像在垂直方向的梯度变化影响甚微。为了更好地实现伪影去除,我们在传统变分模型的基础上,利用这种鲜明的几何特性来构造更加合适的伪影去除模型。

3.3.2 结合 RTV 的单向变分模型设计

单向梯度保真模型可以较好地保留图像在垂直方向的原始细节信息,其中的正则项仅对图像在水平方向的梯度进行了约束。但是,水平方向的梯度显然不是完全由垂直伪影引起的,其中还包含图像本身内容的信息,因此在做约束时,若能将这两者区分开,那么处理效果将得到更有效的提升。

3.3.2.1 模型设计

结合第 1 章介绍的相对全变分 (RTV),将条状伪影看作有规律的纹理,它与图像的结构性信息通过相对全变分的计算会表现出完全不同的性质,进而把式 (1-21) 中的正则项从全变分约束形式转换为相对全变分形式,以此实现伪影与图像内容更严格的分离。得到的目标函数如下:

$$\min_{\boldsymbol{S}} \sum_p \left((\partial_y \boldsymbol{S}_p - \partial_y \boldsymbol{I}_p)^2 + \lambda \left(\frac{\boldsymbol{D}_x(p)}{\boldsymbol{L}_x(p) + \varepsilon} \right) \right) \qquad (3-14)$$

式中,

$$\boldsymbol{D}_x(p) = \sum_{q \in R(p)} g_{p,q} |(\partial_x \boldsymbol{S})_q| \qquad (3-15)$$

$$\boldsymbol{L}_x(p) = \left| \sum_{q \in R(p)} g_{p,q} (\partial_x \boldsymbol{S})_q \right| \qquad (3-16)$$

式中,ε——很小的正实数,以免分母为 0;

p,q——像素点;

$R(p)$——以像素点 p 为中心的局部区域;

$g_{p,q}$——权重,是根据像素距离定义的高斯函数;

$\boldsymbol{D}_x(p)$——像素点 p 在 x 方向的局部窗口全变分,它计算了 $R(p)$ 中各像素点水平梯度绝对值的总和。无论是条状伪影还是图像的其他边缘结构,都对应较大的 $\boldsymbol{D}_x$;

$\boldsymbol{L}_x(p)$——度量局部窗口内水平梯度的总体变化,由于在求和时未对窗口中各梯度单独取绝对值,故求得的总和大小取决于区域内各梯度是否具有一致的方向性。相比于其他图像结构,条状伪影更易使区域中的水平梯度出现有正有负的情况,因此仅包含条状伪影的区域,其对应的 $\boldsymbol{L}_x$ 值通常小于包含图像结构性信息的区域。

将 D_x 和 L_x 结合起来构成的水平方向相对全变分 $D_x(p)/(L_x(p)+\varepsilon)$ 能够凸显图像中的条状伪影信息（条状伪影信息的 D_x 较大、L_x 较小；结构性信息的 D_x 较大、L_x 也较大；平滑区域的 D_x 和 L_x 均较小），故将其作为最小化模型中的约束项，如式（3-14）所示，以更好地满足仅对图像中条状伪影进行抑制的需求。

此外，为了显示在梯度保真情况下正则项中采用 TV 与 RTV 进行约束处理后得到的不同效果，我们将式（1-21）与式（3-14）的处理效果进行了对比，如图 3.17 所示。显然，在单向梯度保真的作用下，两者在消除条状伪影的同时均较好地保留了图像中的细节信息。但仔细观察不难发现，在图像中较为显著的垂直结构性边缘位置（图 3.17（a）中箭头所指），经 TV 约束处理后，其灰度和对比度均受到一定影响，而 RTV 的处理结果中看不出明显的变化。为方便观察，我们截取该位置附近的一小段水平线段（图 3.17（d）中黄色线段标识），将理想参考图像、TV 处理结果图和 RTV 处理结果图的相应位置灰度信息以曲线形式显示并加以对比，如图 3.17（e）所示，可见 RTV 约束模型的处理结果与理想参考图像更接近。

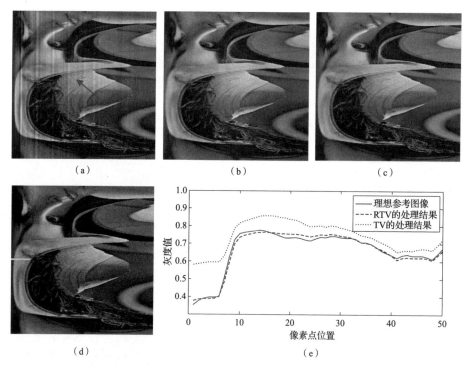

(a)　　　　　　　　　　(b)　　　　　　　　　　(c)

(d)　　　　　　　　　　(e)

图 3.17　TV 和 RTV 的约束效果对比（书后附彩插）

（a）包含伪影的图像；（b）TV 的处理结果；（c）RTV 的处理结果；

（d）理想无伪影图像；（e）处理结果与理想参考图像的对应线段位置灰度值对比

3.3.2.2　模型求解

对式（3 - 14）的目标函数求解可采用式（3 - 4）的求解思路。首先，将 RTV 约束项分解成一个非线性项和二次项的乘积：

$$\sum_p \frac{\boldsymbol{D}_x(p)}{\boldsymbol{L}_x(p) + \varepsilon} \approx \sum_q u_{xq} w_{xq} (\partial_x \boldsymbol{S})_q^2 \qquad (3 - 17)$$

式中，

$$u_{xq} = \sum_{p \in R(q)} \frac{g_{p,q}}{\boldsymbol{L}_x(p) + \varepsilon} = \left(G_\sigma * \frac{1}{|G_\sigma * \partial_x \boldsymbol{S}| + \varepsilon} \right)_q \qquad (3 - 18)$$

$$w_{xq} = \frac{1}{|(\partial_x \boldsymbol{S})_q| + \varepsilon_s} \qquad (3 - 19)$$

则可将式（3 - 14）相应地写为以下形式：

$$\min \left((\boldsymbol{C}_y \boldsymbol{v}_S - \boldsymbol{C}_y \boldsymbol{v}_I)^{\mathrm{T}} (\boldsymbol{C}_y \boldsymbol{v}_S - \boldsymbol{C}_y \boldsymbol{v}_I) + \lambda (\boldsymbol{v}_S^{\mathrm{T}} \boldsymbol{C}_x^{\mathrm{T}} \boldsymbol{U}_x \boldsymbol{W}_x \boldsymbol{C}_x \boldsymbol{v}_S) \right) \qquad (3 - 20)$$

式中，$\boldsymbol{v}_S, \boldsymbol{v}_I$——图像 $\boldsymbol{S}$ 和 $\boldsymbol{I}$ 的列向量表示形式；

$\boldsymbol{C}_x, \boldsymbol{C}_y$——在水平方向和垂直方向做前向差分的梯度算子矩阵；

$\boldsymbol{U}_x, \boldsymbol{U}_y, \boldsymbol{W}_x, \boldsymbol{W}_y$——对角矩阵，它们对角线元素的值分别为 $\boldsymbol{U}_x[i,i] = u_{xi}$，$\boldsymbol{U}_y[i,i] = u_{yi}$，$\boldsymbol{W}_x[i,i] = w_{xi}$，$\boldsymbol{W}_y[i,i] = w_{yi}$。

然后，对式（3 - 20）求最小值。令其对 $\boldsymbol{v}_S$ 求导为 0，得到如下线性方程：

$$\boldsymbol{C}_y^{\mathrm{T}} \boldsymbol{C}_y \boldsymbol{v}_S - \boldsymbol{C}_y^{\mathrm{T}} \boldsymbol{C}_y \boldsymbol{v}_I + \lambda (\boldsymbol{C}_x^{\mathrm{T}} \boldsymbol{U}_x \boldsymbol{W}_x \boldsymbol{C}_x) \boldsymbol{v}_S = 0 \qquad (3 - 21)$$

故有

$$\boldsymbol{v}_S^{(t+1)} = \boldsymbol{C}_y^{\mathrm{T}} \boldsymbol{C}_y \boldsymbol{v}_I / (\boldsymbol{C}_y^{\mathrm{T}} \boldsymbol{C}_y + \lambda \boldsymbol{L}^{(t)}) \qquad (3 - 22)$$

式中，$\boldsymbol{L}^{(t)}$ 是基于 $\boldsymbol{v}_S^{(t)}$ 计算得到的权值矩阵，$\boldsymbol{L}^{(t)} = \boldsymbol{C}_x^{\mathrm{T}} \boldsymbol{U}_x^{(t)} \boldsymbol{W}_x^{(t)} \boldsymbol{C}_x$。利用前向差分来计算梯度，$\boldsymbol{C}_y^{\mathrm{T}} \boldsymbol{C}_y$ 是一个三对角稀疏矩阵，$(\boldsymbol{C}_y^{\mathrm{T}} \boldsymbol{C}_y + \lambda \boldsymbol{L}^{(t)})$ 为一个五对角稀疏矩阵，直接通过求矩阵的逆运算即可有效求解。

根据上述设计的模型及其求解过程，基于单向变分模型的 CT 图像环形伪影去除算法的描述见算法 3.2。

算法 3.2　基于单向变分模型的 CT 图像环形伪影去除算法

输入：含有环形伪影的 CT 重建图像 $\boldsymbol{F}$，参数 λ 和 σ

输出：去除伪影后的 CT 图像 $\boldsymbol{R}$

1：将图像 $\boldsymbol{F}$ 转换至极坐标系下，生成图像 $\boldsymbol{I}$

2：$\boldsymbol{S}^{(0)} \leftarrow \boldsymbol{I}$，$t \leftarrow 0$，$\varepsilon = 10^{-3}$

(续)

3：**repeat**

基于 $S^{(t)}$，利用式（3-18）和式（3-19）计算权值 w 和 u，生成矩阵 $L^{(t)}$；

基于 $L^{(t)}$，利用式（3-22）计算 $v_S^{(t+1)}$，生成图像 $S^{(t+1)}$；

$t = t + 1$；

until $\|S^{(t+1)} - S^{(t)}\| / \|S^{(t)}\| \leqslant \varepsilon$

4：条状伪影 $K = I - S$

5：将 K 转换至笛卡儿坐标系下生成环形伪影 A

6：无伪影的结果图像 $R = F - A$

3.3.3　实验结果分析

基于本节算法，我们分别在模拟数据图像和实际 CT 图像上进行了伪影去除的有效性验证。实验所用数据图像均采用灰度图，将像素灰度值归一化至 $[0, 1]$ 范围内。笛卡儿坐标系下的图像尺寸设定为 512×512，转换至极坐标系下均设为 360×360。

3.3.3.1　模拟数据实验

在此仍然采用 Lena 图像和 Shepp-Logan 模型测试图进行验证和比较。本节算法可以看作对算法 3.1 的改进，为了凸显改进后算法性能的提升，我们不仅将本节算法与当前的两个主流算法——WF[10] 和 RCP[11] 进行比较，还列出了采用算法 3.1 处理后的结果一同加以对比。公平起见，在具体实现各个算法时，均将重建后的 CT 图像转换至极坐标系下进行处理，坐标转换方式均用同一种方法，详情见第 1 章相关介绍。

对 Lena 图像采用各种算法处理后的效果如图 3.18 所示，其中第一行依次列出了无伪影的理想图像、包含伪影的待处理图像和本节算法的处理结果，第二行为相应的局部区域放大，第三行依次为 WF 算法、RCP 算法和算法 3.1 的处理结果。总体上看，各种算法均有效地去除了图像中的大部分伪影，也较好地保留了图像中的细节信息。但在某些局部区域，WF 算法和 RCP 算法的处理结果中仍可看出有少量伪影残留，如图 3.18（g）（h）中箭头所指位置。算法 3.2 的处理结果明显好于 WF 算法和 RCP 算法，基本看不出有残留伪影的存在；与本节算法的处理结果比较起来，在一些灰度均匀的区域（如图 3.18（i）中箭头所指的脸颊位置），算法 3.1 处理后的效果比较起来略显得有些粗糙，而本节算法的结果看起来更加平滑。

对 Shepp-Logan 模型测试图采用各种算法处理后的效果如图 3.19 所示，其中第一行依次列出了无伪影的理想图像、包含伪影的待处理图像和本节算法的处理结果，第二行为相应的局部放大图像，第三行依次为 WF 算法、RCP 算法和算法 3.1 的处理结果。从中可以看出，WF 算法、RCP 算法的处理结果中存在明显的伪影，而算法 3.1 和本节算法的处理结果视觉效果较好，均看不出伪影的存在。

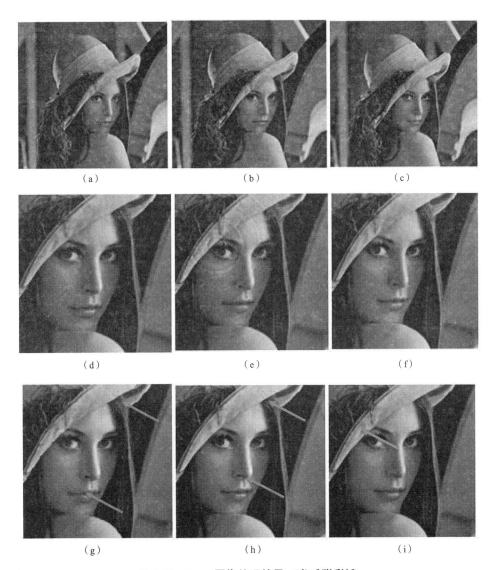

图 3.18　Lena 图像处理结果（书后附彩插）

（a）无伪影的理想图像；（b）添加了模拟伪影的待处理图像；（c）本节算法的处理结果；

（d）~（f）图（a）~（c）的局部放大图像；（g）WF 算法的处理结果；

（h）RCP 算法的处理结果；（i）算法 3.1 的处理结果

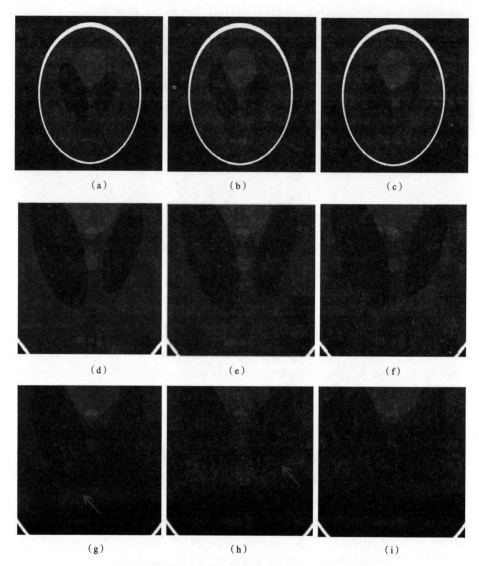

图 3. 19   Shepp – Logan 图像处理结果（书后附彩插）

（a）无伪影的理想图像；（b）添加了模拟伪影的待处理图像；（c）本节算法的处理结果；

（d）~（f）图（a）~（c）的局部放大图像；（g）WF 算法的处理结果；

（h）RCP 算法的处理结果；（i）算法 3.1 的处理结果

除了视觉观察外，为了更客观地评价算法性能，我们基于参考图像计算了各种算法处理结果对应的峰值信噪比（PSNR）和平均结构相似性（MSSIM），如表 3.4 所示。

表 3.4 不同算法处理结果的图像质量评价指标值

算法	Lena 图像		Shepp – Logan 图像	
	PSNR/dB	MSSIM	PSNR/dB	MSSIM
WF 算法	36.037 6	0.989 7	36.450 4	0.884 1
RCP 算法	36.016 1	0.988 8	42.546 4	0.892 5
算法 3.1	37.100 2	0.995 4	44.613 3	0.900 3
本节算法	38.635 9	0.996 0	49.152 6	0.965 8

通过比较可以看出，本节算法较 WF 算法和 RCP 算法在性能指标值上提高明显，这也与之前的视觉观察的结果相一致。对于 Lena 图像，本节算法处理结果的 PSNR 和 MSSIM 值分别比 WF 算法处理结果提高了 2.598 3 dB 和 0.006 3，比 RCP 算法处理结果提高了 2.619 8 dB 和 0.007 2；对于 Shepp – Logan 模型图像，本节算法处理结果的 PSNR 和 MSSIM 值分别比 WF 算法处理结果提高了 12.702 2 dB 和 0.081 7，比 RCP 算法处理结果提高了 6.606 2 dB 和 0.073 3。此外，虽然本节算法与算法 3.1 的处理结果在视觉比较中看不出太大的差异，但通过定量的性能指标计算，两者还是有一定的差异的，本节算法的处理结果对应了更高的峰值信噪比和平均结构相似性，在 Lena 图像上的提升量分别为 1.535 7 dB 和 0.000 6，在 Shepp – Logan 模型图像上的提升量分别为 4.539 3 dB 和 0.065 5。结合视觉观察和定量指标的分析可以看出，本节算法在去除伪影和保持图像细节方面均具有更好的性能。

3.3.3.2 真实数据实验

为了进一步验证本节算法的实际去除效果，我们也将其用在了真实 CT 图像上。图 3.20 和图 3.21 分别展示了本节算法在一幅脑部 CT 和一幅颈部 CT 上进行伪影去除的实际效果，从左至右依次均为原始的 CT 图像、原始图像中的局部放大图像、本节算法处理后的对应图像。从处理后的图像中可以看出：环形伪影被有效地去除；与处理前的图像相比较，图像的边缘和细节信息也得到了很好的保留。

视觉观察是检验伪影去除与图像细节保护的最直接途径，但要想更精确地对比处理结果的差异，仍需利用客观的评价指标来进行衡量。然而，对于实际待处理的 CT 图像，其对应的理想无伪影图像并不存在，故无法利用传统的峰值信噪比或平均结构相似性等指标来进行评价。在此我们在 CT 图像中选取几个平坦区域作为 ROI（感兴趣区域），计算这些区域的局部信噪比（LSNR），即区域内像素值的标准差与平均值之间的比值，公式如下：

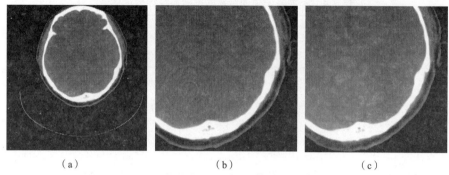

图 3.20 脑部 CT 图像的处理结果

（a）原始的 CT 图像；（b）原始图像中的局部放大图像；

（c）本节算法处理后的对应图像

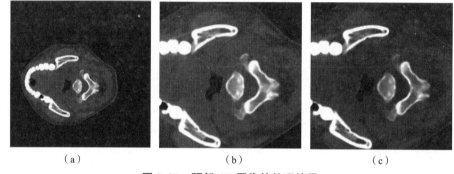

图 3.21 颈部 CT 图像的处理结果

（a）原始的 CT 图像；（b）原始图像中的局部放大图像；

（c）本节算法处理后的对应图像

$$\text{LSNR} = 20 \lg \frac{\frac{1}{Q}\sum_{m=1}^{Q}\mu(m)}{\sqrt{\frac{1}{Q}\sum_{m=1}^{Q}\left(\mu(m) - \frac{1}{Q}\sum_{m=1}^{Q}\mu(m)\right)^2}} \qquad (3-23)$$

对于图像中的平坦区域，其标准差很大程度上与图像中的伪影相关，标准差的降低相应地反映了图像伪影的减少[11]。显然对于处理后的图像，其平坦区域的 LSNR 值越大，则表明图像伪影的去除效果越好。我们从脑部 CT 图像中选取了三个由红色方框标识的矩形区域位置（图 3.22），依次计算出原始图像及其各种算法处理结果的相应区域的 LSNR 值，如表 3.5 所示。可以看出，相对于原始图像，各种算法处理后相应区域的 LSNR 值均明显变大，其中本节算法较其他算法更有效。

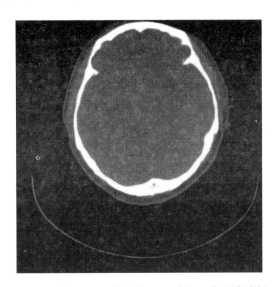

图 3.22 脑部 CT 图像中的 ROI 选取（书后附彩插）

表 3.5 各处理结果相应局部区域（图 3.22）的 LSNR 值

图像	ROI1	ROI2	ROI3
原始图像	39.351 9	46.182 2	46.583 2
WF 算法结果	45.059 5	49.196 5	47.696 1
RCP 算法结果	44.474 7	48.436 5	47.300 1
本节算法结果	49.837 8	49.590 7	50.603 4

3.3.3.3 参数设计分析

我们通过实验分析了该算法的收敛性，计算每次迭代后结果的归一化能量变化（Normalized Step Difference Energy，NSDE），公式如下：

$$\text{NSDE} = \frac{\| \mathbf{S}^{(t+1)} - \mathbf{S}^{(t)} \|}{\| \mathbf{S}^{(t)} \|} \qquad (3-24)$$

以 Lena 图像为例，将其转换至极坐标系下利用式（3-14）进行处理，在各次迭代后计算的 NSDE 值所构成的变化曲线如图 3.23 所示。从中可以看出，随着迭代次数增加，NSDE 值迅速下降，可见模型求解时能够快速收敛。

式（3-14）中的 λ 作为模型的约束项系数，用于调整梯度保真程度和伪

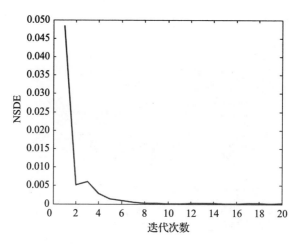

图 3.23 算法迭代的收敛性趋势

影去除程度的平衡，其值越大则图像中被去除的原始信息就越多，值越小则去除的信息越符合条状伪影的几何特性，可较好地保留图像的原始信息。实验中，λ 大小通常设为 $10^{-5} \sim 10^{-6}$ 较合适，可在去除掉伪影信息的同时较好地保留图像的原始信息。

式（3 - 18）中尺度参数 σ 的作用如同 3.2 节实验参数分析中的描述，其值的设置与要去除伪影的宽度有关，σ 越大则可去除的伪影宽度就越大，通常在（0,6］范围内，根据实际伪影情况来进行调节，同时在算法迭代时可逐渐减小 σ 的值，以便改善处理后的边缘轮廓清晰度。

此外，在实验中设定式（3 - 18）中的 ε 值为 10^{-3}，设定式（3 - 19）中的 ε_s 值为 0.02。这两个参数均被设定为较小的正数，主要是为了避免公式中出现分母为 0 的情况，其中将 ε_s 设得稍微大些更有助于保留平稳变化的结构性信息。

3.4 本章小结

本章提出了一种基于相对全变分的环形伪影去除算法。通过对环形伪影在 CT 图像中表现出的边缘特性进行分析发现，在相对全变分的计算结果上，环形伪影表现出与正常图像结构性信息明显不同的性质。由此，本章将相对全变分的概念引入 CT 图像环形伪影的去除研究，提出了一个对单向纹理进行分离的图像平滑模型，该模型对图像的梯度信息进行选择性约束，在抑制伪影的同时尽可能避免对图像结构信息的影响。该模型在实现时采用了有效的优化求解方法，算法迭代次数少，具有较好的处理速度。在分离出包含伪影的纹理细节后，根据极坐标系下伪影的灰度表现，以中值提取方法做辅助，最终得到要去除的伪影信息。同时作为一种后处理方法，在图像处理前需从笛卡儿坐标系转换至极坐标系下，处理完成后再由极坐标系转换回笛卡儿坐标系。为了减少坐标系转换给图像带来的影响，最后仅将得到的伪影信息转换回笛卡儿坐标系下，并从原图中直接减去，故将两次坐标变换对图像带来的影响减至最小。将该算法应用到实际成像系统获取的 CT 图像和人工模拟的带伪影图像中，均得到了令人满意的去除效果。

根据 CT 图像环形伪影在极坐标系下表现的单一方向的特性，并结合 RTV 概念，本章设计了一种基于单向变分模型的环形伪影去除算法。根据 CT 图像环形伪影在极坐标系下表现出的几何特性可知，伪影的存在对图像在不同方向梯度信息的影响不同。在与伪影垂直方向上，图像梯度由于伪影的存在而受到很大的干扰；而沿着伪影的方向，图像梯度并未发生明显变化。因此在设计模型时引入了更适合的单向梯度保真项，尽可能保留图像的原始细节信息，同时结合相对全变分形式的约束项，能有效地保证在去除伪影的同时尽量避免对图像结构性信息的影响。通过对该单向变分模型的有效求解，一次性实现了图像中伪影的分离与去除，无须添加其他额外的伪影提取操作，该算法的实现更为简单有效。在最后的实验验证环节，从视觉观察和定量分析两方面将该算法与当前主流算法进行了比较，该算法无论是在模拟数据图像还是真实的 CT 图像上均展示了较好的性能。

本章相关工作已发表，见文献 [12 - 14]。

参 考 文 献

[1] XU L, YAN Q, XIA Y, et al. Structure extraction from texture via relative total variation [J]. ACM Transactions on Graphics, 2012, 31 (6)：139 - 148.

[2] 马宇飞. 基于梯度算子的图像边缘检测算法研究 [D]. 西安：西安电子科技大学, 2013.

[3] RUDIN L I, OSHER S, FATEMI E. Nonlinear total variation based on noise removal algorithms [J]. Physica D：Nonlinear Phenomena, 1992, 60 (1 - 4)：259 - 268.

[4] MEYER Y. Oscillating patterns in image processing and nonlinear evolution equations：the fifteenth Dean Jacqueline B. Lewis Memorial Lectures [M]. Boston：American Mathematical Society, 2001.

[5] AUJOL J F, GILBOA G, CHAN T, et al. Structure - texture image decomposition—modeling, algorithms, and parameter selection [J].

International Journal of Computer Vision, 2006, 67 (1): 111 – 136.

[6] YIN W, GOLDFARB D, OSHER S. Image cartoon – texture decomposition and feature selection using the total variation regularized L_1 functional [C]// International Conference on Variational, Geometric, and Level Set Methods in Computer Vision, 2005: 73 – 84.

[7] SZELISKI R. Locally adapted hierarchical basis preconditioning [J]. ACM Transactions on Graphics, 2006, 25 (3): 1135 – 1143.

[8] LISCHINSKI D, FARBMAN Z, UYTTENDAELE M, et al. Interactive local adjustment of tonal values [J]. ACM Transactions on Graphics, 2006, 25 (3): 646 – 653.

[9] KRISHNAN D, SZELISKI R. Multigrid and multilevel preconditioners for computational photography [J]. ACM Transactions on Graphics, 2011, 30 (6): 1 – 10.

[10] MÜNCH B, TRTIK P, MARONE F, et al. Stripe and ring artifact removal with combined wavelet – Fourier filtering [J]. Optics Express, 2009, 17 (10): 8567 – 8591.

[11] PRELL D, KYRIAKOU Y, KALENDER W A. Comparison of ring artifact correction methods for flat – detector CT [J]. Physics in Medicine and Biology, 2009, 54 (12): 3881.

[12] HUO Q R, LI J W, LU Y, et al. Removing ring artifacts in CBCT images using smoothing based on relative total variation [C]//International Conference on Neural Information Processing ICONIP, 2016.

[13] HUO Q R, LI J W, LU Y. Removing ring artifacts in CT images via unidirectional relative variation model [J]. IET Electronics Letters, 2016, 52 (22): 1838 – 1839.

[14] 霍其润, 李建武, 陆耀, 等. 基于变分的 CT 图像环形伪影校正 [J]. 自动化学报, 2019, 45 (9): 1713 – 1726. doi: 10.16383/j. aas. c180258.

第 4 章

基于 L_0 约束单向变分模型的
环形伪影去除算法

4.1 引言

我们从图像本身梯度的稀疏性入手，在第 2 章引入了 L_0 范数滤波器[1]，该滤波器更适于去除低幅值细节信息。为了避免在处理过程中丢失图像的其他低幅值细节，我们在极坐标系中结合环形伪影的条带方向特性和梯度特征，设计了一个 L_0 约束的单向变分模型。该模型能有效消除伪影，且保持图像中高幅值边缘和纹理信息的显著性，并保护图像的其他低幅值细节。

4.2 模型设计

鉴于之前对伪影的几何特性分析，在极坐标系下，伪影作为一种结构化的噪声具有显著的方向性。在伪影呈现的方向上，理想图像的梯度并无明显的变化；在与伪影垂直的方向上，图像的梯度受到很大干扰。要想能在消除伪影的同时保留图像的更多原始细节信息，只需利用 L_0 约束项来限制图像水平方向上非零值梯度的数量。此外，还要尽可能保持垂直方向的梯度变化，显然这些梯度主要来自图像本身的内容，因此需要增设一个垂直方向的梯度保真项来更大程度地保留图像的原始信息。基于以上分析，本章提出一个对伪影去除更有针对性的 L_0 约束单向变分模型，在去除伪影的同时能保留图像原始的低幅值细节，公式如下：

$$\min_S \left(\sum_p (S_p - I_p)^2 + \lambda_1 \sum_p (\partial_y S_p - \partial_y I_p)^2 + \lambda_2 \|\partial_x S\|_0 \right) \quad (4-1)$$

式中，I, S——极坐标系中的图像；

∂_x, ∂_y——水平和垂直方向的梯度运算符；

$\| \cdot \|_0$——L_0 范数；

$\|\partial_x S\|_0$——图像 S 中非零水平梯度值的个数；

λ_1,λ_2——各项的调节系数。

在这个最小化函数模型（式（4-1））中，第 1 项为灰度保真项，以保证处理前后的图像不要差别太大；第 2 项为垂直梯度保真项，它使得处理前后的图像在垂直方向上的灰度变化尽可能一致；第 3 项为正则化项，用于约束图像中水平梯度值的非零数量，以此达到对图像在水平方向进行平滑的目的。通过上述对 L_0 约束的平滑效果分析可以看出：该模型的第 1 项和第 3 项主要用于去除图像中水平方向的低幅值变化，同时对大梯度信息予以保留；第 2 项的设置则是为了使去除的低幅值成分更符合伪影在极坐标系下的几何形状，从而起到对图像中其他低幅值细节信息的保护作用。

该最小化模型与文献 ［2］ 中提出的结合稀疏约束的变分去条带模型（VDM）看上去有些相似，VDM 模型的形式如下：

$$\arg \min_{S} \left(\|S-I\|_1 + \lambda_1 \|\partial_y(S-I)\|_0 + \lambda_2 \|\partial_x S\|_1 \right) \qquad (4-2)$$

虽然这两个模型在形式上有几分相似，但还是有着本质区别。首先，为了去除条状伪影，VDM 模型采用 L_1 范数的 TV 形式来对图像的梯度进行约束。根据前文所给出的 TV 约束效果可以看出，利用 TV 约束对图像进行平滑时，图像中较大的梯度值会有一定损失。考虑到在实际的 CT 图像中，环形伪影通常表现为低幅值成分，故采用 L_0 范数来进行平滑去除更适合，在此用图像水平梯度的 L_0 范数作为正则化约束项，在去除伪影的同时能对图像中显著的边缘和细节信息保护得更好。其次，由于在极坐标系下伪影的出现对图像垂直方向的各点梯度值的影响近似为 0，故 VDM 模型将伪影引起的图像垂直方向的梯度变化看作是稀疏的，在第 2 项中采用 L_0 范数形式对图像处理前后垂直梯度差进行约束。本章采用最小二乘形式的垂直梯度保真项来保证伪影去除后的图像垂直梯度信息尽可能不变，这种方式不但符合需要，而且在求解与实现时更加容易。再者，在第 1 项的灰度保真中，VDM 模型使用图像处理前后像素灰度差的 L_1 范数来实现，由于需要去除的伪影在实际 CT 图像中属于低幅值成分，故采用比较简单的二次保真项即可确保输入图像和输出结果的相似性满足要求，也使模型更易于求解。综合比较这两种模型的设计思想和算法实现，对于解决实际 CT 图像环形伪影的去除问题，本章的模型更具有针对性和实用性。

4.3　模型求解

对于式（4-1）所示的最小化模型，我们采用交替最小化算法[1,3]的思路来进行优化求解。将 L_0 范数的优化问题分解成两个子问题进行交替计算，经过数次迭代，得到最终解。具体的求解过程如下所述。

引入辅助变量 $\boldsymbol{h}$ 来替代式 (4-1) 中的 $\partial_x\boldsymbol{S}$，将 $\boldsymbol{h}$ 和 $\partial_x\boldsymbol{S}$ 之间的差别以平方的形式作为一个惩罚项，从而产生以下近似的函数形式：

$$\min_{\boldsymbol{S},\boldsymbol{h}}\left\{\sum_p (S_p-I_p)^2+\lambda_1\sum_p(\partial_yS_p-\partial_yI_p)^2+\lambda_2\|\boldsymbol{h}\|_0+\beta\sum_p(\partial_xS_p-h_p)^2\right\} \tag{4-3}$$

式中，β——一个自适应的调节参数，用于控制 $\boldsymbol{h}$ 和 $\partial_x\boldsymbol{S}$ 的相似程度。

在 β 非常大的情况下，式 (4-3) 等同于式 (4-1)。在已知 $\boldsymbol{S}$ 的情况下，$\boldsymbol{h}$ 是可解的；在已知 $\boldsymbol{h}$ 的情况下，$\boldsymbol{S}$ 也为可解的。因此，只要分别最小化 $\boldsymbol{h}$ 和 $\boldsymbol{S}$，并进行迭代求解，那么随着 β 逐渐变大，就可以得到一个满意的结果。

子问题 1：计算 $\boldsymbol{S}$。

将式 (4-3) 中与 $\boldsymbol{S}$ 无关的项去除，则求解 $\boldsymbol{S}$ 的问题等价于如下函数：

$$\min_{\boldsymbol{S}}\left\{\sum_p((S_p-I_p)^2+\lambda_1(\partial_yS_p-\partial_yI_p)^2+\beta(\partial_xS_p-h_p)^2)\right\} \tag{4-4}$$

对其进行求导并令导数等于 0，可得

$$(\boldsymbol{S}-\boldsymbol{I})+\lambda_1\partial_y^T\partial_y(\boldsymbol{S}-\boldsymbol{I})+\beta\partial_x^T\partial_x(\boldsymbol{S}-\boldsymbol{h})=0 \tag{4-5}$$

则

$$(1+\lambda_1\partial_y^T\partial_y+\beta\partial_x^T\partial_x)\boldsymbol{S}=\boldsymbol{I}+\lambda_1\partial_y^T\partial_y\boldsymbol{I}+\beta\partial_x^T\partial_x\boldsymbol{h} \tag{4-6}$$

利用快速傅里叶变换及对角化运算，可得

$$\boldsymbol{S}=F^{-1}\left(\frac{F(\boldsymbol{I})+\lambda_1F^*(\partial_y)F(\partial_y)F(\boldsymbol{I})+\beta F^*(\partial_x)F(\boldsymbol{h})}{F(1)+\lambda_1F^*(\partial_y)F(\partial_y)+\beta F^*(\partial_x)F(\partial_x)}\right) \tag{4-7}$$

式中用到的矩阵乘除法均为点操作，即矩阵分量之间的运算。

子问题 2：计算 $\boldsymbol{h}$。

与子问题 1 类似，删除式 (4-3) 中与 $\boldsymbol{h}$ 无关的项，则该子问题等价于如下函数：

$$\min_{\boldsymbol{h}}\left\{\sum_p(\partial_xS_p-h_p)^2+\frac{\lambda_2}{\beta}\|\boldsymbol{h}\|_0\right\} \tag{4-8}$$

这是一个像素级的最小化问题，每个独立的像素点 p 可被单独求解。首先，将求和符号提取到公式外面，即

$$\sum_p\min_{h_p}\left\{(\partial_xS_p-h_p)^2+\frac{\lambda_2}{\beta}H(|h_p|)\right\} \tag{4-9}$$

式中，$H(|h_p|)$——二值函数，当 $|h_p|\neq0$ 时其值为 1，否则为 0。

对于每一个像素点 p，都有子函数：

$$E_p=\min\left\{(\partial_xS_p-h_p)^2+\frac{\lambda_2}{\beta}H(|h_p|)\right\} \tag{4-10}$$

这个函数的解是

$$h_p = \begin{cases} 0, & (\partial_x S_p)^2 \leqslant \lambda_2/\beta \\ \partial_x S_p, & \text{其他} \end{cases} \qquad (4-11)$$

这一步的证明如下：

(1) 当 $(\partial_x S_p)^2 \leqslant \lambda_2/\beta$ 且 $h_p \neq 0$ 时，函数 E_p 可表示为

$$\begin{aligned} E_p(h_p \neq 0) &= (h_p - \partial_x S_p)^2 + \lambda_2/\beta \\ &\geqslant \lambda_2/\beta \\ &\geqslant (\partial_x S_p)^2 \end{aligned} \qquad (4-12)$$

当 $h_p = 0$ 时，则有

$$E_p(h_p = 0) = (\partial_x S_p)^2 \qquad (4-13)$$

比较式 (4-12) 和式 (4-13)，可得在 $h_p = 0$ 时，E_p 函数的值最小。

(2) 当 $(\partial_x S_p)^2 > \lambda_2/\beta$ 且 $h_p = 0$ 时，式 (4-13) 依旧成立。而当 $h_p \neq 0$ 时，$E_p(h_p \neq 0)$ 在 $h_p = \partial_x S_p$ 的情况下取得函数最小值 λ_2/β[1]。

根据上述推导，可计算出每个像素点 p 对应的最小值 E_p^*，它们的和 $\sum\limits_p E_p^*$ 即式 (4-9) 的全局最小化值。

综上所述，求解 L_0 约束的单向变分模型（式 (4-1)）用到的交替最小化算法描述见算法 4.1。

算法 4.1　单向变分模型的求解算法

输入：极坐标图像 I，平滑系数 λ_1 和 λ_2，参数 β_0、β_{max} 和迭代速率 κ

输出：平滑后的极坐标图像 S

初始化：$S \leftarrow I$，$\beta \leftarrow \beta_0$，$t \leftarrow 0$

repeat

　　已知 $S^{(t)}$，利用式 (4-11) 计算 $h^{(t)}$；　//子问题 2

　　已知 $h^{(t)}$，利用式 (4-7) 计算 $S^{(t+1)}$；　//子问题 1

　　$\beta \leftarrow \kappa\beta$，$t++$；

until　$\beta \geqslant \beta_{max}$

4.4　算法步骤

基于上述设计的 L_0 约束单向变分模型，可以实现对 CT 图像环形伪影的去除，整个算法过程包含以下几个步骤：

第 1 步，坐标变换。通过极坐标转换公式和双线性插值算法，将包含环

形伪影的 CT 重建图像转换至极坐标系下，相应图像中的环形伪影也转换为条状伪影。

第 2 步，图像平滑。利用构造的 L_0 约束单向变分模型对图像进行处理，得到去除了条状伪影的平滑图像。

第 3 步，得到伪影。将平滑前后的图像求取差值，即得到极坐标系下平滑掉的伪影信息。

第 4 步，坐标返回。将极坐标系下得到的伪影信息变换回笛卡儿坐标系下，即得到环形伪影图像，这就是原始 CT 重建图像中的环形伪影成分。

第 5 步，伪影去除。在笛卡儿坐标系下从原始 CT 重建图像中减去环形伪影图像，便可得到一幅伪影去除后的 CT 图像。

整个过程中，作为核心步骤的第 2 步是在极坐标系下使用函数模型对图像进行处理的，为了减少在处理前后的两次坐标变换操作对整体图像信息的影响，最后在笛卡儿坐标系下从原始 CT 图像中对得到的环形伪影成分进行减除，这就相当于图像中仅伪影信息部分受到两次坐标间变换操作的影响，可将对 CT 图像中其他信息的影响减至尽可能小。

4.5　实验结果分析

为了更好地展示本章所提出的基于 L_0 约束单向变分模型去除算法的性能，在此选择的对比算法不仅包含主流的 WF[4] 算法和 RCP[5] 算法，还增加了在模型构造形式上与本章算法较为相似的 VDM[2] 算法。除了 WF 算法最初是基于投影正弦图的前处理方法设计的，其他几种算法均属于后处理方法，都是在极坐标系下对重建图像进行处理。由于作用原理相似，故 WF 算法也可直接作用于极坐标系下的重建图像，在本实验中就是这样操作的，如同文献 [6] 中的实现流程。为公平起见，将这几种算法在进行坐标转换时均采用统一的实现方式，具体参照第 1 章中所描述的过程。我们分别在模拟数据和真实数据上进行了实验，并根据实验结果做了多种定性和定量的分析与比较。

实验所用数据图像均采用灰度图，像素灰度值归一化至 $[0, 1]$ 范围。笛卡儿坐标系下的图像尺寸设定为 512×512，转换至极坐标系下均设为 360×360。

4.5.1　模拟数据实验

首先，用 Shepp - Logan 模型测试图像生成模拟的待处理 CT 图像，利用上述各种算法进行伪影去除处理，实验结果如图 4.1 所示。其中，图 4.1（a）为无伪影的理想图像，图 4.1（b）是模拟的环形伪影图，图 4.1（c）是加了

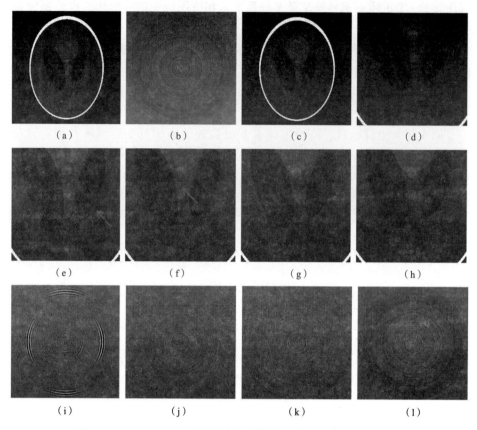

图 4.1 Shepp – Logan 模型测试图像的实验结果（书后附彩插）

(a) 无伪影的理想图像；(b) 模拟的环形伪影；

(c) 添加了模拟伪影的待处理图像；(d) 待处理图像的局部放大图像；

(e) WF 算法处理结果的局部放大图像；(f) RCP 算法处理结果的局部放大图像；

(g) VDM 算法处理结果的局部放大图像；(h) 本章算法处理结果的局部放大图像；

(i)~(l) WF 算法、RCP 算法、VDM 算法和本章算法处理前后的图像差

伪影的待处理图像。为便于观察，从图 4.1（c）中取部分区域放大显示，如图 4.1（d）所示，显然在该图像区域中较容易看出伪影的存在。图 4.1（e）（f）分别显示了图像使用 WF 算法和 RCP 算法去除伪影后相应放大区域的效果，如箭头所示位置上仍可看到部分残留的伪影。图 4.1（g）（h）分别为 VDM 算法和本章算法的处理效果，看上去两者均有效地去除了环形伪影，仅通过观察结果图像不易看出这两种算法处理效果的差异。为了更容易看出各算法是否准确地对伪影进行了去除，在此我们通过计算图像处理前后的差值来得到图像去除后被去除的信息，图 4.1（i）~（l）分别显示了四种算法处理前后的图像差，从中很容易看出 WF 算法在图像有明显灰度变化的边缘位置

附近出现了明显的去除差异（图 4.1 (i)），这些差异相应会导致结果图像中出现新的伪影；RCP 算法去除掉的信息中不仅包含环形伪影的结构，还包含一些来自图像本身结构引起的灰度变化信息（图 4.1 (j)），说明此算法在去除伪影的同时，也对图像质量有一定的影响；VDM 算法产生的差值图像（图 4.1 (k)）较好地对应了环形伪影的形状，但在各个环上的去除灰度与实际添加的伪影信息还是有明显差异的；本章算法处理后生成的差值图像（图 4.1 (l)）从形状结构和灰度变化上看与图 4.1 (b) 显示的模拟环形伪影都十分接近，故也说明了该算法对图像中的伪影去除更为准确，在较好地去除了伪影信息的同时也很好地保留了图像的原始信息。

此外，我们仍通过计算各个结果图像的峰值信噪比（PSNR）和平均结构相似性（MSSIM）来进一步定量评价和验证各种去除算法的性能，见表 4.1 中 Shepp – Logan 图像的相关指标值。通过比较可以看出，以理想参考图像做参照，本章算法得到的结果图像质量明显高于其他算法的处理结果。将本章算法的这组指标值与第 3 章算法相应图像结果进行比较，其处理结果对应的 PSNR 和 MSSIM 值相比算法 3.1 分别提升了 5.450 5 dB 和 0.078 8，相比算法 3.2 也提升了 0.911 2 dB 和 0.013 3，可见本章算法更有效。

表 4.1　不同算法去除结果的图像质量评价指标值

算法	Shepp – Logan		Image – 1		Image – 2	
	PSNR/dB	MSSIM	PSNR/dB	MSSIM	PSNR/dB	MSSIM
WF 算法	36.450 4	0.884 1	33.695 3	0.777 7	41.402 5	0.952 5
RCP 算法	42.546 4	0.892 5	37.241 6	0.787 5	40.252 1	0.951 9
VDM 算法	43.773 5	0.901 0	37.151 4	0.790 1	43.129 9	0.954 7
本章算法	50.063 8	0.979 1	44.610 8	0.985 8	48.948 1	0.995 3

为了更全面地验证本章算法在处理 CT 图像环形伪影问题上的有效性，我们又从 Stroke Center（美国卒中中心）数据库中选择了两幅不含伪影的 CT 图像作为理想参考图，分别记为 Image – 1 和 Image – 2，然后在这两幅图像上分别添加一些模拟生成的环形伪影，从而得到模拟的有伪影 CT 图像。上述几种用于比较的算法对这两幅模拟 CT 图像进行伪影去除后的结果如图 4.2、图 4.3 所示。为了突出显示各种算法的对比效果，在此使用了更为丰富的评价手段来对处理结果进行定性和定量的分析比较。

图 4.2 (a) 所示为无伪影的理想参考图像 Image – 1，该图像具有显著的边缘结构，也含有丰富的细节信息。图 4.2 (b) 所示为加了模拟环形伪影后生成的待处理图像。从参考图像、待处理图像及四种不同算法的处理结果中

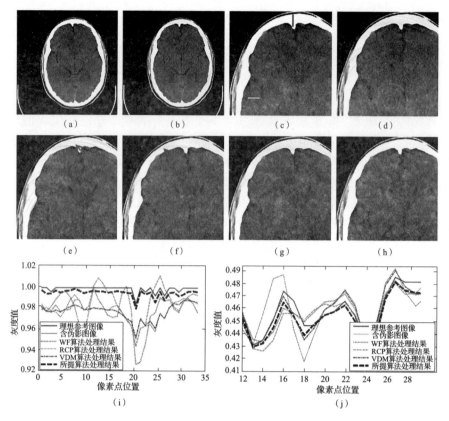

图 4.2　Image − 1 图像的实验结果（书后附彩插）

（a）无伪影理想参考图像；（b）添加了模拟伪影的待处理图像；

（c）参考图像的局部放大图像；（d）待处理图像的局部放大图像；

（e）WF 算法处理结果的局部放大图像；（f）RCP 算法处理结果的局部放大图像；

（g）VDM 算法处理结果的局部放大图像；（h）本章算法处理结果的局部放大图像；

（i）各种处理结果图像中对应图（c）中红色垂直线段位置的像素灰度值对比；

（j）各种处理结果图像中对应图（c）中黄色水平线段位置的像素灰度值对比

依次取相应区域进行放大显示，如图 4.2（c）~（h）所示。在 WF 算法和 RCP 算法的处理结果中，除了在箭头指示的高亮区域可看到一些残余伪影的存在，在其他区域均看不出伪影；VDM 算法和本章算法的处理结果整体看起来不错，不仅去除了伪影，而且图像细节信息也无明显变化。为了更精确地衡量伪影去除的准确性，在此引入了轮廓跟踪曲线[2]的对比方式。如图 4.2（c）所示，在图像上选取两截线段，根据对应位置各点的像素值，依次作出参考图像、待处理图像及四种不同算法处理结果中的局部剖面轮廓跟踪曲线并加以比较。图 4.2（c）中的红色垂直线段位于图像的突出边缘处，图 4.2（i）显示了各对比图像对应位置的剖面曲线，从中可看出本章算法的处理结果对

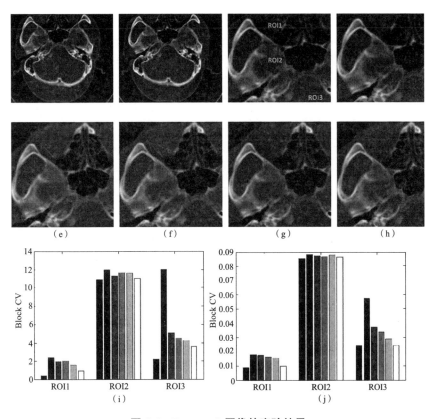

（e）　　　　　　　（f）　　　　　　　（g）　　　　　　　（h）

图 4.3　Image－2 图像的实验结果

■ 理想参考图像　　■ 含伪影图像　　■ WF 算法处理结果

▨ RCP 算法处理结果　　▨ VDM 算法处理结果　　□ 所提算法处理结果

（a）无伪影理想参考图像；（b）添加了模拟伪影的待处理图像；

（c）参考图像的局部放大图像；（d）待处理图像的局部放大图像；

（e）WF 算法处理结果的局部放大图像；（f）RCP 算法处理结果的局部放大图像；

（g）VDM 算法处理结果的局部放大图像；（h）本章算法处理结果的局部放大图像；

（i）各种处理结果图像中对应图（c）中各 ROI 区域的 Block TV 值对比；

（j）各种处理结果图像中对应图（c）中各 ROI 区域的 Block CV 值对比

应的曲线与参考图像的曲线最接近；VDM 算法的曲线虽然在形状上也比较吻合，但该位置的灰度有所变化；其他两种算法的结果受残余伪影存在的影响，其形状和灰度都有明显的差异。这充分说明了本章算法在有效去除伪影的同时，能最大限度地保留图像中显著的梯度信息，图像中的对比度未有明显变化。图 4.2（c）中的黄色水平线段处于图像的细节纹理区域，图 4.2（j）显示了各对比图像对应位置的剖面曲线，这四种算法的显示结果在整体上都还比较理想，本章算法对应的曲线整体上更接近参考曲线，说明本章算法在平滑去除伪影的同时，在图像原始细节的保留方面也有出色的表现。

图 4.3 （a）所示为无伪影的理想参考图像 Image - 2，图中不仅包含平滑区域，还有许多细节信息。图 4.3 （b）所示为包含环形伪影的待处理图像。图 4.3 （c）~（h）依次为参考图像、待处理图像及四种不同算法的处理结果中的对应放大区域。通过视觉观察，本章算法的效果最好，基本看不出残留伪影，而其他三种算法的结果中都不同程度地有伪影残留，如箭头所示位置。此外，受文献 [2] 的启发，在此引入块全变分（Block TV）和块标准差系数（Block CV）[7]两种指标值来度量图像的局部光滑性和同质性，公式分别为

$$\mathrm{TV}(\boldsymbol{B}^k) = \|\partial_x \boldsymbol{B}^k\|_1 + \|\partial_y \boldsymbol{B}^k\|_1, \quad k = 1, 2, \cdots, N \qquad (4-14)$$

$$\mathrm{CV}(\boldsymbol{B}^k) = \frac{\sigma(\boldsymbol{B}^k)}{\mu(\boldsymbol{B}^k)}, \quad k = 1, 2, \cdots, N \qquad (4-15)$$

式中，$\boldsymbol{B}^k$——图像中的第 k 个块；

N——图像块的个数；

$\sigma(\cdot)$——标准差的计算；

$\mu(\cdot)$——均值的计算。

对于这两种指标，两幅图像对应区域块计算出的值越接近，说明这两幅图像的光滑程度和灰度均匀程度越一致。我们在图像的不同位置选取了三个局部图像块（图 4.3 （c）中所标注的三个矩形区域 ROI1、ROI2 和 ROI3），并对参考图和几种算法处理结果的相应区域依次计算出 Block TV 和 Block CV 的指标值。图 4.3 （i）（j）用柱状图的形式对比了各种算法得到的 Block TV 和 Block CV 值，从而可以更加直观地看出本章算法处理后的结果与参考图像最接近，即说明该算法的去除效果最好。

以上引入的轮廓跟踪曲线、Block TV 和 Block CV 指标值所衡量的是图像局部区域的处理效果，在此仍对各种算法采用计算峰值信噪比（PSNR）和平均结构相似性（MSSIM）的方式对图像整体处理效果进行定量评估。基于图像 Image - 1 和 Image - 2，采用不同算法的去除结果所对应的 PSNR 和 MSSIM 值如表 4.1 所示，和其他算法相比较，本章算法在这两组数据上均有明显优势，由此体现了本章算法对 CT 图像环形伪影具有更好的去除效果，且对去除性能提升得比较明显。

4.5.2 真实数据实验

对于真实的含伪影 CT 图像，通常很难获取到无伪影的理想参考图来与去除结果进行比较，故视觉观察往往是验证伪影去除效果的最直接方法。在此利用上述几种去除算法分别对两幅实际 CT 图像（一幅脑部 CT 图像和一幅颈部 CT

图像）进行了去伪影的处理，各算法实验情况对比如图 4.4 和图 4.5 所示。为了让环形伪影看起来更明显，在此适当增强了图像的对比度。

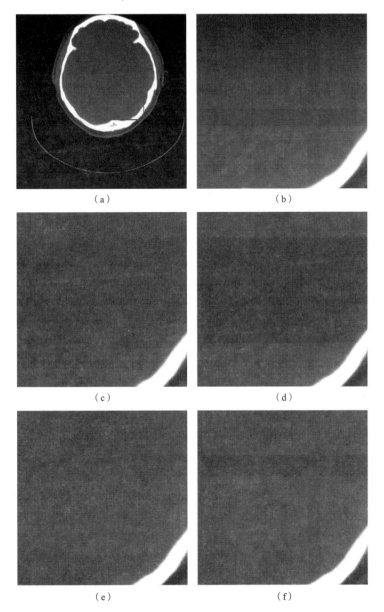

图 4.4　脑部 CT 图像处理结果（书后附彩插）

（a）原始图像；（b）原始图像的局部放大图像；

（c）WF 算法处理结果的局部放大图像；（d）RCP 算法处理结果的局部放大图像；

（e）VDM 算法处理结果的局部放大图像；（f）本章算法处理结果的局部放大图像

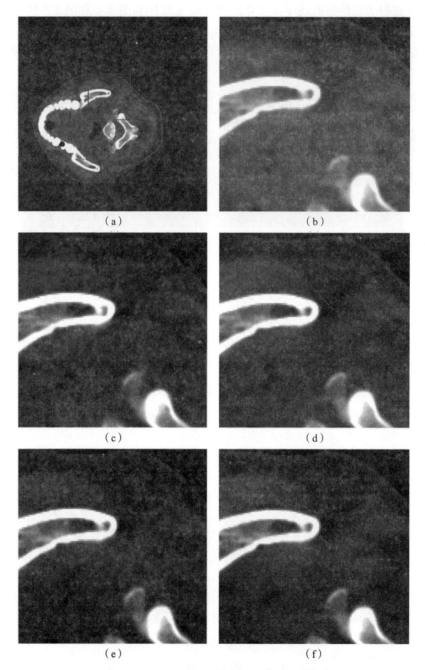

图 4.5　颈部 CT 图像处理结果（书后附彩插）

（a）原始图像；（b）原始图像的局部放大图像；

（c）WF 算法处理结果的局部放大图像；（d）RCP 算法处理结果的局部放大图像；

（e）VDM 算法处理结果的局部放大图像；（f）本章算法处理结果的局部放大图像

在这两组实验图（图 4.4、图 4.5）中，图（a）均为处理前的原始图像，可以看出，在接近图像中心位置有较强的伪影，在偏离中心位置的伪影较弱。图（b）均是图（a）中局部区域的放大图像，图（c）~（f）均依次放大显示了四种算法处理结果中的对应区域。从 WF 算法的处理结果可以看出，靠近图像中心的环形伪影去除得较好，但在偏离中心的位置会有一些新的伪影出现。从 RCP 算法的处理结果可以看出，大多数伪影都被有效地去除，同时细节信息也基本得到保留。然而，由于 RCP 算法本身需要考虑伪影去除与细节保留之间的平衡，故一些强度较大的环形伪影还是会有残留的痕迹。在 VDM 算法的处理结果中，尽管没有明显的环形伪影存在，但本该平坦的区域却看起来不够平滑。图（f）展示了本章算法的处理结果，环形伪影没有明显的残留，同时图像结构及平滑度均得到较好的保留。由此可见，对于实际 CT 图像中环形伪影的去除，本章提出的算法也体现了更优的性能，在去除伪影的同时能更好地保持原始图像的质量。

4.5.3　实验参数分析

实验中需要设置的参数主要为式（4-1）所示模型中的 λ_1 和 λ_2，具体设置方法如下。

λ_1 为模型中垂直梯度保真项的系数，其值越大则去除的信息越符合条状伪影的几何特性，可以较好地保留图像原始细节信息，故实验中通常设为一个较大的值即可。在以上所用数据的实验中，设定 λ_1 为 10^5 或 10^6，从而在去除伪影信息的同时尽量保留更多的图像原始信息。

λ_2 为图像水平梯度的 L_0 约束系数，决定图像处理结果的平滑程度，其值越大则图像被处理后越平滑，相应被去除的细节信息也就越多，故该系数的取值变化对去除伪影后的图像质量影响较大，需要根据不同图像的去除效果进行调整。在以上实验中，根据实际 CT 图像中的伪影情况，λ_2 的取值范围通常为 $0.01 \sim 0.08$。

在最小化求解的过程中引入了惩罚参数 β，其值在迭代求解时需不断变大（见算法 4.1）。在具体实现时可设定其初始值 β_0 为 $2\lambda_2$、最大值 β_{max} 为 10^5，迭代速率 κ 为 2。

由于本章模型与文献 [2] 中 VDM 模型相近，在此进一步对这两种算法模型的实现进行分析比较。本章模型的前两项均为平方项，整体上包含的不易计算项只有 L_0 约束项，故在求解时引入一个辅助变量和相应的惩罚参数 β 即可；而 VDM 模型中的三项均为 L_1 或 L_0 范数形式，在求解时采用 ADMM（Alternating Direction Method of Multipliers）优化算法[8]，需要引入三个辅助变量与结果图像进行交替最小化计算，即有三个相应的惩罚参数（α、β 和 γ），故在实现时需要调节的参数较多，实施起来不够简便。此外，本章模型在实际使用时所需的求解时间也明显更短。利用本章模型处理一幅 360×360 大小的图像，在 Intel i7 3.40 GHz CPU 和 4 GB 内存的 PC 上的运行时间为 0.27 s 左右，而 VDM 模型在同样的情况下所需的运行时间为 0.83 s 左右。可见，本章模型的求解更简单高效。

通过上述分析可以看出，本章所提出的模型和算法无论从去除效果还是实现效率上，都能取得更满意的结果。

4.6　本章小结

为了在消除伪影的同时尽量保留图像的原始细节信息，本章设计了更有效的伪影去除模型。由于 CT 重建图像中的环形伪影在极坐标系下具有显著的方向性，故为了在消除伪影的同时尽量保留图像的原始细节信息，本章模型仅约束图像水平方向上的非零梯度数量。同时根据伪影的低幅值性和单一方向性，本章模型中采用灰度保真项来保证处理后的图像与原始图像在灰度上不会变化太大，还耦合单向梯度保真项来保持图像中未受到伪影影响的方向梯度值，这样双重保真可更好地减少处理过程中对图像原始细节信息的影响，从而形成了基于 L_0 约束的单向变分模型。将基于该模型的伪影去除算法分别对模拟数据图像和真实 CT 图像进行处理和验证，结果表明，无论是在视觉观察还是定量分析方面，本章算法均体现出了更好的性能。

本章相关工作已发表，见文献 [9]。

参 考 文 献

[1] XU L, LU C, XU Y, et al. Image smoothing via L_0 gradient minimization [J]. ACM Transactions on Graphics, 2011, 30: 174 – 184.

[2] YAN L, WU T, ZHONG S, et al. A variation – based ring artifact correction method with sparse constraint for flat – detector CT [J]. Physics in Medicine and Biology, 2016, 61 (3): 1278 – 1292.

[3] WANG Y, YANG J, YIN W, et al. A new alternating minimization algorithm for total variation image reconstruction [J]. SIAM Journal on Imaging Sciences, 2008, 1 (3): 248 – 272.

[4] MÜNCH B, TRTIK P, MARONE F, et al. Stripe and ring artifact removal with combined wavelet—Fourier filtering [J]. Optics Express, 2009, 17 (10): 8567 – 8591.

［5］ PRELL D, KYRIAKOU Y, KALENDER W A. Comparison of ring artifact correction methods for flat – detector CT ［J］. Physics in Medicine and Biology, 2009, 54（12）: 3881.

［6］ WEI Z, WIEBE S, CHAPMAN D. Ring artifacts removal from synchrotron CT image slices ［J］. Journal of Instrumentation, 2013, 8（06）: C6006.

［7］ VOVK U, PERNUS F, LIKAR B. A review of methods for correction of intensity inhomogeneity in MRI ［J］. IEEE Transactions on Medical Imaging, 2007, 26（3）: 405 –421.

［8］ BOYD S, PARIKH N, CHU E, et al. Distributed optimization and statistical learning via the alternating direction method of multipliers ［J］. Foundations and Trends in Machine Learning, 2011, 3（1）: 1 –122.

［9］ HUO Q R, LI J W, LU Y, et al. Removing ring artifacts in CBCT images via L_0 smoothing ［J］. International Journal of Imaging Systems and Technology, 2016, 26（4）: 284 –294.

第 5 章
基于变分和低秩矩阵分解的
环形伪影去除算法

5.1 引言

　　基于变分正则化的噪声去除算法有很好的去除效果，全变分模型（TV 模型）是这类算法的典型代表。然而，虽然此模型能很好地保持图像边缘，但在处理后容易产生阶梯效应。基于此，研究者们在 TV 模型上不断进行改进，以减弱这种效应。例如，单向变分模型虽然有很好的去除效果，但该算法过度强调噪声方向这一特殊性质，导致在处理原图像中与噪声方向相同的特殊细节纹理信息时，该算法会把这样的信息当作噪声一并去除，得到的最终处理结果会有一定程度的模糊。Tai 等[1-3] 提出了 TV – Stokes 模型，通过大量实验证明了此模型的去噪能力和保持边缘能力均优于全变分模型。受 Bouali 等[4] 的构造单向变分模型思想的启发，本章在 TV – Stokes 模型的基础上改进，将低秩矩阵分解引入环形伪影去除进行研究，在原有的去除算法中添加低秩矩阵分解步骤，保护原始图像的细节信息，并将低秩矩阵分解和变分融合到一起，提出一种新的模型以去除环形伪影。

5.2 TV – Stokes 去噪模型介绍

　　尽管 TV 模型能够保持图像尖锐边缘，但其缺点也比较明显——经过全变分模型处理的图像中经常出现"分块常值"的现象，即常说的块效应[5]，这将严重影响恢复图像的质量。鉴于此，研究者们提出了基于图像高阶导数的正则项的方法[6-9]，这些方法不再极小化图像梯度信息（全变分），而是极小化图像的高阶信息，因此能有效保持图像的渐变区域，从而避免块效应。

　　近年来，二阶段方法在图像去噪领域得到广泛的应用，该类方法的基本思路是将一个高阶问题转化为两个低阶的全变分模型来处理。首先，通过求解模型来估计原始图像的导数信息，即切/法向量场；其次，根据上一步估计的导数信息求解模型来恢复与该导数信息拟合的原始图像。这样的思路其实已经被广泛应用，如在网格正则化、计算机图形学、计算机视觉领域。Lysaker 等[10]在该思路基础上提出了 LOT 模型用于图像去噪。LOT 模型分为两个重要步骤：第1 步，通过极小化变分模型来估计图像的法向量场；第 2 步，恢复与该法向量场拟合的干净图像，即去噪后的图像。作者用实验验证了该模型的性能优于 TV 模型。

2007 年，Rahman 等[2]提出了新的二阶段方法——TV – Stokes 去噪模型。与 LOT 模型不同的是，该方法的第 1 步是估计图像的切向量场，第 2 步是去拟合该切向量场以恢复去噪图像。下面介绍 TV – Stokes 去噪模型，首先明确一些定义。

对于任意一幅灰度图像 f，其切向量 $t = (t_1, t_2)^{\mathrm{T}}$、法向量 $n = (t_2, -t_1)^{\mathrm{T}}$，其中 $t_1 = -\partial_y f$、$t_2 = \partial_x f$，则有

$$t = \nabla^{\perp} f = (-\partial_y f, \partial_x f)^{\mathrm{T}} \tag{5-1}$$

$$n = \nabla f = (\partial_x f, \partial_y f)^{\mathrm{T}} \tag{5-2}$$

而且切向量 t 满足不可压条件：

$$\nabla \cdot t = \partial t_1 / \partial_x + \partial t_2 / \partial_y = 0 \tag{5-3}$$

式中，∂_x, ∂_y——x 和 y 方向上的梯度算子。

TV – Stokes 去噪模型分为两步。首先，光滑图像的切向量，并添加零散度条件约束，即

$$\min_{t} \|\nabla t\|_1 + \frac{\eta}{2} \|t - t_0\|_2 \tag{5-4}$$

$$\text{s. t.} \quad \nabla \cdot t = 0$$

式中，$|\nabla t| = \sqrt{(\partial_x t_1)^2 + (\partial_y t_1)^2 + (\partial_x t_2)^2 + (\partial_y t_2)^2}$；

η——正则化参数。

式（5-4）中的第 1 项是用于去噪的全变分正则模型，第 2 项是保持原图信息的保真项。通过求解式（5-4），可得到光滑的切向量 $n = (t_2, -t_1)^{\mathrm{T}}$；然后，根据上述切向量和法向量的关系求得光滑的法向量。

TV – Stokes 模型的第 2 步就是依据第 1 步得到的法向量求解下式，从而恢复去噪后的干净图像：

$$\min_{S} |\nabla S - n| + \frac{\xi}{2} \|S - I\|_2 \tag{5-5}$$

式中，n——根据第 1 步求得的切向量得到的法向量，$n = (n_1, n_2) = t^{\perp} = (t_2, -t_1)$；

S——包含噪声的图像；

I——干净图像；

ξ——平衡因子。

TV – Stokes 模型在图像修复、图像去噪、图像分解、稀疏梯度曲面重构

等领域有着广泛应用。该模型包含两方面重要思想。

其一，该模型将处理过程分为两个步骤：第 1 步，处理图像的导数，得到导数信息；第 2 步，利用适当的模型恢复与该导数信息最相适应的图像。

其二，在第 1 步中，利用散度为零的约束条件构造能量最小化模型，获得一个非线性的 Stokes 方程；在第 2 步中，用该方程把等照度线的方向输入待去噪区域。而这个约束条件就是式（5 – 3）所述的不可压条件，并且一幅图像的等照度线的方向其实也是该不可压条件。所以事实上第 1 步的作用是求理想干净图像的等照度线，而第 2 步就是根据这样的等照度线来恢复干净的图像。这一灵感来自不可压 Navier – Stokes 方程[11]。

实验表明，TV – Stokes 模型有利于保持图像边缘，同时减少阶梯效应的影响，而这是 TV 正则化的普遍问题。因此，本章在 TV – Stokes 去噪模型基础上针对极坐标下的环形伪影特殊几何性质进行改进，设计一种全新的算法以对 CT 重建图像进行环形伪影去除。

5.3　基于变分和 TV – Stokes 方程的去除模型

本节提出的环形伪影去除算法也是后处理方法。利用环形伪影都是明暗相间的同心圆环这一特殊性质，我们把待处理的图像以环形伪影的圆心为重建中心，转换到极坐标系下，将环形伪影转换为条带伪影来处理。

5.3.1　模型第 1 步：去除伪影信息

单向变分法去除这样的条带状伪影有很好的效果——利用条带的方向性惩罚垂直于条带方向的梯度来构造模型，从而去除伪影。但是该方法过度强调条带方向性，使得图像中与条带方向一致的原始图像信息会被一并平滑去除。因此，本节算法就是针对极坐标下的条带伪影，并在 TV – Stokes 模型的基础上结合单向变分思想提出的新的去除算法，以求保护更多原始图像细节信息。接下来，针对极坐标系下的条带伪影来分析。

条带状伪影不同于普通噪声，其有很明显的方向特性。我们可以利用该特性来设计模型。由前面几章的分析可知，极坐标系下的伪影信息绝大部分集中于水平梯度，而垂直梯度中几乎没有，这与隐藏的无伪影图像的垂直梯度几乎一致。所以对于切向量 t，伪影信息绝大部分集中于 t_2，而在 t_1 中几乎没有。因此我们完全可以结合单向变分思想来设计一个关于 t_2 的模型，将 t_2 图像中的垂直条带伪影信息去除，而同时保持 t_1 不变。模型的第 1 步如下：

$$\min_{t_2} \|t_2 - t_2^0\|_1 + \delta \|\partial_x t_2\|_1 \tag{5-6}$$

$$\text{s. t.} \quad \nabla \cdot t = 0$$

式中，δ——正则化调和参数；

　　　$\boldsymbol{t}_2^0$——初始化的水平切向量。

　　用增广拉格朗日方法将式（5-6）所示的有约束问题转换为无约束问题，其相应的拉格朗日方程为

$$L(\boldsymbol{t}_2,\boldsymbol{\lambda}) = \|\boldsymbol{t}_2 - \boldsymbol{t}_2^0\|_1 + \delta\|\partial_x \boldsymbol{t}_2\|_1 + \boldsymbol{\lambda}(\nabla \cdot \boldsymbol{t}) + \frac{r}{2}(\nabla \cdot \boldsymbol{t})^2 \quad (5-7)$$

式中，$\boldsymbol{\lambda}$——拉格朗日乘子；

　　　r——惩罚参数。

其鞍点的最优条件是以下欧拉-拉格朗日条件：

$$\frac{\boldsymbol{t}_2 - \boldsymbol{t}_2^0}{|\boldsymbol{t}_2 - \boldsymbol{t}_2^0|} - \delta\nabla_x\left(\frac{\partial_x \boldsymbol{t}_2}{|\partial_x \boldsymbol{t}_2|}\right) - \nabla_y \boldsymbol{\lambda} - r\nabla_y(\nabla \cdot \boldsymbol{t}) = 0 \quad (5-8)$$

$$\text{s. t.} \quad \nabla \cdot \boldsymbol{t} = 0 \quad (5-9)$$

我们用梯度下降法求最优解：

$$\frac{\boldsymbol{t}_2^{k+1} - \boldsymbol{t}_2^k}{\Delta \boldsymbol{t}} = -\frac{\boldsymbol{t}_2^k - \boldsymbol{t}_2^0}{|\boldsymbol{t}_2^k - \boldsymbol{t}_2^0|} + \delta\nabla_x\left(\frac{\partial_x \boldsymbol{t}_2^k}{|\partial_x \boldsymbol{t}_2^k|}\right) + \nabla_y \boldsymbol{\lambda}^k + r\nabla_y(\nabla \cdot \boldsymbol{t}^k) \quad (5-10)$$

$$\frac{\boldsymbol{\lambda}^{k+1} - \boldsymbol{\lambda}^k}{\Delta \boldsymbol{t}} = \nabla \cdot \boldsymbol{t}^k \quad (5-11)$$

　　大多数用于去噪的基于变分的方法都利用了图像的一阶导数，而本节试图利用图像梯度图的一阶导数来抑制存在于水平梯度中的伪影信息。也就是说，本节模型作用于图像水平方向上的二阶梯度，并保持垂直梯度图不变。由此，最终得到的结果是光滑的切向量。在下一步，就据此恢复与该切向量匹配的图像（即去除了伪影信息的干净图像）。

5.3.2　模型第2步：恢复无伪影图像

　　只需获得了 $\boldsymbol{t} = (t_1, t_2)^{\mathrm{T}}$，就可获得光滑的法向量 $\boldsymbol{n} = (t_2, -t_1)^{\mathrm{T}}$，而这正是作为第2步的已知条件来用于恢复图像。在这一步中，根据已获得的光滑法向量，构造模型恢复出与该法向量最匹配的图像，也就是不包含伪影信息的图像。模型如下：

$$\min_S \left(|\nabla S - \boldsymbol{n}| + \lambda_1\left\|\frac{\partial(S-I)}{\partial y}\right\|_1 + \lambda_2\left\|\frac{\partial S}{\partial x}\right\|_1 + \lambda_3\|S - I\|_1 \right) \quad (5-12)$$

式中，$\lambda_1, \lambda_2, \lambda_3$——正则化参数。

　　式（5-12）的第1项是对恢复图像的梯度和第1步得到的光滑的法向量的差取 L_1 范数，以恢复与此光滑法向量最相适应的图像；第2、3项在前面章节已经做详细说明，是惩罚水平方向上的梯度，尽量保持垂直方向的梯度

不变，以去除伪影；第 4 项是稀疏约束项。

类似于第 1 步的求解方法，在求解式（5-12）时也用梯度下降法。那么可以得到

$$\frac{S^{k+1}-S^k}{\Delta t}=\nabla\cdot\frac{\nabla S^k-\boldsymbol{n}}{\sqrt{(\nabla S^k-\boldsymbol{n})^2}}+\lambda_1\nabla_y\frac{\nabla_y(S^k-I)}{\sqrt{(\nabla_y(S^k-I))^2}}+$$

$$\lambda_2\nabla_x\frac{\nabla_x S^k}{\sqrt{(\nabla_x S^k)^2}}+\lambda_3\frac{S^k-I}{\sqrt{(S^k-I)^2}} \qquad (5-13)$$

5.3.3 求解模型

为了避免在上述公式中分母除数出现为 0 的情况（即某个像素梯度为 0），我们在分母中引入很小的正数 ε，以防解不稳定。

上述公式所针对的是连续的函数，但图像是离散的，因此需要将上述求解公式离散化。接下来，利用图像有限差分法来估计图像水平方向和垂直方向的梯度值。假设 $\boldsymbol{D}_x^{\pm}$ 和 $\boldsymbol{D}_y^{\pm}$ 分别是 x 方向和 y 方向上的梯度算子，那么式（5-10）和式（5-11）可表示为

$$t_2^{k+1}=t_2^k+\Delta t\left(-\frac{t_2^k-t_2^0}{\sqrt{(t_2^k-t_2^0)^2+\varepsilon}}+\delta\boldsymbol{D}_x^-\left(\frac{\boldsymbol{D}_x^+(t_2^k)}{\sqrt{(\boldsymbol{D}_x^+(t_2^k))^2+\varepsilon}}\right)+\boldsymbol{D}_y^-\boldsymbol{\lambda}^k+\right.$$

$$r\boldsymbol{D}_y^-(\boldsymbol{D}_y^+(t_2^k)+\boldsymbol{D}_x^+(t_1))\bigg) \qquad (5-14)$$

$$\boldsymbol{\lambda}^{k+1}=\boldsymbol{\lambda}^k+\Delta t(\boldsymbol{D}_y^+(t_2^k)+\boldsymbol{D}_x^+(t_1)) \qquad (5-15)$$

式中，Δt——学习长度。

同样，式（5-13）可表示为

$$S^{k+1}=S^k+\Delta t\,\mathrm{div}^-\left(\frac{\begin{bmatrix}\boldsymbol{D}_x^+ S^k\\\boldsymbol{D}_y^+ S^k\end{bmatrix}-\boldsymbol{n}}{\sqrt{\left(\begin{bmatrix}\boldsymbol{D}_x^+ S^k\\\boldsymbol{D}_y^+ S^k\end{bmatrix}-\boldsymbol{n}\right)^2+\varepsilon}}\right)+\Delta t\lambda_1\boldsymbol{D}_y^-\frac{\boldsymbol{D}_y^+(S^k-I)}{\sqrt{(\boldsymbol{D}_y^+(S^k-I))^2+\varepsilon}}+$$

$$\Delta t\lambda_2\boldsymbol{D}_x^-\frac{\boldsymbol{D}_x^+ S^k}{\sqrt{(\boldsymbol{D}_x^+ S^k)^2+\varepsilon}}+\Delta t\lambda_3\frac{S^k-I}{\sqrt{(S^k-I)^2+\varepsilon}} \qquad (5-16)$$

式中，$\mathrm{div}^-\begin{bmatrix}a_1\\a_2\end{bmatrix}=\boldsymbol{D}_x^- a_1+\boldsymbol{D}_y^- a_2$。

5.3.4 算法流程

基于上述算法，我们可以把转换到极坐标系下的环形伪影图像当作条带

状的噪声去除，因此得到的是极坐标系下的干净图像。为了防止极坐标转换给图像像素带来影响从而造成图像分辨率损失，我们将极坐标系下待处理的图像减去本节算法处理后得到的图像，这样就可以求得极坐标系下的环形伪影信息。接下来，将之转换到笛卡儿坐标系下，再用笛卡儿坐标系下带伪影图像减去它，即可得到去除了环形伪影的处理结果图像。本节算法流程如图 5.1 所示。

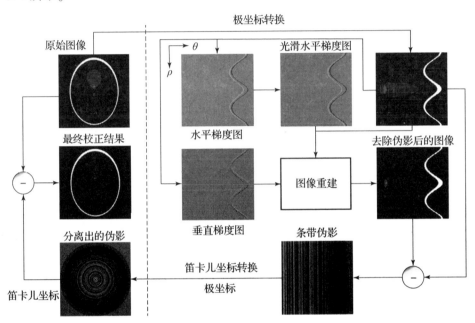

图 5.1　本节算法流程

本节模型的解法分为两步，对应的伪代码见算法 5.1、算法 5.2。

算法 5.1　式（5-6）的解法

输入：包含伪影的极坐标图像 I

输出：光滑的 t_2

初始化：$t_2^0 = -D_x^- I$，$t_1 = D_y^- I$，$\varepsilon = 10^{-9}$，$\lambda^0 = 0$，$k = 1$，$\text{stop}_{\text{threshold}} = 10^{-4}$，$\max \text{iter} = 50$；

while $\{ \| t_2^{k+1} - t_2^k \|_2 / \| t_2^{k+1} \|_2 > \text{stop}_{\text{threshold}}$ 且 $k < \max \text{iter} \}$

　　利用式（5-14）更新 t_2^{k+1}；

　　利用式（5-15）更新 λ^{k+1}；

　　$k = k + 1$；

end

算法 5.2　式（5－12）的解法

输入：光滑切向量 $\boldsymbol{t} = (t_1, t_2)^T$

输出：去掉伪影的图像 $\boldsymbol{S}$

初始化：$\boldsymbol{S}^0 = \boldsymbol{I}$，$\boldsymbol{n} = (t_2, -t_1)^T$，$k = 1$，$\varepsilon = 10^{-9}$，$\text{stop}_{\text{threshold}} = 10^{-5}$，$\text{max iter} = 100$；

while $\{\|\boldsymbol{S}^{k+1} - \boldsymbol{S}^k\|_2 / \|\boldsymbol{S}^{k+1}\|_2 > \text{stop}_{\text{threshold}}$ 且 $k < \text{max iter}\}$

利用式（5－16）更新 $\boldsymbol{S}^{k+1}$；

　　$k = k + 1$；

end

5.3.5　实验结果与参数分析

基于本节算法，我们分别在模拟数据图像和真实的 CT 图像上进行了环形伪影去除的有效性验证。实验所用数据图像均采用灰度图，像素灰度值归一化至 $[0,1]$ 范围内。笛卡儿坐标系下的图像尺寸设定为 512×512，转换至极坐标系下均设为 360×360。

5.3.5.1　模拟数据实验

首先，选取脑部 CT 图像作为模拟图像，在此基础上添加伪影作为本节算法的输入。为了更好地说明实验结果，选取了文献 [12] 中的 RCP 算法（详见第 1 章）和 URTV 算法（算法 3.2）作为对比，为公平起见，这几种算法在进行坐标转换时均用统一的实现方式（具体参照第 1 章中所描述的过程），各算法的处理结果如图 5.2 所示。可见，RCP 算法和 URTV 算法的处理结果上还有少量的残留伪影，而本节算法的处理结果中没有任何残留，并且从各算法去除的伪影图像对比来看，本节算法的去除信息最接近我们添加的模拟伪影。在此，引入块全变分（Block TV）和块标准差系数（Block CV）[13] 两种指标值来度量图像的局部光滑性和同质性。由图 5.2（i）（j）所示的实验参数分析，从而可以更加直观地看出本节算法处理后的结果与参考图像最接近，即说明本节算法的去除效果最好。

然后，选取 Shepp－Logan 模拟图像作为实验原始图像，并在此基础上添加模拟伪影。但是相比于上一幅图像特地加深了伪影的强度来验证本节算法的性能，实验结果如图 5.3 所示。从图中细节放大图可以看出，本节算法去除的伪影最多，同时从去除伪影的图像结果看，本节算法去除的伪影和模拟伪影最相似，这说明本节算法在去除伪影的同时也将图像的原始细节信息保护得最好。

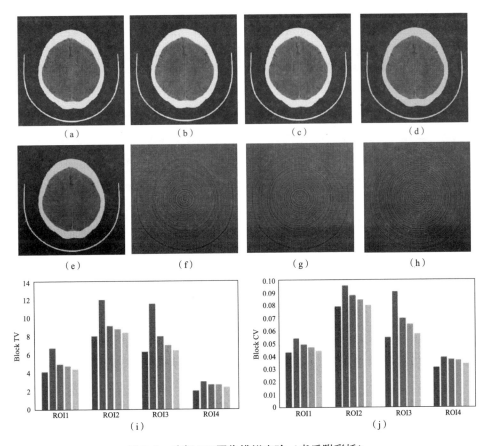

图 5.2　脑部 CT 图像模拟实验（书后附彩插）

■ 理想参考图像　■ 含伪影图像　■ RCP 算法处理结果

■ URTV 算法处理结果　■ 所提算法处理结果

（a）添加模拟伪影后的图像；（b）RCP 算法的处理结果；（c）URTV 算法的处理结果；

（d）本节算法的处理结果；（e）本实验选取的 ROI 区域；

（f）~（h）三个算法处理前后图像的差别图像（i）Block TV 对比（j）Block CV 对比

此外，我们依然引入了峰值信噪比（PSNR）和平均结构相似性（MSSIM）来定量评估算法性能（相关的介绍见第 1 章），统计结果如表 5.1 所示。本节提出的算法总体上性能最好。

5.3.5.2　真实数据实验

对于真实的含伪影 CT 图像，很难获取到无伪影的理想参考图像来与去除结果进行比较，故视觉观察通常是验证伪影去除效果的最直接方法。在此利用上述几种去除算法对两幅实际 CT 图像进行去伪影的处理，并比较各算法的性能。

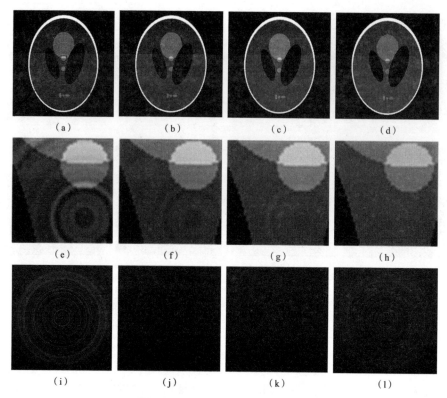

图 5.3　Shepp – Logan 模拟实验

（a）原始数据图像；（b）RCP 算法的处理结果；（c）URTV 算法的处理结果；（d）本节算法的处理结果；
（e）~（h）图（a）~（d）对应的局部放大图像；（i）参考的伪影模板；（j）RCP 算法处理前后的差异图像；
（k）URTV 算法处理前后的差异图像；（l）本节算法处理前后的差异图像

表 5.1　模拟实验结果定量分析

算法	脑部 CT 图像		Shepp – Logan	
	PSNR/dB	MSSIM	PSNR/dB	MSSIM
RCP 算法	37. 435 9	0. 960 7	42. 546 5	0. 889 4
URTV 算法	39. 996 4	0. 963 9	45. 024 6	0. 989 6
本节算法	42. 304 6	0. 989 4	49. 124 3	0. 971 1

　　图 5.4 所示为真实的人体腹部 CT 图像的实验结果。图 5.4（a）所示为原始带伪影的图像，图 5.4（b）所示为本节算法的处理结果，图 5.4（c）所示为标准的不含伪影的腹部 CT 图像，用于视觉对比。从第二行的细节放大图看出，RCP 算法的处理结果依然有少许伪影残留，同时图像细节信息丢失较多，造成放大图像有些模糊；URTV 算法虽然将伪影去除干净了，但是细节放

大图显示其与参考图像有少许差距；本节算法能将伪影去除干净，而从细节
放大图来看，本节算法保留了与原图最接近的细节。

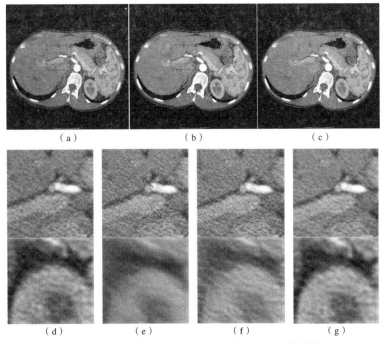

（a）　　　　　　（b）　　　　　　（c）

（d）　　　（e）　　　（f）　　　（g）

图 5.4　真实腹部 CT 图像的实验结果（书后附彩插）

（a）原始带伪影的图像；（b）本节算法的处理结果；（c）作为参考的 MDCT 图像；

（d）原始图像的局部放大图像；（e）RCP 算法处理结果的局部放大图像；

（f）URTV 算法处理结果的局部放大图像；（g）本节算法处理结果的局部放大图像

图 5.5 所示为真实颅骨 CT 图像的实验结果。图 5.5（e）中红色箭头所
示的图像细节不清晰，有模糊的现象，而黄色箭头所指处还有伪影残留；图
5.5（f）中的细节信息也有少许丢失，且能看到伪影残留；从图 5.5（g）可
以看出，本节算法在真实的 CT 图像中表现优异，既能去除伪影，又能将绝大
部分的原始图像细节信息保留。

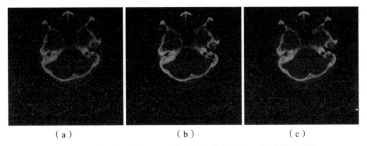

（a）　　　　　　（b）　　　　　　（c）

图 5.5　真实颅骨 CT 图像的实验结果（书后附彩插）

（a）原始带伪影的图像；（b）本节算法的处理结果；（c）作为参考的 MDCT 图像

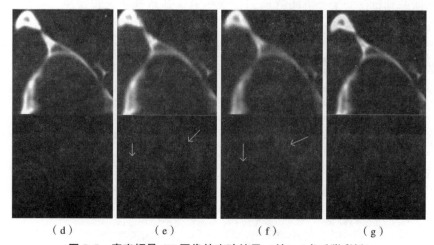

(d)　　　　　　(e)　　　　　　(f)　　　　　　(g)

图 5.5　真实颅骨 CT 图像的实验结果（续）（书后附彩插）

（d）原始图像的局部放大图像；（e）RCP 算法处理结果的局部放大图像；

（f）URTV 算法处理结果的局部放大图像；（g）本节算法处理结果的局部放大图像

5.4　引入低秩矩阵分解

矩阵的秩是矩阵中最大的不相关的向量个数[14]，也可将其通俗理解为有秩序的程度。近年来，基于稀疏表示的压缩感知理论[15]作为一种全新的数据表示方式，其理论和应用有了很大的进展，在数据的去噪方面，稀疏表示有更高的鲁棒性。低秩矩阵分解[16]是将一维向量的稀疏表示推广到二维矩阵的低秩情形，其可以将受到噪声污染的矩阵分解为低秩矩阵部分和稀疏误差矩阵部分，然后通过相关算法来恢复低秩矩阵。现有的环形伪影去除算法或是在原图上进行去除，或是将图像转换到极坐标系下进行去除。本节在上一节算法基础上，将低秩矩阵分解技术引入环形伪影去除算法进行研究，提出基于低秩矩阵分解和变分的环形伪影去除算法。

5.4.1　低秩矩阵分解理论

从数学的角度来讲，秩可以理解为二阶稀疏性的度量。通常情况下，稀疏表示都是一阶的稀疏性。矩阵的秩可反映矩阵中行列的直接相关性。例如，在实际应用中，我们在进行图像聚类时，低秩就表示图像数据的子空间关系可以充分挖掘；在推荐系统中，经常需要推断用户对某些商品的评价，低秩矩阵补全就可以用于挖掘不同用户喜好的相关性和不同商品的相关性。

传统的数据降维方法在面对高纬度的数据时，常用到的假设是这些高纬度数据都分布在低维子空间的周围，这些方法都是基于该假设来对高维数据进行降维，但也因此有一个致命缺点，即数据中所含的噪声、数据损坏、数据缺失或异常样本等严重影响了最后的结果。因此，基于低秩的模型也渐渐发展起来并被广泛地研究和应用，它不仅能够鲁棒地处理高维数据，还能提取数据的隐子空间信息。

在不同问题下，低秩矩阵理论有时被称为低秩矩阵分解（Low - Rank Matrix Factorization，LRMF）、低秩矩阵填充（Low - Rank Matrix Completion，LRMC）、鲁棒主成分分析（Robust Principle Component Analysis，RPCA）等，但它们应用的都是矩阵秩最小化理论。

低秩矩阵分解其实就是将矩阵分解为低秩部分和噪声部分（稀疏误差），所以对于低秩矩阵分解的研究主要也是对低秩部分建模和噪声建模。由于噪声来源比较复杂且具有较大的不确定性，因此对噪声建模存在很多困难。然而，当噪声满足独立分布假设且噪声源足够多时，根据中心极限定理可知噪声满足高斯分布。高斯噪声应用非常广泛，人们所熟知的低秩矩阵分解方法——主成分分析法就假设噪声服从高斯分布。由于高斯噪声基于噪声符合高斯分布这一假设的，因此当噪声源不满足中心极限定理的前提条件时，高斯噪声模型就无法应对这些情况。为了处理其他噪声，不少研究工作用基于 L_1 范数的稀疏表示来对噪声进行建模[17 - 19]，当噪声是突发的异常值时，稀疏表示在大部分情况下都能应对。为了应对特定样本产生的突发噪声，研究者们又提出了基于 $L_{2,1}$ 范数的组稀疏表示[20 - 22]。甚至有许多方法假设噪声是高斯噪声和稀疏成分的组合，这种噪声表示方法有更好的鲁棒性，在许多应用中都取得了良好的效果[23,24]。但是在许多情况下（特别是严重的噪声污染时），噪声不能用高斯噪声和稀疏成分的组合来描述。于是，有研究者提出了 L_0 范数的非凸替代函数[25]和基于 M 估计的鲁棒表示[26,27]，如加帽 L_1（Capped L1）[28]和指数型惩罚项（Exponential - Type Penalty，ETP）[29]。

对矩阵低秩部分进行建模的最直接方式就是在目标函数中最小化矩阵的秩，这也对应了上述的矩阵秩最小化。很明显，最小化矩阵的秩这类问题通常都是 NP 困难问题，因此，目前的两种主要研究思路是研究秩函数的替代函数和固定秩。所谓固定秩，就是设定矩阵的秩小于等于某个固定的值。

为了恢复数据矩阵的低秩结构，可以将其转化为最优化问题来求解，求得低秩矩阵和稀疏误差矩阵。假定给定原始数据矩阵 $\boldsymbol{D} \in \mathbf{R}^{m \times n}$，将该矩阵分解为低秩矩阵 $\boldsymbol{A}$ 和稀疏误差矩阵 $\boldsymbol{E}$，即 $\boldsymbol{D} = \boldsymbol{A} + \boldsymbol{E}$。由此，转化为如下最优化问题：

$$\min_{\boldsymbol{A},\boldsymbol{E}} \operatorname{rank}(\boldsymbol{A}) + \lambda \|\boldsymbol{E}\|_0 \qquad (5 - 17)$$

$$\text{s. t.} \quad \boldsymbol{D} = \boldsymbol{A} + \boldsymbol{E}$$

式中，λ——正则化参数，以控制稀疏误差的大小。一般情况下，$\lambda = C / \sqrt{\max(m,n)}$。其中，$C$ 为常数，一般取 1；m 和 n 分别为矩阵 $\boldsymbol{D}$ 的行数和列数。

如上所述，式（5 – 17）很明显是 NP 困难问题，无法直接求解。Candès 等[30]证明了可将上述问题转化为凸优化问题求解，即在一定条件下，对于上述问题，核范数得到的解和秩函数得到的解是一致的。在此基础上，鲁棒主成分分析（Robust Principle Component Analysis，RPCA）将矩阵分解为用核范数建模的低秩部分和用 L_1 范数建模的稀疏误差矩阵。那么上述问题可以转化为如下凸优化问题：

$$\min_{A,E} \|\boldsymbol{A}\|_* + \lambda \|\boldsymbol{E}\|_1 \qquad (5-18)$$
$$\text{s. t.} \quad \boldsymbol{D} = \boldsymbol{A} + \boldsymbol{E}$$

为了求解上述的凸优化问题，许多研究者展开了研究。迭代阈值算法（IT 算法）[31]、加速近端梯度算法（APG 算法）[32]、对偶算法（DUAL）[32]、增广拉格朗日乘子法（ALM）[33]等是比较常用的算法。其中，增广拉格朗日乘子法的运算速度快、精度高且只需要较低的存储空间，故被众学者广泛使用。对式（5 – 18）先构造增广拉格朗日函数：

$$L(\boldsymbol{A}, \boldsymbol{E}, \boldsymbol{Y}, \mu) = \|\boldsymbol{A}\|_* + \lambda \|\boldsymbol{E}\|_1 + \langle \boldsymbol{Y}, \boldsymbol{D} - \boldsymbol{A} - \boldsymbol{E} \rangle + \frac{\mu}{2} \|\boldsymbol{D} - \boldsymbol{A} - \boldsymbol{E}\|_F^2$$

$$(5-19)$$

式中，$\boldsymbol{Y}$——拉格朗日乘子矩阵；

μ——惩罚因子。

当 $\boldsymbol{Y} = \boldsymbol{Y}_K$、$\mu = \mu_K$ 时，需要交替更新矩阵 $\boldsymbol{A}$ 和 $\boldsymbol{E}$，以解决优化问题 $\min\limits_{A,E} L(\boldsymbol{A}, \boldsymbol{E}, \boldsymbol{Y}_K, \mu_K)$。

精确拉格朗日乘子法（Exact ALM，EALM）[33]通过迭代的方法来逐步更新矩阵 $\boldsymbol{A}$ 和 $\boldsymbol{E}$。假设 $\boldsymbol{E} = \boldsymbol{E}_{K+1}^j$，那么先计算 $\boldsymbol{A}_{K+1}^{j+1} = \arg \min L(\boldsymbol{A}, \boldsymbol{E}_{k+1}^j, \boldsymbol{Y}_K, \mu_k)$，然后根据得到的 $\boldsymbol{A}_{k+1}^{j+1}$，通过计算式 $\boldsymbol{E}_{k+1}^{j+1} = \arg \min\limits_{E} L(\boldsymbol{A}_{k+1}^{j+1}, \boldsymbol{E}, \boldsymbol{Y}_k, \mu_k)$ 来得到矩阵 $\boldsymbol{E}$。由此可以看到，每次迭代都需要求解凸优化算法，故接下来利用奇异值分解来近似求解上述问题。首先，定义一个收缩算子：

$$\boldsymbol{S}_\varepsilon [x] = \text{sign}(x) * \max \left\{ |x| - \varepsilon, 0 \right\} \qquad (5-20)$$

那么上述优化问题的求解可转化为通过奇异值分解的方法来求得矩阵 $\boldsymbol{A}$ 和 $\boldsymbol{E}$。奇异值分解的过程如下：

$$\begin{cases} (\boldsymbol{U}, \boldsymbol{S}, \boldsymbol{V}) = \text{SVD}(\boldsymbol{D} - \boldsymbol{E}_{k+1}^j + \mu_k^{-1} \boldsymbol{Y}_k) \\ \boldsymbol{A}_{k+1}^{j+1} = \boldsymbol{U} \boldsymbol{S}_{\mu_k^{-1}} [\boldsymbol{S}] \boldsymbol{V}^{\text{T}} \\ \boldsymbol{E}_{k+1}^{j+1} = \boldsymbol{S}_{\lambda \mu_k^{-1}} [\boldsymbol{D} - \boldsymbol{A}_{k+1}^{j+1} + \mu_k^{-1} \boldsymbol{Y}_k] \end{cases} \qquad (5-21)$$

然后，假设经过上述公式迭代所求的矩阵 A_{k+1}^{j+1} 和 E_{k+1}^{j+1} 的收敛结果分别为 A_{k+1}^* 和 E_{k+1}^*，那么利用所得到的结果更新矩阵 Y，即

$$Y_{k+1} = Y_k + \mu_k (D - A_{k+1}^* - E_{k+1}^*) \qquad (5-22)$$

最后，更新参数 μ。如果 $\mu_k \| E_{k+1}^* - E_k^* \|_F / \| D \|_F < \varepsilon$，则 $\mu_{k+1} = \rho \mu_k$；否则，$\mu_{k+1} = \mu_k$。其中，ρ 为大于 1 的常数，ε 为较小的正数。

从上述计算过程可以看到，在精确拉格朗日乘子法的计算过程中，每次迭代过程都存在奇异值分解且奇异值分解计算量较大，故该算法的计算复杂度较高、耗时较长。但在解决实际问题的计算过程中，一般只需求得其近似值，并不需要迭代很多次来计算出精确的收敛结果。因此在实际应用中，往往选用非精确增广拉格朗日乘子法（Inexact ALM）[33]，以降低时间复杂度和空间复杂度。该算法在求解矩阵 A 和 E 时，分别表示为如下优化问题：

$$\begin{cases} A_{k+1} = \arg \min_A L(A, E_k, Y_k, \mu_k) \\ E_{k+1} = \arg \min_E L(A_{k+1}, E, Y_k, \mu_k) \end{cases} \qquad (5-23)$$

因此，非精确增广拉格朗日乘子算法可总结为算法 5.3。

算法 5.3　基于非精确增广拉格朗日乘子算法的 RPCA[33]

输入：观察矩阵 $D \in \mathbf{R}^{m \times n}$，$\lambda$

输出：(A_k^*, E_k^*)

初始化：$Y_0 = D / J(D)$；$E_0 = 0$；$\mu_0 > 0$；$\rho > 1$；$k = 0$

while 不收敛

$\quad A_{k+1}^0 = A_k^*$，$E_{k+1}^0 = E_k^*$，$j = 0$；

$\quad$ **while** 不收敛

$\quad\quad (U, S, V) = \mathrm{SVD}(D - E_{k+1}^{j+1} + \mu_k^{-1} Y_k^*)$；

$\quad\quad A_{k+1}^{j+1} = U S_{\mu_k^{-1}}[S] V^{\mathrm{T}}$；

$\quad\quad E_{k+1}^{j+1} = S_{\lambda \mu_k^{-1}}[D - A_{k+1}^{j+1} + \mu_k^{-1} Y_k^*]$；

$\quad\quad j = j + 1$；

$\quad$ **end while**

$\quad Y_{k+1}^* = Y_k^* + \mu_k (D - A_{k+1}^* - E_{k+1}^*)$；$\mu_{k+1} = \rho \mu_k$.

$\quad k = k + 1$.

end while

5.4.2　低秩矩阵分解的应用

低秩矩阵分解在计算机视觉和模式识别中占有重要地位，其核心思想就

是先假设数据中存在一个位置的隐空间结构，再通过挖掘这个隐空间结构来得到数据的一种压缩的描述方法。低秩矩阵分解具有如下性质：

（1）在数据样本稀疏时，也能挖掘出数据的隐空间结构。

（2）具有比较强的概率可解释性。

（3）如果能够提供相关领域的先验知识，则具有较强的可扩展性。

（4）求解方式比较多，采用基于随机梯度的方法都可以得到满意的解。

一个非常典型的应用就是视频的背景建模，Candès 等[30]在研究 RPCA 的过程中，首次将低秩矩阵分解应用于监控视频的背景建模，并取得了不错的效果。类似于视频的背景建模，基于低秩矩阵恢复在旧电影修复方向的应用也有非常好的表现。如果电影因年代久远而出现噪声或斑点等因素对观影体验造成影响，就可以利用低秩矩阵分解来修复。首先，对于视频里的每一帧图像，都将其转换成列向量后构造成最初的原始低秩矩阵。由于该矩阵受噪声影响，因此用低秩矩阵分解将其分解为低秩部分和稀疏误差部分。然后，将低秩矩阵的每一列转换为原来的图像。最后，重新合成视频，就完成对旧电影的修复。此外，低秩矩阵在图像对齐和人脸识别方向都有广泛的应用。

5.4.3 算法描述

本节算法分为两步。

第 1 步，根据算法 5.3，将带环形伪影的图像 D 分解为低秩矩阵分量 A 和稀疏误差分量 E。

第 2 步，将 A 转换到极坐标系下作为算法 5.1 和算法 5.2 的输入，以去除环形伪影，再将得到的图像加上稀疏误差分量 E，从而求得最终的环形伪影去除图像。

在第 1 步中，我们将待处理图像进行低秩矩阵分解，这是为了更好地保护原始图像的细节纹理信息，将环形伪影分解到低秩矩阵分量中单独处理。为了验证低秩矩阵分解的性能，我们将 Lena 图像添加模拟伪影后作为模拟数据进行图像分解实验，如图 5.6 所示。首先，设置 $\lambda = 1/\sqrt{512} \approx 0.044\ 2$，$stop_{threshold} = 10^{-8}$。基于算法 5.3 求得的低秩分量和稀疏分量分别如图 5.6 (a)(b) 所示；为了更清楚地看到细节信息，将这两幅图进行放大处理，分别如图 5.6 (c)(d) 所示。从图中可以观察到，图 5.6 (c) 的细节处有一定程度的模糊效应，并且大部分的环形伪影信息均保留在图 5.6 (c) 中；而从图 5.6 (d) 中观察可知，原图中的纹理细节信息（尤其是纹理比较复杂的头发处）均保留在图 5.6 (d) 中，但是伪影信息比较严重的地方（如 Lena 图像左眼处）还存留一些原始图像中的伪影信息，故算法中推荐的 λ 值不足以将伪影信息和细节纹理信息完全分开。分析式（5－17）可知，λ 越大则稀疏误差矩阵就应该越稀疏，所包含的信息就应该越少，因此适当增大 λ 值就可以将纹理和伪影信息完全分开。图 5.6（e）（f）所示为取 $\lambda=0.08$ 时分解出的分量图的局部放大图像，图 5.6（e）中的模糊效应相较于图（c）有所减弱，在图（f）中则完全看不到伪影。因此，对图 5.6（e）（f）进行第 2 步处理。

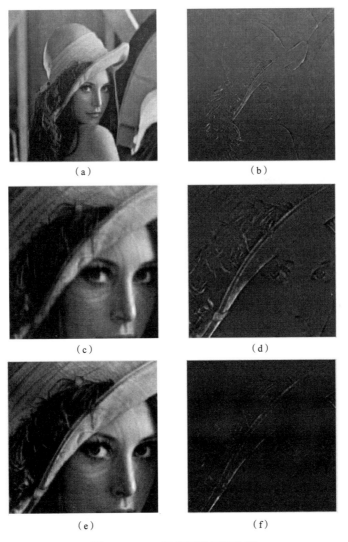

图 5.6　Lena 图像低秩矩阵分解

（a）原始图像的低秩分量；（b）原始图像的稀疏分量；（c）图（a）的局部放大图像；

（d）图（b）的局部放大图像；（e）$\lambda=0.08$ 时分解出的低秩分量局部放大图像；

（f）$\lambda=0.08$ 时分解出的稀疏分量局部放大图像

同样的，我们取真实的脑部 CT 图像作为真实的实验数据，并对其进行低秩矩阵分解，得到的分解图如图 5.7 所示。从图中可以观察到，真实的 CT 图像已经被分为低秩分量和稀疏分量。图 5.7（c）中，低秩分量已经包含了所有伪影信息；而图 5.7（d）中，稀疏分量只包含原图的纹理细节信息，没有伪影信息。在实验中，取 $\rho = 1.5$，$\mu = 0.2236$，$\lambda = 0.06$，$stop_{threshold} = 10^{-8}$。

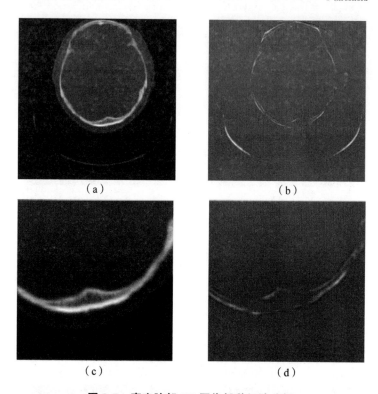

（a）　　　　　　　　　　　　　　（b）

（c）　　　　　　　　　　　　　　（d）

图 5.7　真实脑部 CT 图像低秩矩阵分解

（a）原始图像的低秩分量；（b）原始图像的稀疏分量；
（c）图（a）对应的局部放大图像；（d）图（b）对应的局部放大图像

5.4.4　实验结果分析

5.4.4.1　模拟数据实验

本节算法和 5.3 节算法的处理结果从肉眼已经看不出来差异，因此需定量分析这两种算法的性能差异。为了让实验结果更有说服力，本节在经典的去除环形伪影算法（RCP 和 WF）的基础上加上低秩矩阵分解步骤，以验证算法性能。由于模拟数据实验是在干净图像基础上添加模拟的环形伪影，因此有参考的实验结果图像。接下来，用峰值信噪比（PSNR）和平均结构相似性（MSSIM）来评估实验结果，数据见表 5.2。可以看到，这三种算法在施加低秩矩阵分解后，其 PSNR 值和 MSSIM 值均有少量提升。尤其是 5.3 节的算法在添加低秩矩阵分解后，其 PSNR 值和 MSSIM 值分别提高了 2.442 8 dB 和 0.000 5。从定量分析可以看出，各算法在施加低秩矩阵分解后，其处理结果图像质量均得到提升，细节信息保存得更加完整。

表 5.2　模拟数据实验结果定量分析

算法	无低秩矩阵分解		低秩矩阵分解后	
	PSNR/dB	MSSIM	PSNR/dB	MSSIM
WF 算法	36.037 6	0.989 7	37.021 8	0.989 9
RCP 算法	36.016 1	0.988 8	37.104 5	0.989 0
算法 5.1 与算法 5.2 的组合	40.650 1	0.997 0	43.092 9	0.997 5

5.4.4.2　真实数据实验

为了进一步验证本节算法的有效性，我们在真实的 CT 图像上进行实验，结果如图 5.8 所示。图 5.8（a）（b）分别为本节算法和 5.3 节算法的处理结果。从图中结果可以看出，这两种算法处理后的图像基本看不出差别。我们将算法提取出的环形伪影信息进行局部放大，结果如图 5.8（c）（d）所示，图 5.8（d）中红色箭头所示处的细节信息比图 5.8（c）中的更多，即包含的原始图像的细节纹理信息更多，由此说明 5.3 节算法去除的伪影信息中包含较多的原始图像细节信息，而本节算法保留的细节信息更完整，这说明本节算法在添加低秩矩阵分解步骤后较好地保护了图像的原始细节信息。

5.4.4.3　实验参数分析

本节算法中，低秩矩阵分解对最终的环形伪影去除效果较好。在 5.3 节算法中对图像分解效果起决定性作用的是正则化参数 λ，其随 λ 变化的结果如图 5.9 所示，可以看到，λ 越小则低秩矩阵分解后的稀疏分量中含有的伪影信息就越多，最后的处理结果所包含的伪影信息就越多。

我们通过实验验证了 5.3 节算法的收敛性，计算每次迭代后结果的归一化能量变化（Normalized Step Difference Energy，NSDE），其公式如下：

$$\text{NSDE} = \frac{\|S^{(t+1)} - S^{(t)}\|}{\|S^{(t)}\|} \qquad (5-24)$$

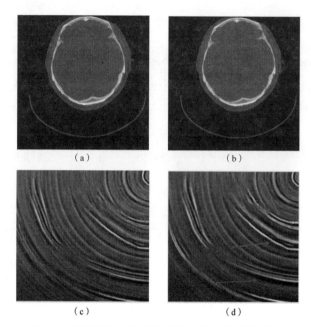

（a）　　　　　　　　　　　（b）

（c）　　　　　　　　　　　（d）

图 5.8　真实脑部 CT 图像实验结果（书后附彩插）

（a）本节算法的处理结果；（b）5.3 节算法的处理结果；

（c）本节算法去除的环形伪影信息局部放大图像；（d）5.3 节算法去除的环形伪影信息局部放大图像

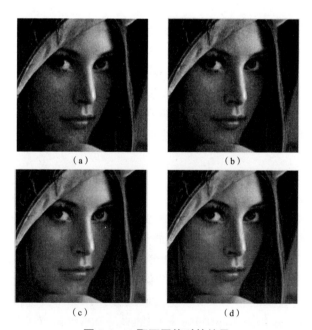

（a）　　　　　　　　　　　（b）

（c）　　　　　　　　　　　（d）

图 5.9　λ 取不同值时的结果

（a）$\lambda = 0.08$ 时的实验结果；（b）$\lambda = 0.06$ 时的实验结果；

（c）$\lambda = 0.04$ 时的实验结果；（d）$\lambda = 0.02$ 时的实验结果

　　以模拟的 Lena 图像为例，用 5.3 节算法处理时，各次迭代后的 NSDE 值构成的变化曲线如图 5.10 所示。从图中可以看出，随着迭代次数增加，NSDE 的值迅速下降，并不需要迭代很多次，可见模型能够快速收敛。

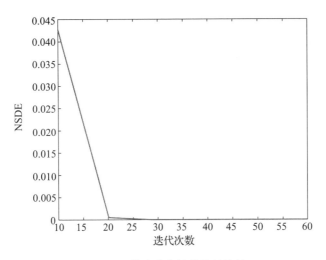

图 5.10　算法迭代的收敛性趋势

5.5　基于相对变分和低秩矩阵分解的去除模型

5.5.1　模型设计和求解

　　由 1.3.4 节可知，相对变分在分离图像的结构性边缘和纹理细节方面有着非常出色的表现。在此基础上，我们在 3.2.3 节设计了一种单向的相对变分来针对极坐标下的垂直状条带伪影，并取得了不错的去除效果。5.4 节中介绍的低秩矩阵分解技术在环形伪影去除过程中只是充当了保护细节纹理的作用，如果将针对条带伪影的单向相对变分融合到低秩矩阵分解的理论，使得在将数据矩阵分解成低秩部分和稀疏误差部分时实现伪影的识别并同时将之分离，那么也可以达到伪影去除的目的。

　　定义 D 为带伪影的原始图像，Q 为其对应的极坐标下的图像；A 和 E 分别为将 D 做低秩矩阵分解后的低秩部分和稀疏误差部分，环形伪影在低秩部分；将 A 中伪影去除后得到的无伪影图像定义为 X。在低秩模型（式（5 - 18））的基础上，添加单向的相对变分模型，那么有优化目标函数如下：

$$\arg\min_{E,A,X} \|A\|_* + \|X - A\|_F^2 + \tau \|X\|_{\mathrm{RTV}} + \lambda \|E\|_1 \qquad (5-25)$$

$$\mathrm{s.\,t.} \quad D = A + E$$

式中，第 1 项和第 4 项是原始低秩矩阵分解模型；第 2 项是保证 X 和 A 尽量接近的保真项；第 3 项是相对变分的正则化项，根据 3.2.3 节中关于单向相对变分的描述可知

$$\|X\|_{\text{RTV}} = \sum_p \frac{D_x(p)}{L_x(p) + \varepsilon} \tag{5 - 26}$$

式中，p——极坐标系下矩阵 X 的像素。

综上所述，我们需要求的是 G，G 可以表示为 $G = X + E$。

针对上述最优问题，同样可以用非精确增广拉格朗日乘子法（Inexact ALM，IALM）来求得最优解，那么可以将上述问题转换为如下的等价优化问题：

$$\min_{E,A,X,Y,\mu} L(E,A,X,Y,\mu) = \min_{A,X,E,Y,\mu} \|A\|_* + \|X - A\|_F^2 + \tau \|X\|_{\text{RTV}} +$$

$$\lambda \|E\|_1 + \langle Y, D - A - E \rangle + \frac{\mu}{2}\|D - A - E\|_F^2 \tag{5 - 27}$$

式中，Y——拉格朗日乘子矩阵；

μ——惩罚因子。

我们交替更新上述的增广拉格朗日方程来求解，第 $k+1$ 次迭代公式如下：

$$E_{k+1} = \arg\min_E L(E, A_k, X_k, Y_k, \mu_k) \tag{5 - 28}$$

$$A_{k+1} = \arg\min_A L(E_{k+1}, A, X_k, Y_k, \mu_k) \tag{5 - 29}$$

$$X_{k+1} = \arg\min_X L(E_{k+1}, A_{k+1}, X, Y_k, \mu_k) \tag{5 - 30}$$

$$Y_{k+1} = Y_k + \mu_k (D - A_{k+1} - E_{k+1}) \tag{5 - 31}$$

$$\mu_{k+1} = \begin{cases} \rho\mu_k, & \mu_k < \rho \\ \mu_k, & \mu_k \geqslant \rho \end{cases} \tag{5 - 32}$$

优化问题现在已经被分解为三个子问题，即式（5 - 28）~式（5 - 30）。由此可以看到，每次迭代都需要求解凸优化问题，故利用奇异值分解来近似求解。首先，定义一个收缩算子：

$$S_\varepsilon[x] = \text{sign}(x) * \max\left\{|x| - \varepsilon, 0\right\} \tag{5 - 33}$$

那么式（5 - 28）可以表示为

$$E_{k+1} = \arg\min_E L(E, A_k, X_k, Y_k, \mu_k)$$

$$= \arg\min_E \lambda \|E\|_1 + \langle Y_k, D - A_k - E \rangle + \frac{\mu_k}{2}\|D - A_k - E\|_F^2$$

$$= \arg\min_E \lambda \|E\|_1 + \frac{\mu}{2}\|E - (D - A_k + \mu_k^{-1} Y_k)\|_F^2 \tag{5 - 34}$$

那么上述优化问题的求解可转化为通过奇异值分解的方法来求得 E：

$$(U,S,V) = \mathrm{SVD}(D - A_k + \mu_k^{-1} Y_k) \tag{5-35}$$

$$E_{k+1} = S_{\lambda\mu_k^{-1}}[D - A_k + \mu_k^{-1} Y_k] \tag{5-36}$$

类似地，对于式（5-29），有

$$A_{k+1} = \arg\min_{A} L(E_{k+1}, A, X_k, Y_k, \mu_k)$$

$$= \arg\min_{A} \|A\|_* + \|X_k - A\|_F^2 + \langle Y_k, D - A - E_{k+1}\rangle + \frac{\mu_k}{2}\|D - A - E_{k+1}\|_F^2$$

$$= \arg\min_{A} \|A\| + \frac{\mu_k + 2}{2}\left\|A - \frac{\mu_k}{\mu_k + 2}(D - E_{k+1} - \mu_k^{-1} Y_k - 2\mu_k^{-1} X_k)\right\|_F^2 \tag{5-37}$$

用奇异值分解来求解 A：

$$(U,S,V) = \mathrm{SVD}\left(\frac{\mu_k}{\mu_k + 2}(D - E_{k+1} - \mu_k^{-1} Y_k - 2\mu_k^{-1} X_k)\right) \tag{5-38}$$

$$A_{k+1} = S_{(\mu_k+2)^{-1}}\left(\frac{\mu_k}{\mu_k + 2}(D - E_{k+1} - \mu_k^{-1} Y_k - 2\mu_k^{-1} X_k)\right) \tag{5-39}$$

对于式（5-30），有

$$X_{k+1} = \arg\min_{X} L(E_{k+1}, A_{k+1}, X, Y_k, \mu_k)$$

$$= \arg\min_{X} \|X - A\|_F^2 + \tau\|X\|_{\mathrm{RTV}} \tag{5-40}$$

式中，第1项是保真项，第2项是正则化项。但是这个模型是针对极坐标系下的条带伪影的，因此第1项和第2项都需要在极坐标系下实现。

5.5.2　实验结果

为了验证本节算法的伪影去除性能，我们在真实的 CT 图像上做相关实验。实验中的所有原始图像的大小均是 512×512，转换到极坐标系下均是 360×360。在本节算法中，$\tau = 0.01$，$\mu = 1/\sqrt{512}$，$\lambda = 0.1$，$\rho = 1.5$，$\mathrm{stop}_{\mathrm{threshold}} = 10^{-8}$。同时，选取基于变分的去除算法来做对比实验。

如图 5.11～图 5.13 所示，图（a）均为原始 CT 图像；图（b）均是在图（a）的基础上添加模拟的环形伪影得到的；图（c）均为仅变分处理的结果图像；图（d）均为基于低秩矩阵分解和相对变分处理得到的结果；第二行是第一行对应的局部放大图像。从图中可以看到，图（b）中包含大量以图像中心为圆心的环形伪影；而用变分模型处理得到的结果（各图（c））中仍存在一些环形伪影；在相同参数设置下的低秩矩阵分解与变分结合的模型则能够比较彻底地去除图中的环形伪影（各图（d）），特别是对于稀疏部分的环形伪影的去除。

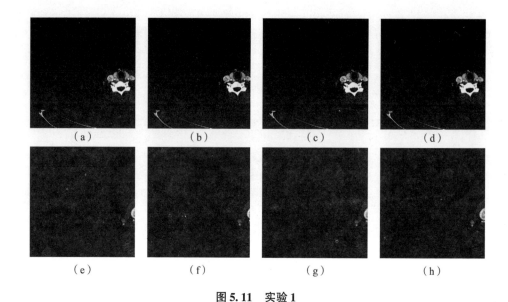

图 5.11　实验 1

（a）原始图像；（b）添加模拟伪影后的图像；（c）变分处理结果；（d）本节算法的处理结果；

（e）~（h）图（a）~（d）对应图像的局部放大图像

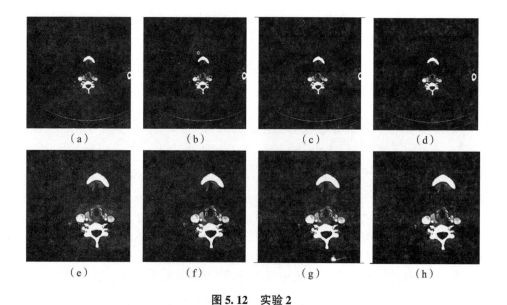

图 5.12　实验 2

（a）原始图像；（b）添加模拟伪影后的图像；（c）变分处理结果；（d）本节算法的处理结果；

（e）~（h）图（a）~（d）对应图像的局部放大图像

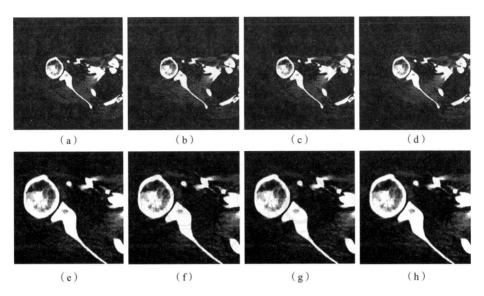

图 5.13　实验 3

（a）原始图像；（b）添加模拟伪影后的图像；（c）变分处理结果；（d）本节算法的处理结果；

（e）～（h）图（a）～（d）对应图像的局部放大图像

由于处理结果从肉眼已经看不出差异，因此接下来通过指标定量来分析对比两种算法的性能，在此依然引入峰值信噪比（PSNR）和平均结构相似性（MSSIM），结果总结在表 5.3 中。可以看出，在加入低秩矩阵分解后，PSNR 值有较为明显的提升，MSSIM 值则相差不大。

表 5.3　实验结果定量分析

算法	实验 1		实验 2		实验 3	
	PSNR/dB	MSSIM	PSNR/dB	MSSIM	PSNR/dB	MSSIM
基于变分	37.825 2	0.608 8	37.827 8	0.586 0	36.744 0	0.649 6
本节算法	39.057 6	0.607 6	38.221 3	0.582 1	38.347 0	0.661 0

5.6　本章小结

根据 CT 图像中环形伪影在极坐标系下表现的单一方向特性，并结合单向变分模型思想和 TV – Stokes 模型思想，在原 TV – Stokes 去噪模型基础上进行改进，本章设计了一种基于 TV – Stokes 方程和单向变分的环形伪影去除算法。在笛卡儿坐标系下，环形伪影表现为明暗相间的同心圆环，而在极坐标系下表现为相互平行的条带状。因此，伪影的信息不影响垂直方向梯度，而只影响水平方向梯度。故在设计模型时，把 TV - Stokes 模型中原本要求的切向量改为只求水平方向的切向量，利用单向变分思想来平滑水平方向的伪影信息，最终得到光滑的法向量场。最后，利用该法向量恢复与之最适应的图像，即去除伪影后的图像。在本章的实验环节，无论是模拟图像数据还是真实的 CT 图像数据，从视觉观察和定量分析两方面与经典方法进行了比较，本章算法均展示了较出色的性能。

根据图像本身的稀疏性和 5.3 节所述的算法，在 5.3 节算法的基础上进行改进，在算法处理前，先将图像进行低秩矩阵分解处理，然后将包含伪影的低秩分量作为 5.3 节算法的输入进行环形伪影去除，最终补上稀疏误差分量，得到最终的去除环形伪影的干净图像。实验结果表明，无论是从视觉观察还是从定量分析，该算法性能都能在 5.3 节算法的基础上有一定提升。而且，将经典算法加上低秩矩阵分解步骤后，图像质量也有少许提升，可见将图像低秩分解后，能够保留更多原始图像细节纹理信息，从而保证原图质量，减少算法处理对图像纹理的损伤。

将低秩矩阵分解和相对变分结合的算法可实现伪影识别，并在做低秩矩阵分解的同时将伪影分离出来，从而实现环形伪影的去除。该算法降低了去除伪影算法的复杂度，减少了去除步骤，并且实验证明有不错的去除效果。

本章相关工作已发表，见文献 [34]。

参 考 文 献

［1］ TAI X C, OSHER S, HOLM R. Image inpainting using a TV - Stokes equation ［M］//Image Processing Based on Partial Differential Equations, Berlin Heidelberg：Springer, 2007.

［2］ RAHMAN T, TAI X C, OSHER S. A TV - Stokes denoising algorithm ［C］// Scale Space and Variational Methods in Computer Vision, First International Conference, SSVM 2007, Ischia, 2007：473 - 483.

［3］ TAI X C, BOROK S, HAHN J. Image denoising using TV - Stokes equation with an orientation - matching minimization ［C］//International Conference on Scale Space and Variational Methods in Computer Vision, Springer - Verlag, 2009：490 - 501.

［4］ BOUALI M, LADJAL S. Toward optimal destriping of MODIS data using a unidirectional variational model ［J］. IEEE Transactions on Geoscience and Remote Sensing, 2011, 49 (8)：2924 - 2935.

［5］ DURAND S, NIKOLOVA M. Denoising of frame coefficients using L_1 data – fidelity term and edge preserving regularization ［J］. SIAM Journal on Multiscale Modeling & Simulation, 2007, 6（2）: 547 – 576.

［6］ CHAN T, MARQUINA A, MULET P. High – order total variation – based image restoration ［J］. SIAM Journal on Scientific Computing, 2000, 22: 503 – 516.

［7］ LEFKIMMIATIS S, BOURQUARD A, UNSER M. Hessian – based norm regularization for image restoration with biomedical applications ［J］. IEEE Transactions on Image Processing, 2012, 21（3）: 983 – 995.

［8］ LYSAKER M, LUNDERVOLD A, TAI X C. Noise removal using fourth – order partial differential equation with applications to medical magnetic resonance images in space and time ［J］. IEEE Transactions on Image Processing : a Publication of the IEEE Signal Processing Society, 2003, 12（12）: 1579 – 1590.

［9］ LI F, SHEN C, FAN J, et al. Image restoration combining a total variational filter and a fourth – order filter ［J］. Journal of Visual Communication and Image Representation, 2007, 18（4）: 322 – 330.

［10］ LYSAKER M, OSHER S, TAI X. Noise removal using smoothed normals and surface fitting ［J］. IEEE Transactions on Image Processing : A Publication of the IEEE Signal Processing Society, 2004, 13（10）: 1345 – 1357.

［11］ BERTALMIO M, BERTOZZI A L, SAPIRO G. Navier – stokes, fluid dynamics, and image and video inpainting ［C］//Proceedings of the 2001 IEEE Computer Society Conference on Computer Vision and Pattern Recognition, 2001: 7176886.

［12］ PRELL D, KYRIAKOU Y, KALENDER W A. Comparison of ring artifact correction methods for flat – detector CT ［J］. Physics in Medicine and Biology, 2009, 54（12）: 3881.

［13］ VOVK U, PERNUS F, LIKAR B. A review of methods for correction of intensity inhomogeneity in MRI ［J］. IEEE Transactions on Medical Imaging, 2007, 26（3）: 405 – 421.

［14］ 张贤达. 矩阵分析与应用 ［M］. 北京: 清华大学出版社, 2013.

［15］ 戴琼海, 付长军, 季向阳. 压缩感知研究 ［J］. 计算机学报, 2011, 34（3）: 425 – 434.

［16］ CAO X, CHEN Y, ZHAO Q, et al. Low – rank matrix factorization under general mixture noise distributions ［C］//IEEE International Conference on Computer Vision, 2016: 1493 – 1501.

[17] GUAN N, TAO D, LUO Z, et al. MahNMF: Manhattan non − negative matrix factorization [J]. arXiv preprint arXiv: 1207. 3438, 2012.

[18] KIM E, LEE M, CHOI C H, et al. Efficient L_1 − norm − based low − rank matrix approximations for large scale problems using alternating rectified gradient method [J]. IEEE Transactions on Neural Networks and Learning Systems, 2015, 26 (2): 237 − 251.

[19] ZHAO Q, MENG D, XU Z, et al. L_1 − norm low − rank matrix factorization by variational Bayesian method [J]. IEEE Transactions on Neural Networks and Learning Systems, 2015, 26 (4): 825 − 839.

[20] LIU G, LIN Z, YAN S, et al. Robust recovery of subspace structures by low − rank representation [J]. IEEE Transactions on Pattern Analysis and Machine Intelligence, 2013, 35 (1): 171 − 184.

[21] ZHUANG L, GAO H, LIN Z, et al. Non − negative low − rank and sparse graph for semi − supervised learning [C]//IEEE Conference Computer Vision and Pattern Recognition, 2012: 2328 − 2335.

[22] ZHUANG L, GAO H, HUANG J, et al. Semi − supervised classification via low rank graph [C]//IEEE International Conference on Image and Graphics, 2011: 511 − 516.

[23] WRIGHT J, YANG A Y, GANESH A, et al. Robust face recognition via sparse representation [J]. IEEE Transactions on Pattern Analysis and Machine Intelligence, 2009, 31 (2): 210 − 227.

[24] ELHAMIFAR E, VIDAL R. Sparse subspace clustering: algorithm, theory, and applications [J]. IEEE Transactions on Pattern Analysis and Machine Intelligence, 2013, 35 (11): 2765 − 2781.

[25] LU C, TANG J, YAN S, et al. Nonconvex nonsmooth low rank minimization via iteratively reweighted nuclear norm [J]. IEEE Transactions on Image Processing, 2016, 25 (2): 829 − 839.

[26] HE R, TAN T, WANG L. Robust recovery of corrupted low − rank matrix by implicit regularizers [J]. IEEE Transactions on Pattern Analysis and Machine Intelligence, 2014, 36 (4): 770 − 783.

[27] XU C, TAO D, XU C. Multi − view intact space learning [J]. IEEE Transactions on Pattern Analysis and Machine Intelligence, 2015, 37 (12): 2531 − 2544.

[28] ZHANG T. Analysis of multi − stage convex relaxation for sparse regularization [J]. Journal of Machine Learning Research, 2010, 11 (3): 1081 − 1107.

[29] GAO C, WANG N, YU Q, et al. A feasible nonconvex relaxation approach to feature selection [C]//AAAI Conference on Artificial Intelligence, 2011: 356 – 361.

[30] CANDÈS E J, LI X, MA Y, et al. Robust principal component analysis? [J]. Journal of the ACM, 2011, 58 (3): 37.

[31] BECK A, TEBOULLE M. A fast iterative shrinkage – thresholding algorithm for linear inverse problems [J]. Siam Journal on Imaging Sciences, 2009, 2 (1): 183 – 202.

[32] LIN Z, GANESH A, WRIGHT J, et al. Fast convex optimization algorithms for exact recovery of a corrupted low – rank matrix [J]. Journal of the Marine Biological Association of the UK, 2009, 56 (3): 707 – 722.

[33] LIN Z C, CHEN M M, MA Y. The augmented lagrange multiplier method for exact recovery of corrupted low – rank matrices. [J]. arXiv preprint arXiv: 1009. 5055, 2013.

[34] WU H T, LI J W, WANG H. Removing ring artifacts in cone – beam CT via TV – Stokes and unidirectional total variation model [J]. Medical Physics, 2019, 46 (4): 1719 – 1727.

第6章

基于变分和生成对抗网络的
环形伪影去除算法

6.1　引言

近年来，人工智能（Artificial Intelligence，AI）与深度学习（Deep Learning，DL）已经成为耳熟能详的名词。一般而言，深度学习模型可以分为判别模型与生成模型。随着反向传播（Back Propagation，BP）、Dropout 等算法的提出，判别模型得到迅速发展。然而，生成模型的建模较困难，发展缓慢，直到近年来最成功的生成模型——生成对抗网络（Generative Adversarial Network，GAN）提出后，这一领域才焕发出新的生机。

生成对抗网络自 Goodfellow 等[1]提出后，越来越受到学术界和工业界的重视。而随着 GAN 在理论与模型上的高速发展，它在计算机视觉、自然语言处理、人机交互等领域有着越来越深入的应用，并不断向其他领域继续延伸。本章从深度学习方向入手，将传统的变分思想和生成对抗网络相结合，提出一种新的解决环形伪影去除问题的思路。

6.2　深度学习

深度学习是近年来发展的一种学习多层次特征的方法，它利用深度神经网络，端到端地从大量数据中学习其中隐含的规律。深度学习在许多领域都取得了令人瞩目的成果，如图像处理、语音识别、自然语言处理等，它的快速发展极大地促进了机器学习的发展。

6.2.1　深度学习的发展过程

深度学习是由人工神经网络（Artificial Neural Network，ANN）演变发展而来的。从感知机的提出到神经网络的发展，再到深度学习的萌芽，深度学习经历了多次重要变革。1957 年，Rosenblatt[2]首次提出了感知机算法。感知机本质上是一种线性模型，可以对输入的训练集数据进行二分类，且能够在训练集中自动更新权值。感知机的提出吸引了大量科学家对人工神经网络研究的兴趣，对神经网络的发展具有里程碑式的意义，这也是第一次神经网络发展历史中的高潮。1982 年，著名物理学家约翰·霍普菲尔德（J. Hopfield）提出了 Hopfield 神经网络。Hopfield 神经网络是一种结合存储系统和二元系统的循环神经网络，可以模拟人类的记忆。根据激活函数的选取不同，其分为连续型和离散型两种类型，分别用于优化计算和联想记忆。然而，由于其容易陷入局部最小值的缺陷，故在当时并未引起轰动。1986 年，反向传播算法（Back Propagation，BP）[3] 和多层感知机的提出，成功解决了感知机算法的非线性分类难题，BP 算法在传统神经网络正向传播的基础上，增加了误差的反向传播过程。反向传播过程不断地调整神经元之间的权值和阈值，直到输出的误差减小到允许的范围内，或达到预先设定的训练次数为止。但是 20 世纪80 年代计算机硬件的发展水平有限，运算能力不能满足需求，这直接导致神经网络规模增大时 BP 算法会出现梯度消失问题，BP 算法的发展因此受到很大限制。BP 算法虽然完美地解决了非线性分类问题，却出现了新的散度弥散问题。并且此时许多统计模型也迎来发展高潮，如支持向量机[4]、逻辑回归等算法表现出强大分类性能，这些浅层机器学习算法的原理明显不同于神经网络模型，神经网络发展陷入短暂的低谷期。直到 2006 年，科学家 Hinton 发表了一篇具有创造性的论文[5]，提出了深度学习的理论，并给出了解决梯度消失问题的方案：先通过无监督的学习方法逐层训练算法，再使用有监督的反向传播算法进行调优。该理论的提出立即在学术圈引起了巨大的反响，以斯坦福大学、多伦多大学为代表的众多世界知名高校纷纷投入大量人力、财力进行深度学习领域的相关研究。这篇论文奠定了深度学习的理论发展基础，为人工智能的发展注入了崭新的活力。

此后，许多研究者对深度学习开展了大量研究工作。2012 年，在著名的 ImageNet 图像分类比赛中，基于深度学习的方法取得了非常好的成绩[6]。2013 年，国内的百度公司成立以深度学习为核心的大数据人工智能研究机构 IDL。2014 年，DeepFace[7] 和 DeepID[8] 被提出，并在 LFW 数据集[9] 上的人脸识别率达到 99.75%，如此高的识别率已超过了人眼的识别率。2016 年，谷歌公司用其研发的基于深度神经网络的机器人 AlphaGo[10] 击败围棋高手李世石，后来接连与众多围棋高手过招均取得完胜，引起了全世界的关注。2017 年，基于强化学习算法的 AlphaGo 升级版 AlphaGo Zero 问世，其采用"从零开始""无师自通"的学习模式，以 100∶0 的比分轻而易举打败了之前的 AlphaGo。近年来，深度学习的相关算法在医疗、金融、艺术、无人驾驶等领域取得了显著成果。例如：百度公司在无人驾驶汽车研发中取得了显著的成果，"百度无人驾驶汽车"系统融合了以深度学习为基础的计算机视觉、听觉等识别技术；基于深度学习的图像搜索识别技术也取得了很好的成绩，阿里巴巴公司在此基础上研发出的用于图像搜索的"拍立淘"被广泛应用；等等。谷歌、微软、Facebook 等公司都在大力发展深度学习技术，甚至研发了专门的深度学习框架，如谷歌公司研发的 TensorFlow、微软公司研发的 CNTK、Facebook 公司研发的 Torch、Fchollet 公司研发的 Keras、DMLC 研发的 MXNet 以及 BVLC（Berkeley Vision and Learning Center）和社区贡献者共同研发的 Caffe 等，这些深度学习框架已被广大的科研工作者应用，从而进一步促进了深度学习技术的快速发展。深度学习主流框架对比如表 6.1 所示。

表 6.1　深度学习主流框架对比

框架名称	主要开发语言	适用场景	优点	缺点
TensorFlow	Python、C++、Go	图像识别，手写字识别，语音识别，预测，自然语言处理	兼容性好，易学、易扩展，支持可视化和并行运算	计算复杂效率低，没有三维卷积，经常变动接口
CNTK	C++	图像识别，手写字识别，语音识别	兼容性好，支持跨平台，计算性能强	不支持 ARM 架构
Torch	Lua、Python	图像识别，手写字识别，语音识别	兼容性好，运行速度快，简单易学，方便维护	其编程语言主要为 Lua，但 Lua 不是主流语言
Keras	Python	图像识别，手写字识别，语音识别	简单易学，方便快速实验	程序运行速度较慢
MXNet	R、Julia、Python、C++	图像识别，手写字识别，语音识别，预测，自然语言处理	有很好的兼容性、扩展性、移植性，支持多种语言，支持生成对抗网络模型	接口文档较混乱
Caffe	C++、Python	图像识别，视频图像识别	支持跨平台，运行速度快，支持多种语言	很难支持循环网络，不支持细粒度网络层

深度学习的巨大成功离不开现代计算机存储能力和计算能力的大大提升，也离不开算法的不断创新和完善。多核 CPU 和 GPU 的发展保证神经网络可以有更深的深度，模型的训练速度也得到大大提高。另外，互联网技术越来越发达，为获取大量数据提供便利，深层次的模型在海量数据的基础上可以训练出更好的性能。

6.2.2　经典的深度学习模型

深度学习中的"深度"其实是相对于传统机器学习算法的"浅层"而言的。在传统的机器学习算法中，逻辑回归（LR）、提升方法（boosting）、支持向量机（SVM）等都是浅层学习方法。这些模型都取得了不错的成效，但是模型架构只包含了单层的隐含层节点（甚至没有隐含层节点），所以对于复杂函数的拟合能力十分有限。

深度学习中的"深度"则不会面临这样的问题。深层次模型的网络结构大部分都比较复杂，包含的结构层数很多，所以有着强大的函数拟合能力和泛化能力。深度学习的特征提取过程是分层进行的，模型的浅层可以通过学习来获得一些低级特征，而在深层次可通过对这些低级特征的组合来得到高级的抽象特征。深度学习通过这种层次化的结构，实现从"点"→"线"→"局部"→"整体"的特征抽象过程。接下来着重介绍几个经典的深度学习模型。

6.2.2.1　深层信念网络

深层信念网络（Deep Belief Network，DBN）[11]是一个概率生成模型，起源于人工神经网络，其由多层的玻尔兹曼机（Restricted Boltzmann Machine，RBM）和一层某种分类器组合而成。比较经典的 DBN 由若干层 RBM 和一层 BP 组成，在图像分类识别和语音识别等领域有着广泛的应用。

RBM 只有两层神经元，一层为可视层，由显性神经元组成，用于输入训练数据；另一层为隐含层，由隐性神经元组成，用于提取训练数据的特征。RBM 的网络结构如图 6.1 所示，其中可视层包含 m 个节点，隐含层包含 n 个节点，W_1^R 为连接权值矩阵。这种层次化的特征提取思路奠定了深度学习理论基础。层间无连接的假设条件使受限玻尔兹曼机中的输入输出神经元服从于二项分布，即各层神经元的激活状态非 0 即 1，且层内的神经元激活条件独立。

DBN 的学习过程可以分为两个阶段，即先对所有 RBM 进行逐层无监督预训练，再用有监督算法进行调优。DBN 的网络结构如图 6.2 所示，其中 l 是隐含层的个数，y 是输出层状态向量，$W^R = (W_1^R \ W_2^R \ \cdots \ W_{l-1}^R)$ 表示通过无监督预训练所得到的除去输出层之外的初始化权值矩阵。

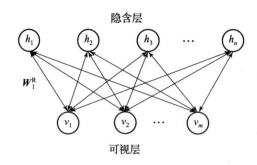

图 6.1　RBM 的网络结构[12]

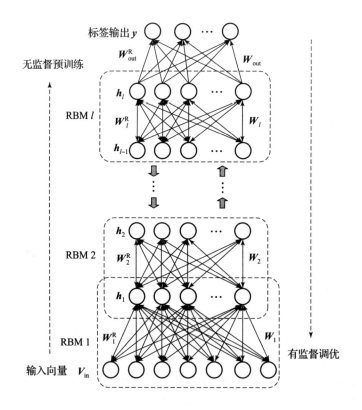

图 6.2　DBN 网络结构[12]

2017 年，Zhong 等[13]提出了一种新的深度信念网络来对高光谱遥感图像进行分类。但是普通的预训练和微调方法会使学习 DBN 中的许多隐含单元表现得非常相似，或者表现为"从不响应"或"总是响应"。这样的结果会对DBN 的描述能力和分类性能产生负面影响。为了进一步提高 DBN 的性能，该作者通过对预训练和微调程序进行规范化来多样性提升先验因素和潜在因素，开发了一种新的多样化 DBN。此外，通过常用的递归贪婪和反向传播学习框架，可以有效地实现规则化的预训练和微调。

6.2.2.2　卷积神经网络

卷积神经网络（Convolutional Neural Network，CNN）是深度学习技术中最具代表性的网络结构之一，该网络结构在计算机视觉领域取得了非常好的效果，甚至在一些视觉分析任务中可以达到（或超过）人类认知的结果。卷积神经网络有一个非常突出的特点就是权值共享的策略，这样的网络结构更加接近于生物神经网络，不但能大大减少权值数量，而且能降低网络模型的复杂程度。

CNN 的经典模型 LeNet－5[14] 在 1998 年就被提出了。LeNet－5 最早被提出来是用于进行手写数字识别，是最早的经典卷积神经网络，它的网络结构如图 6.3 所示。

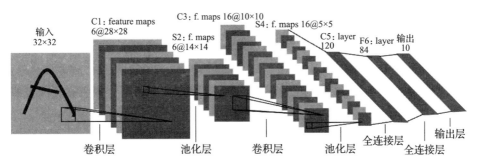

图 6.3　LeNet－5 网络结构[14]

LeNet－5 除了输入层总共有 7 层网络，在图 6.3 中从左到右依次是卷积层（convolutions）、池化层（subsampling）、卷积层、池化层、卷积层、全连接层（full connection）以及输出层（gaussian connections）。LeNet－5 在识别手写数字图像时，首先从输入层获取数据，第一层的卷积层会对输入图像做卷积操作获得特征图（feature maps），然后将特征图作为下一层池化层的输入进行下采样，继续进行卷积和下采样处理，利用全连接层对卷积操作后的特征进行整合，最终输出层输出一个包含输入图像类别信息的向量。其他 CNN 改进模型对数据的处理流程与此类似，因此首先对 CNN 的各种网络组成层进行详细介绍，以便理解后续的网络模型。

1. 全连接和局部连接

全连接层的意思就是神经网络中的某一层包含的所有神经元都和前一层的每个神经元相连接。这样的神经网络很容易出现非常多的参数量，从而大大增加了神经网络的训练难度。例如，输入一个 $10^3 \times 10^3$ 大小的单通道图像，那么可以用包含 10^6 个元素的列向量表示，若其和同样数量的隐含层神经元以全连接的方式进行连接，那么仅输入层到第一个隐含层除偏置参数以外的其余参数就有 $10^6 \times 10^6 = 10^{12}$ 个。

局部连接是指让当前神经网络层的每个神经元每次只与前一层神经网络输出的特征图的特定区域连接，然后把不同神经元感受到的图像的不同区域信息进行整合，从而最终得到整个图像的全局信息。例如，利用 10×10 大小的局部感受域，那么对于同一幅 $10^3 \times 10^3$ 大小的单通道图像，总的参数数量则减少为 $10^6 \times 10^2$，即大大减少了参数数量。

2. 卷积层和权值共享

采用上述的局部连接确实可以在一定程度上减少训练参数的数量，但是随着网络层数的增多，整个网络的参数量依然非常大，因此权值共享的策略就被提出。权值共享是指处于同一层的神经元共享参数，即具有相同的参数值。例如，LeNet – 5 中的第一层卷积操作中，该卷积层利用 5×5 大小的卷积核对 32×32 大小的输入图像进行卷积操作，随后得到了 28×28 大小的特征图。该特征图中的每个神经元都通过特定 5×5 大小的卷积核和输入图像的对应 5×5 大小位置进行卷积操作，也就是说，特征图中的每个神经元都只关心输入图像特定的位置，这也就是上述局部连接特性。与此同时，这 5×5 大小的卷积矩阵中的权值对于输出特征图中的每个点来说都是相同的，即同一个特征图中的所有神经元共享了连接权值。因此，卷积神经网络中的卷积操作同时包含局部连接和权值共享的理念，这也是卷积神经网络能够有效训练和有较好泛化能力的基础。

卷积是深度神经网络中最基本也最重要的特征计算操作。图 6.4 所示为 3×3 大小的卷积核以步长为 3 对原始特征图做卷积运算。当进行卷积操作时，将卷积核沿着输入图像的水平方向（或垂直方向）以一定步长（stride）移动，每移动一个步长便可以得到卷积核与输入图像对应范围内所有像素值的卷积运算值，即图 6.4 所示的卷积结果和原始特征图中对应的不同颜色区域。随着移动操作的完成，最终会得到新的二维特征图像。在使用卷积操作时，通常不会仅使用一个卷积核，而是使用多个卷积核对输入图像进行卷积操作，每个卷积核对应一个特征图，而这些新产生的特征图会作为下一层的输入。

3. 激活函数

由前述可知，卷积操作其实是一种线性运算，因此它只能表达和模拟线性映射关系，但这是远远不够的。要加强卷积神经网络的拟合能力，就必须使之具备非线性的映射关系。非线性的关系一般是通过非线性函数来完成的，

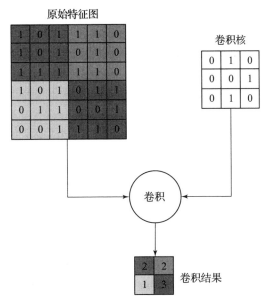

图 6.4　卷积运算示意图

非线性函数一般安排在卷积操作或全连接操作之后，这种非线性函数被称为激活函数。激活函数对于深度神经网络的非线性拟合能力非常重要，也是卷积神经网络的重要组成部分。常见的激活函数包括 Sigmoid 函数、tanh 函数以及 ReLU 函数，这些激活函数各有特点，一般根据需求来选择合适的激活函数，以训练出更好的模型。

4. 池化层和输出层

上述卷积操作可以大大减少权值参数的数量，但是现实中的图像很多都有很高的分辨率，那么参数依然较多。因此池化（pooling）操作被提出，以进一步解决该问题。池化层一般在卷积层后，对卷积层得到特征图邻近位置的特征进行聚合，以降低特征图的大小，减少训练参数从而加快训练速度。池化操作的流程和卷积操作相似，首先将一个池化核沿着特征图的某个方向移动，然后在特征图中与池化核相同大小的位置范围内以某个策略选择一个特征值来代替该池化核范围内的输出。与卷积操作有较大不同的是，池化核的移动步长等于该池化核的宽度，即池化操作仅作用于特征图不重合的区域。常用的池化方法有平均池化（mean pooling）、最大池化（max pooling）、加权平均池化等。

从输入层输入的图像经过各种卷积层、池化层以及全连接层后，其特征会被提取并输入输出层，由输出层输出最终的结果。在分类任务中，最后的输出层都会比较简单，最常用的就是 Softmax 分类器。

5. CNN 的发展历程

学术界对于卷积神经网络的关注，也正是开始于 LeNet - 5 网络的提出，并且该模型成功应用于手写字体识别。但受限于当时的计算机性能，CNN 沉寂了很长时间，直到 2012 年，Hinton 教授的学生提出了经典网络 AlexNet[15]，该网络结构是 CNN 发展历史中最为重要的突破性进展，它采用了更深更宽的网络模型，用 ReLU 函数作为激活函数，并使用了 Dropout 策略。AlexNet 实现了 top - 5 最低错误率为 15.3% 的好成绩，赢得了 2012 年的 ILSVRC 比赛。VGGNet[16] 是在 AlexNet 基础上演变而来的，该网络结构层次包含更深更广的深度卷积神经网络，并在 2014 年的 ILSVRC 比赛中使得 top - 5 最低错误率从 16.4% 降到 7.3%。VGGNet 包含 5 个池化层，因此是五阶段网络，这 5 个阶段的卷积核个数从 64 开始，每一阶段都在前一阶段的基础上增加一倍，直到最后的卷积核个数为 512 为止。由于 VGGNet 中卷积核的数量远远超过 AlexNet 的，因此可以提取更多、更细致、更抽象的特征表达，故 VGGNet 虽然在结构上模拟 AlexNet，但能将准确率大大提升。在 2014 年的 ILSVRC 比赛中，GoogLeNet[17] 取得了比 VGGNet 更低的 top - 5 错误率，最终成为当年的冠军。2015 年，微软研究院设计了一个多达 152 层的 ResNet 网络[18]。虽然其比之前的网络更深，却降低了复杂度，更加有利于训练。ResNet 将错误率降到 3.6%，其水平比人类（错误率为 5% ~ 10%）更高。普通网络与 ResNet 的最大区别在于，ResNet 有很多旁路的支线将输入直接连到后面的层，使得后面的层可以直接学习残差，这些支路就叫作 shortcut。传统的卷积层或全连接层在传递信息时，或多或少会存在信息丢失、损耗等问题，而 ResNet 在某种程度上解决了这个问题，其直接将输入信息绕道传到输出，可保护信息的完整性，整个网络则只需要学习输入、输出差别的那一部分，大大简化了学习目标和难度。相较于 ResNet，2017 年出现的 DenseNet[19] 更加有效，它的基本思路和 ResNet 一致，但建立的却是前面所有层和后面的层的密集连接。DenseNet 的另一特色是通过特征在通道上的连接来实现特征重用（feature reuse），在参数和计算成本更少的情形下实现比 ResNet 更优的性能。DenseNet 是 CNN 改进模型中技术最新的图像分类识别模型之一，在图像分类识别方面，由于 DenseNet 及其他改进的 CNN 在结构上具有其他神经网络不具备的优势，因此 CNN 在图像识别和物体检测方面取得了巨大的成功。表 6.2 总结了几种主要的 CNN 改进模型的特点。

表 6.2　CNN 改进模型特点对比

模型名称	技术特点	结构特点
LeNet	激活函数为 ReLU；分类器使用 Softmax 回归	网络结构简单，模型深度较浅，图像特征提取能力一般，在训练过程中容易出现过拟合
AlexNet	激活函数为 ReLU；采用 Dropout 技术、数据增强技术、多 GPU 平行训练技术等	能有效避免过拟合现象，网络模型的收敛速度会相对稳定，能避免（或抑制）网络训练时的梯度消失现象，模型训练速度较快；具有更深的网络结构，计算量增大，具有更多的参数
VGGNet	激活函数为 ReLU；采用 Dropout 技术、数据增强技术、多 GPU 平行训练技术；使用 1×1 和 3×3 的小卷积核；分类使用 Softmax 回归等	小卷积核使判决函数更具有判决性，具有更少的参数，增加了非线性表达能力；网络结构更深，计算量更大
GoogLeNet	激活函数为 ReLU；采用 Dropout 技术、数据增强技术、多 GPU 平行训练技术；引入 Inception 结构代替单纯的卷积 + 激活的传统操作技术；分类器使用 Softmax 回归等	引入 Inception 结构，使用 1×1 卷积核来降维，中间层使用 LOSS 单元作为辅助更新网络，全连接层全部替换为简单的全局平均池化，参数更少
ResNet	激活函数为 ReLU；采用多 GPU 平行训练技术；引入残差块；平均池化；分类器使用的 Softmax 回归等技术	引入残差块，直接将输入信息绕道传到输出，从而保护信息的完整性；整个网络只需要学习输入、输出差别的那一部分
DenseNet	激活函数为 ReLU；采用多 GPU 平行训练技术；平均池化；分类器使用的 Softmax 回归等技术	通过连接操作来结合特征图，且每一层都与其他层有关系；解决了深层网络的梯度消失问题

6.2.2.3　循环神经网络

循环神经网络（Recurrent Neural Network，RNN）又称时间递归神经网络[20]，主要用于解决序列数据问题。例如，当我们在理解一句话的意思时，孤立地去理解这句话的每个词是远远不够的，我们需要处理这些词连接起来的整个序列；当我们处理视频时，我们也不能仅单独分析每一帧，而要分析这些帧连接起来的整个序列。RNN 的提出就是为了满足对序列数据建模的需求。

RNN 是由一连串结构相似的神经网络模块相连接而成的，网络会对之前时刻的信息进行记忆并且运用到当前的输出计算中，相比于卷积神经网络和深度前馈网络，循环神经网络隐含层之间的神经元是相互连接的，隐含层中神经元的输入由输入层的输出和上一时刻隐含层神经元的输出共同组成。RNN 最初是应用于语音识别和手写字识别，并且效果很好。

RNN 虽然可以对时间序列数据进行建模并有了刻画复杂的历史依赖的能力，但是其对长期依赖信息的学习能力依然比较有限。预测位置与它所需的相关信息的位置离得比较近时，相关关系一般会被 RNN 模型学习到，但若预测位置与其所需要的相关信息位置比较远，那么梯度存在弥散的可能，即"梯度弥散问题"，RNN 可能学不到相关的依赖关系。研究人员为了解决这个问题，提出了长短时记忆单元（Long Short – Term Memory，LSTM）[21]，LSTM 可以对更长期的依赖关系进行学习。RNN 在实际应用中仍有许多不足，如训练难度大、效率低、时间长、准确度低等，为了弥补这些不足，研究者在 RNN 的基础上提出了 GRU（Gated Recurrent Unit）[22]、双向 RNN（bidirectional RNN）[23]等。几种改进型 RNN 模型对比如表 6.3 所示。

表 6.3　几种改进型 RNN 模型对比

模型名称	应用场景	优点	缺点
LSTM	语音识别、图像描述、自然语言处理	解决了 RNN 存在的梯度消失或梯度爆炸等问题，能够学习长期依赖关系	网络结构很复杂，训练时间较长
GRU	语音识别、图像描述、自然语言处理	解决了 RNN 存在着梯度消失或梯度爆炸等问题，能够学习长期依赖关系；是 LSTM 的一种变形，结构比 LSTM 简单，参数更少	训练时间较长
双向 RNN	语音识别、图像描述、自然语言处理	模型从前向后保留该词前面的词的重要信息，同时从后向前保留该词后面的词的重要信息	存在梯度消失或梯度爆炸等问题

6.2.2.4　胶囊网络

胶囊网络（Capsule Network，CapsNet）[24]是在 2017 年由 Hinton 等人提出的。该模型在图像分类识别领域表现优异，是目前深度学习最前沿的技术之一。CapsNet 其实也是在卷积神经网络的基础上发展而来的。CNN 的卷积操作虽然擅长捕捉特征，但是对于各特征之间的关系却很难发挥，如相对位置关系、相对大小关系、特征的方向等。举个简单的例子，一幅典型的人脸图像由眼睛、鼻子、嘴巴组成，CNN 在人脸检测的过程中，只要图像中存在这些，那么 CNN 就会认为这是一幅人脸图像。然而，将这幅图像中的鼻子、嘴巴、眼睛位置全部打乱，CNN 很可能还会认为这是一幅人脸图像，这是明显不符合常理的。CapsNet 从这一点出发，解决了 CNN 对物体之间空间辨识度差及物体大幅度旋转之后识别能力低下的两个缺点。CapsNet 的架构目前还比较浅，由卷积层、PrimaryCaps（主胶囊）层、DigitCaps（数字胶囊）层构成。以一幅 28 × 28 大小的 MNIST 数字图像为例，CapsNet 的网络结构如图 6.5 所示。

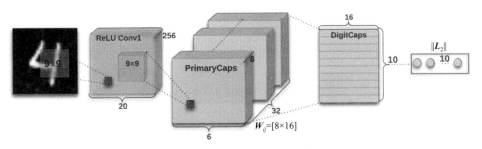

图 6.5　CapsNet 的网络结构[24]

传统的 CNN 结构用神经元作载体，一个神经元代表了一个物体的属性，CapsNet 中的胶囊是由多个神经元共同组成的，而 CapsNet 由多个胶囊组成。

除了上述模型，深度学习还有许多其他模型结构，如生成对抗网络。GAN 是一种深度生成模型，深度生成模型是根据数据样本建立概率密度模型，然后由概率密度模型得到产生模型，依据产生模型对数据做出预测。常见的两类基于深度学习思想的生成模型是变分自动编码器和自回归模型。

变分自动编码器（Variational Autoencoder，VAE）[25]作为自动编码器的改进版本，是一种采用了非监督式学习算法的生成模型，主要用于高维复杂数据的生成与处理。变分自动编码器的结构与自动编码器类似，也是由编码器和解码器构成的。但自动编码器的训练很容易导致过拟合，而 VAE 使学习目标尽可能满足某个预设的先验分布，它依靠传统的概率图模型框架，通过一些适当的联合分布概率来进行逼近，从而简化了整个学习过程，使得学习到的模型能够很好地解释所观测到的数据。

自回归模型（Auto - regressive Models）[26] 是利用自身做回归变量的过程，用前期若干时刻随机变量的线性组合来描述之后某时刻随机变量的线性回归模型。例如，像素递归神经网络（Pixel Recurrent Neural Network，Pixel - RNN）[27] 将自回归模型用于图像的生成任务，这种自回归模型通过给定之前的像素对单个像素的条件分布建模来训练网络，即像素的取值依赖于它在空间上的某种近邻；Character - RNN[28] 被用于文本生成任务时，在训练网络时是相同长度的多对多的类型，输入一个序列就对应输出一个相同长度的序列。

然而对于相对复杂的高维数据，学习其分布情况是十分困难的，并且受模型训练和数据生成过程中的局限，尤其是在极大似然估计和相关策略中可能出现许多难以处理的概率计算，这些问题在一定程度上阻碍了生成模型的发展，而生成对抗网络却成功地避免了这个问题。本章提出的伪影去除算法都是基于生成对抗网络（GAN）的，下一节将对 GAN 进行重点介绍。

6.3　生成对抗网络

深度学习利用神经网络的模型结构来处理大规模数据，能在一定程度上解决训练难、参数多的问题。于是，将神经网络、深度模型以及 GPU 的飞速发展结合起来，我们的研究工作自然就会进入下一阶段，即使用深度学习模型进行生成模型的研究。生成模型不仅在深度学习领域占有重要地位，其生成方法本身也具有很高的研究价值。生成模型通过观测数据样本与标签的联合概率分布 $P(X,Y)$ 来进行训练，训练之后的模型可以生成符合样本分布的全新数据。生成模型尤其在无监督学习方面占据着重要地位，它可以在没有目标标签信息的情况下学习到数据之间的高维相关性，通过学习真实数据的本质特征来刻画样本数据的分布特征，进而生成与训练样本高度相似的新样本。

在生成对抗网络之前，关于生成模型已经有了一定程度的研究积累，但生成模型其自身存在的建模难、训练难等问题，无疑成为其发展的绊脚石，而新型的生成模型帮助其突破了不少已有障碍。生成对抗网络作为一种新的生成模型，其生成器具有强大的生成能力，这种能力在一定程度上反映了它对事物的理解程度。因此，生成对抗网络成为深度学习领域的一个重要模型，也成为人工智能技术的一个重要工具。

6.3.1　生成对抗网络的特点

生成对抗网络是一种概率生成模型。概率生成模型就是找出给定观测数据内部的统计规律，得到概率分布模型，然后基于得到的概率分布模型产生全新的、与观测数据类似的数据，如图6.6所示。

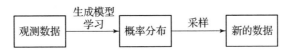

图6.6　概率生成模型工作原理

与其他生成模型对比，生成对抗网络（GAN）是一种更好的生成模型，原因有以下几方面：

（1）在传统概率生成模型中，有马尔可夫链式的采样和推断，而GAN可避免这个计算复杂度特别高的过程，直接进行采样和推断，从而提高了应用效率。

（2）当出现概率密度不可计算的情况时，传统依赖于数据自然性解释的一些生成模型（如玻尔兹曼机）就不能在上面进行学习和应用。但由于生成对抗网络引入了一个内部对抗的训练机制，因此即使出现这个情况也不会影响使用，能够逼近一些难以计算的目标函数。

（3）GAN的框架非常灵活，其可以与卷积神经网络、循环神经网络结合使用，而且可以在模型中融合各种类型的损失函数。因此，对于不同的任务，我们可以设计不同的网络框架以及对应的损失函数，在设计的框架下对所设计的对应的损失函数进行学习和优化。

6.3.2　生成对抗网络的基本模型

从生成对抗网络的名称就可以推测得出，该模型的主体思想是围绕"生成"与"对抗"来进行展开的。GAN作为一种概率生成模型，其目的就是找出所给定观测数据内部的统计规律，从而得到其概率分布模型，并且能够基于所得到的概率分布模型产生新的与观测数据类似的数据。与庞大的真实数据相比，概率生成模型的参数个数要远远少于数据的数量。因此在训练过程中，生成模型被要求去发现数据背后更简单的统计规律，并生成这些数据。

传统生成模型一般采用数据的似然性来作为优化目标，但GAN创造性地使用了另一种优化目标。首先，它引入了一个判别模型；其次，它的优化过程就是寻找生成模型和判别模型之间的一个纳什平衡[29]。GAN 所建立的学习框架实际上就是生成模型和判别模型之间的一个模仿游戏。

GAN 的整体网络结构如图 6.7 所示。此模型在结构上主要启发于博弈论中的二人零和博弈，其框架由一个生成模型（生成器，生成网络）和一个判别模型（判别器，判别网络）构成。生成模型意在学习真实数据的分布，判别模型则尽量鉴别输入数据是真实数据还是生成模型生成的样本数据。这个模型的思想是将生成器和判别器分别看作参加极大 – 极小博弈游戏（Minimax – game）的双方玩家，两者不断相互对抗并且迭代优化的过程使得生成器和判别器的性能均不断提升。当最终判别器的判别能力提升到一定程度，并且不能正确判别数据来源时，就可以认为这个生成器已经学到真实数据的分布[30]。

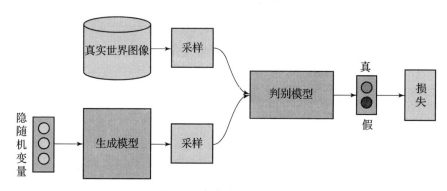

图 6.7　生成对抗网络结构

将随机变量 z 作为生成模型的输入，它经由生成器 G 映射到某个新的数据空间，得到生成数据 $G(z)$；将真实数据 x 作为判别器 D 的输入，由判别器对数据的来源进行判别：究竟这个数据是来自真实的数据分布，还是来自生成模型所产生的数据分布。判别模型的训练目的就是要尽量最大化自己的判别准确率。若这个数据被判别为来自真实数据时，则标注为 1；若被判别为来自生成模型生成的样本 $G(z)$，则标注为 0。而与此相反的是，生成模型的训练目标是最小化判别模型的判别准确率。

根据 GAN 的原理，其目标函数可表示如下：

$$\min_{G} \max_{D} V(D,G) = E_{x \sim P_{data}(x)}(\log D(x)) + E_{z \sim P_{Z}(z)}(\log(1 - D(G(z))))$$

$$(6-1)$$

式中，x——来自真实样本的输入；

z——随机噪声；

G——生成器；

D——判别器。

$D(\boldsymbol{x})$ 的输出范围在 0 到 1 之间，而 D 在真实样本上的输出应尽量趋近于 1，故式中第 1 项对于判别器来说应该取值尽可能大，而 $D(\boldsymbol{x})$ 在 G 生成的样本上的输出应尽量趋近于 0，为了与第 1 项取极值方向保持一致，第 2 项采用 $\log\left(1-D(G(z))\right)$ 的形式。而对于 G 来说，则要尽量使 $D(G(z))$ 的输出趋近于 1，故在生成器上应该使式（6 - 1）的值尽可能小。

由于整个训练是一个不断迭代的过程，因此可以将此拆解为两个优化问题，一个是在给定 G 的情况下最大化 $V(D,G)$ 而去优化 D，即

$$\max_{D} V(D,G) = E_{\boldsymbol{x} \sim P_{\text{data}}(\boldsymbol{x})}\left(\log D(\boldsymbol{x})\right) + E_{z \sim P_Z(z)}\left(\log\left(1-D(G(z))\right)\right)$$

$$(6 - 2)$$

另一个则是在固定 D 的情况下最小化 $V(D,G)$ 去优化 G，即

$$\min_{G} V(D,G) = E_{z \sim P_Z(z)}\left(\log\left(1-D(G(z))\right)\right) \tag{6 - 3}$$

先进行在给定生成器 G 的情况下，优化判别器 D。在连续的空间上，可以将式（6 - 2）改写为

$$V(D,G) = E_{\boldsymbol{x} \sim P_{\text{data}}(\boldsymbol{x})}\left(\log D(\boldsymbol{x})\right) + E_{\boldsymbol{x} \sim P_G(\boldsymbol{x})}\left(\log\left(1-D(\boldsymbol{x})\right)\right)$$

$$= \int_{\boldsymbol{x}} P_{\text{data}}(\boldsymbol{x})\log D(\boldsymbol{x})\,\mathrm{d}\boldsymbol{x} + \int_{\boldsymbol{x}} P_G(\boldsymbol{x})\log\left(1-D(\boldsymbol{x})\right)\mathrm{d}\boldsymbol{x}$$

$$= \int_{\boldsymbol{x}}\left(P_{\text{data}}(\boldsymbol{x})\log D(\boldsymbol{x}) + P_G(\boldsymbol{x})\log\left(1-D(\boldsymbol{x})\right)\right)\mathrm{d}\boldsymbol{x} \quad (6 - 4)$$

式中，$P_{\text{data}}(\boldsymbol{x})$ ——真实数据的分布；

　　　$P_G(\boldsymbol{x})$ ——生成数据的分布。

对于以上积分形式，要取其最大值，我们希望取到一个最优判别器 D^{*}，即需要最大化如下公式：

$$P_{\text{data}}(\boldsymbol{x})\log D(\boldsymbol{x}) + P_G(\boldsymbol{x})\log\left(1-D(\boldsymbol{x})\right) \tag{6 - 5}$$

可以得到，在给定 G 的情况下，式（6 - 4）可以在

$$D^{*}(\boldsymbol{x}) = \frac{P_{\text{data}}(\boldsymbol{x})}{P_{\text{data}}(\boldsymbol{x}) + P_G(\boldsymbol{x})} \tag{6 - 6}$$

处取得最大值。这样就可以求得最优判别器 D^{*}，它同时也证明了最优生成器的存在性。

将式（6 - 6）代入式（6 - 4），可得

$$\max_{D} V(G,D) = V(G,D^*)$$

$$= E_{\boldsymbol{x} \sim P_{\text{data}}(\boldsymbol{x})} \left(\log \frac{P_{\text{data}}(\boldsymbol{x})}{P_{\text{data}}(\boldsymbol{x}) + P_G(\boldsymbol{x})} \right) +$$

$$E_{\boldsymbol{x} \sim P_G(\boldsymbol{x})} \left(\log \frac{P_G(\boldsymbol{x})}{P_{\text{data}}(\boldsymbol{x}) + P_G(\boldsymbol{x})} \right)$$

$$= \int_{\boldsymbol{x}} P_{\text{data}}(\boldsymbol{x}) \log \frac{\frac{1}{2} P_{\text{data}}(\boldsymbol{x})}{\frac{P_{\text{data}}(\boldsymbol{x}) + P_G(\boldsymbol{x})}{2}} \mathrm{d}\boldsymbol{x} +$$

$$\int_{\boldsymbol{x}} P_G(\boldsymbol{x}) \log \frac{\frac{1}{2} P_G(\boldsymbol{x})}{\frac{P_{\text{data}}(\boldsymbol{x}) + P_G(\boldsymbol{x})}{2}} \mathrm{d}\boldsymbol{x}$$

$$= -2\log 2 + \text{KL}\left(P_{\text{data}}(\boldsymbol{x}) \left\| \frac{P_{\text{data}}(\boldsymbol{x}) + P_G(\boldsymbol{x})}{2} \right. \right) +$$

$$\text{KL}\left(P_G(\boldsymbol{x}) \left\| \frac{P_{\text{data}}(\boldsymbol{x}) + P_G(\boldsymbol{x})}{2} \right. \right) \tag{6-7}$$

在式（6 - 7）中，最大化的 $V(D,G)$ 由两个 KL 散度组成，可以衡量 $P_{\text{data}}(\boldsymbol{x})$ 和 $P_G(\boldsymbol{x})$ 分布之间的差异。

在训练过程中，GAN 采用了一种直接的交替优化方式，它可以分为两个阶段：第一个阶段是固定判别器 D，然后优化生成器 G，使得判别器的准确率尽量降低；第二个阶段是固定生成器 G，以提高判别器的准确率。因此，GAN 的优化问题可以被看作关于判别器与生成器的一个零和游戏，也是一个极小 - 极大化的问题。

图 6.8 展示了 GAN 的训练迭代优化过程。其中 z 是隐变量空间，$\boldsymbol{x}$ 是数据空间，从 z 到 $\boldsymbol{x}$ 的箭头表示 GAN 学习到的生成网络映射 $\boldsymbol{x} = G(z)$。黑色点线表示真实数据的分布，绿色实线表示生成器 G 生成的数据分布，蓝色虚线表示判别器 D 的判别函数。从图 6.8（a）可以看出，判别器 D 只能区别一部分真实数据和生成的数据，模型还没收敛，随着训练的进行，D 也得到了训练，此时 D 对真实数据和生成数据有了一定区分能力，D 会促进 G 生成自己无法识别到的数据。而从图 6.8（c）中可看到，绿色实线相较于图 6.8（b）中更加靠近黑色虚线，这说明生成数据分布正在向真实数据的分布慢慢靠近。图 6.8（d）中蓝色虚线已经成为一条水平的线，说明判别器 D 已经丧失判别能力，生成数据分布和真实数据分布已经几乎一样，此时生成器和判别器均处在纳什均衡状态，整个模型已经达到收敛状态。

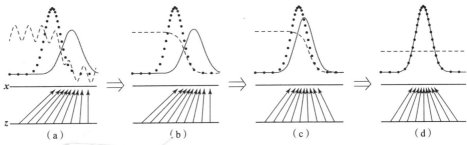

GAN 的训练迭代优化过程[1]（书后附彩插）

中的零和博弈启发，将生成问题视作判别器和生成器这两
和博弈：生成器从给定噪声中（一般是指均匀分布或者正态分
成数据；判别器分辨生成器的输出数据和真实数据。前者试图产
真实的数据；后者试图更完美地分辨真实数据与生成数据。由此，
网络在对抗中进步，在进步后继续对抗，由生成网络得到的数据也就越
越完美，逐步逼近真实数据，从而可以生成想要得到的数据，如图像、序
列、视频等。

　　生成对抗网络的提出，首次从观念上挑战了传统的深度学习，改变了网
络的整体结构以及优化模式。通过创造性地引入零和博弈的概念，其已成为
目前最热门的深度学习模型。

6.3.3　生成对抗网络的衍生模型

　　生成对抗网络的提出，改变了目前深度学习中单一的网络设计及优化模
式。通过引入零和博弈的概念，其已成为目前非常受研究者喜爱的研究方向。
近年来，越来越多关于 GAN 模型结构的改进和理论扩展的工作被提出，其中
涵盖了训练技巧、模型架构改进、理论扩展、实际应用问题等角度，大量成
果不断涌现，接下来就生成对抗网络的部分衍生模型进行介绍。

1. DCGAN

　　与传统的生成模型比较，生成对抗网络具有一个很大的优点，其生成器
与判别器都是一个全连接网络，也就是其内部对抗训练机制在概率密度不可
计算的情况下仍然可以使用，但它的训练过程非常不稳定，生成器往往生成
一些没有意义的数据。为了解决这一问题，关于 GAN 改进模型与训练技巧的
研究大量出现。深度卷积生成对抗网络（Deep Convolutional Generative
Adversarial Networks，DCGAN)[31] 是 GAN 模型研究进展中一个里程碑式的进
步。它将深度卷积神经网络引入生成模型做无监督的训练，利用卷积神经网
络强大的特征提取能力来提高生成网络的学习效果，能极大地提升生成对抗
模型训练过程的稳定性。深度卷积生成对抗网络的整体结构如图 6.9 所示。

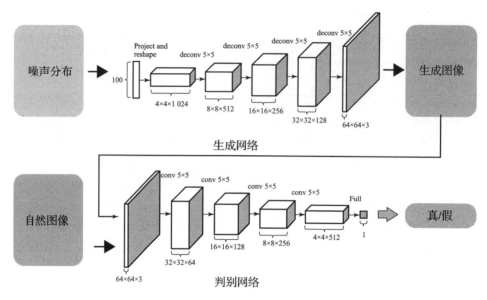

图6.9 DCGAN 网络结构示意图

DCGAN 的生成网络与判别网络采用传统卷积神经网络的结构。从表面上看，DCGAN 似乎只是把经典 GAN 中的生成网络和判别网络换成了两个卷积神经网络，其实不然，DCGAN 在卷积神经网络的结构上也做了一些改变，以提高收敛速度和生成样本的质量。

（1）去掉全连接层：用全局平均池化层代替全连接层。该操作虽然可能导致收敛速度减慢，但能提升训练的稳定性。全局平均池化（global average pooling）是指将网络最后一层的每幅特征图作为均值进行池化操作，每幅特征图输出一个值，然后将这些值组成一个特征向量输入分类器。用全局平均池化层替换全连接层，不仅能够避免过拟合，而且能够减少参数数量。

（2）去掉最大池化（max pooling）操作：用带步长的卷积代替池化操作。该操作是指用微步幅卷积代替生成器，用带步长的卷积代替判别器，由网络自动学习合适的采样核函数。

（3）引入 BN（Batch Normalization）层。虽然批量正则化有助于提高网络收敛速度并改善梯度弥散的问题，但会增加额外的计算量。如果对所有网络层都加入 BN 层，则可能引发模型崩溃的灾难。因此，将 DCGAN 中除生成器输出层和判别器输入层之外的其余每一层都引入 BN 层，这样不仅能避免模型崩溃的问题，还能有效缓解模型的不稳定问题。

（4）选择合适的激活函数。在生成器中，除了输出层使用 tanh 函数外，其他层均使用 ReLU 函数；在判别器中，所有层均使用 LeakyReLU 函数。这 3 种函数的公式如下：

$$\tanh(x) = \frac{e^x - e^{-x}}{e^x + e^{-x}} \qquad (6-8)$$

$$\mathrm{ReLU}(x) = \max(0, x) \qquad (6-9)$$

$$\mathrm{LeakyReLU}(x) = \begin{cases} x, & x > 0 \\ ax, & 其他 \end{cases} \qquad (6-10)$$

其中，生成网络中使用反卷积操作。反卷积也称微步卷积，它可以视为传统卷积操作的一种逆向传递过程。

2. CGAN

与其他生成模型相比，GAN 的竞争方式不再要求一个假定的数据分布，而是使用分布直接进行采样，从而达到在理论上完全逼近于真实数据，这也是 GAN 的最大优势。然而，这种不需要预先建模的方法过于自由，对于较大尺寸的图像，GAN 的生成方式就显得不具有可控性，经常导致模型训练出现崩溃。为了解决这个问题，一个很自然的想法就是对 GAN 附加一些约束条件。

条件生成对抗网络（Conditional Generative Adversarial Networks，CGAN）[32]是一种带有约束条件的 GAN，其网络结构如图 6.10 所示。

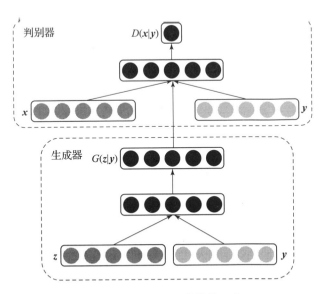

图 6.10　CGAN 网络结构示意

CGAN 在生成器和判别器的建模中均引入条件变量 y，使用额外信息对模型增设相应的条件，从而指导数据的生成过程，故其目标函数是带有条件变量 y 的二人极小极大值博弈：

$$\min_{G} \max_{D} V(D,G) = E_{\boldsymbol{x} \sim P_{\text{data}}(\boldsymbol{x})} \left(\log D(\boldsymbol{x}|\boldsymbol{y}) \right) + E_{\boldsymbol{z} \sim P_Z(\boldsymbol{z})} \left(\log \left(1 - D(G(\boldsymbol{z}|\boldsymbol{y})) \right) \right)$$

$$(6-11)$$

该条件变量可以基于多种信息，如果条件变量是类别标签，则可以将 CGAN 看作无监督的 GAN 变成有监督的模型的一种改进。这个简单直接的改进被广泛用于后续的相关工作中[33]，并取得了良好的生成效果。

3. InfoGAN

从非监督学习角度来看，GAN 仍然有一些美中不足的地方，现有的很多具有很好效果的 GAN 并不完全是非监督的，而是加入了许多带有标签数据的半监督学习。而且，GAN 能够学到有效的语义特征，但是输入噪声变量的特定变量维数和特定语义之间的关系并不明确。信息最大化生成对抗网络（Information Maximizing Generative Adversarial Networks，InfoGAN）[34]正是基于这一问题而提出的 GAN 修正模型，它利用一种互信息 $I(\boldsymbol{c};G(\boldsymbol{z},\boldsymbol{c}))$ 来表示两个数据之间的相关程度。它对生成样本的噪声信息进行细化，从而挖掘出一些潜在的信息，其模型把生成器的输入分为两类：一类是不可压缩的噪声 $\boldsymbol{z}$，另一类是可解释性的信息 $\boldsymbol{c}$，在生成网络的同时使用这两种噪声进行样本生成。InfoGAN 通过拆解先验信息，从而获取输入的隐含层变量和具体语义之间的互信息。它既能控制 GAN 的学习过程，又能使得学习到的结果更具可解释性。下面是该网络的目标函数：

$$\min_{G} \max_{D} V_I(D,G) = V(D,G) - \lambda I(\boldsymbol{c};G(\boldsymbol{z},\boldsymbol{c})) \qquad (6-12)$$

4. EBGAN

在生成对抗网络中，判别模型被要求最大限度地区分生成数据与真实数据，即将真实图像判定为真的置信度尽可能高，同时将生成图像判定为真的置信度尽可能低。这个要求可以等价于将判别模型视为一个能量函数，此能量函数在真实数据集上所具有的能量值越低越好，在生成数据集上则越高越好。

基于能量的生成对抗网络模型（Energy - Based Generative Adversarial Networks，EBGAN）[35]为 GAN 提供了一种基于能量模型的解释：生成模型以产生能量最小的样本为目的，而判别模型则以对这些产生的样本赋予较高的能量为目的。从能量模型的角度来看，判别模型的优势在于可以使用更多、更宽泛的结构和损失函数来训练整个生成对抗网络。在其训练过程中，EBGAN 比 GAN 表现出更稳定的性能，也生成更清晰的图像。

5. WGAN

在原始 GAN 两种形式的近似最优判别器下，第一种形式的生成器由于随机生成分布很难与真实分布有不可忽略的重叠以及 JS 散度的突变特性，故面临梯度消失的问题；第二种形式的生成器面临优化目标荒谬、梯度不稳定、对多样性与准确性惩罚不平衡导致模式崩溃的问题。

Wasserstein 生成对抗网络模型（Wasserstein GAN，WGAN）[36] 针对分布重叠问题提出了一个过渡解决方案：对生成样本和真实样本添加噪声，使得两个分布产生重叠。该方案在理论上可以解决训练不稳定的问题，从而可以放心训练判别器直到其接近最优。WGAN 引入了 Wasserstein 距离，由于 EM 距离相对 KL 散度与 JS 散度具有优越的平滑特性，故在理论上可以解决梯度消失问题。在此近似最优判别器下，优化生成器使得 Wasserstein 距离缩小，这样就能有效拉近生成分布与真实分布。WGAN 既解决了训练不稳定的问题，也提供了一个可靠的训练进程指标，而且该指标确实与生成样本的质量高度相关。

6.4　超分辨率模型 SRGAN

6.4.1　SRGAN 模型及损失函数分析

超分辨率复原一直是计算机视觉领域的一个十分热门的研究方向，随着 GAN 的问世，各种衍生模型出现，SRGAN（Super – Resolution Generative Adversarial Network）就是其中之一[37]。该模型致力于利用低分辨率的模糊图像生成具有丰富细节的高分辨率图像。虽然在图像分辨率降低的过程中，丢失的高频细节很难恢复，并且传统的机器学习方法都是对一些高频的细节进行建模，但由于 GAN 在某种程度上可以学习高分辨率图像的分布，从而能生成质量较好的高分辨率图像，其主要思路是把低分辨率图像作为约束条件来生成图像中的细节。SRGAN 将图像空间的损失替换成一个对生成图像整体方差的约束项，以保证图像的平滑性；将生成数据和真实数据分别输入 VGG – 19[38] 网络，根据得到的特征图差异来定义损失项，并对该差异加入规则化的处理；最后将对抗损失、图像平滑项、特征图差异这三个损失项一同送入 GAN 框架，从而生成超分辨率图像。

SRGAN 采用感知损失（perceptual loss）函数来驱动模型，从而提升所恢复的图像的真实感。感知损失是指利用卷积神经网络提取的特征，对生成图像经过卷积神经网络后的特征与目标图像经过卷积神经网络后的特征进行比较，使生成图像和目标图像在语义和风格上更相似。

感知损失 l^{SR} 是内容损失 l_X^{SR} 和对抗损失 l_{Gen}^{SR} 的加权组合，用公式表示如下：

$$l^{\mathrm{SR}} = l_{\mathrm{X}}^{\mathrm{SR}} + Cl_{\mathrm{Gen}}^{\mathrm{SR}} \qquad\qquad (6-13)$$

式中，C——控制平衡的参数。

1. 内容损失

传统方法基于 MSE（Mean Square Error，均方误差）的代价函数，其生成的高分辨率图像会丢失许多纹理细节，人眼感知到的图像（尤其是放大后的细节图像）比较模糊。通常神经网络在训练时使用 MSE，其损失函数如下：

$$l_{\mathrm{MSE}}^{\mathrm{SR}} = \frac{1}{r^2 WH} \sum_{x=1}^{rW} \sum_{y=1}^{rH} (I_{x,y}^{\mathrm{real}} - G_{\theta_G}(I^{\mathrm{fake}})_{x,y})^2 \qquad (6-14)$$

式中，W, H——图像的宽和高；

　　　$I_{x,y}^{\mathrm{real}}$——真实图像；

　　　I^{fake}——生成器生成的图像；

　　　$G_{\theta_G}(I^{\mathrm{fake}})$——生成器重新生成的图像。

这样生成的图像虽然有较高的峰值信噪比（PSNR），但往往会丢失一些纹理信息。因此 SRGAN 先用 VGG 来提取高层次特征，再对其计算平方差，其公式表示如下：

$$l_{\mathrm{VGG}(i,j)}^{\mathrm{SR}} = \frac{1}{W_{i,j} H_{i,j}} \sum_{x=1}^{W_{i,j}} \sum_{y=1}^{H_{i,j}} (\phi_{i,j}(I^{\mathrm{real}}) - \phi_{i,j}(G_{\theta_G}(I^{\mathrm{fake}}))_{x,y})^2$$

$$(6-15)$$

式中，$\phi(\cdot)$——特征提取器，在使用 VGG 时，其为预训练的以 ReLU 为激活函数的 19 层 VGG 网络。

该内容损失函数既包含像素空间的最小均方误差，又包含基于特征空间的最小均方误差，更加适用于视觉效果。

2. 对抗损失

除了上述的内容损失，对抗损失还将 GAN 模型中的生成组件添加到感知损失中。对抗损失如下：

$$l_{\mathrm{Gen}}^{\mathrm{SR}} = -\sum_{1}^{N} \log D_{\theta_D}(G_{\theta_G}(I^{\mathrm{fake}})) \qquad\qquad (6-16)$$

式中，$D_{\theta_D}(\cdot)$——图像为真实图像的概率。

该损失函数和经典 GAN 模型中的损失函数相似，将负对数的和作为损失函数，这有利于训练模型。

6.4.2　SRGAN 的网络结构

SRGAN 的生成器网络结构如图 6.11 所示。

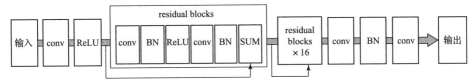

图 6.11 SRGAN 的生成器网络结构

生成网络由残差结构组成，并结合 BN（Batch Normalization），将生成的图像输入判别网络，由判别器判断是生成的高分辨率图像还是真正的高分辨率图像。

SRGAN 的判别器网络结构如图 6.12 所示。

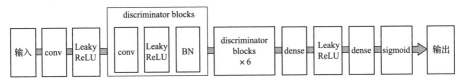

图 6.12 SRGAN 的判别器网络结构

SRGAN 的训练过程和传统的 GAN 训练方法相似，只不过在计算损失时，SRGAN 把数据同时送入判别器和 VGG-19，如图 6.13 所示。

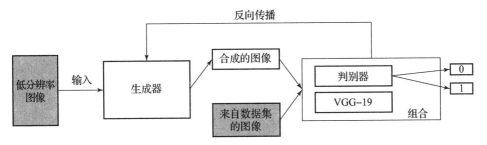

图 6.13 SRGAN 的训练过程

6.5 基于生成对抗网络和单向相对变分的伪影去除算法

环形伪影在笛卡儿坐标下表现为明暗相间的同心圆环，而在极坐标系下表现为明暗相间的条带状，具有非常明显的几何特征。GAN 是用损失函数来驱动模型的，本节选用 GAN 的衍生模型 SRGAN，在此基础上将单向相对变分融合到损失函数中，以达到更好的环形伪影去除效果。

6.5.1 网络结构

本节算法的网络结构和经典的 SRGAN 没有太大区别，网络包含一个生成器和一个判别器。受 SRGAN 的启发，并结合对环形伪影特性的分析结果，在

SRGAN 基础上改进模型，针对极坐标系下的条带伪影构建损失函数。我们将训练去伪影模型的过程表示为如下的 min−max 问题：

$$\min_{\theta_G}\max_{\theta_D} E_{\boldsymbol{x}\sim I^{\text{ideal}}}(\log(D_{\theta_D}(\boldsymbol{x}))) + E_{\boldsymbol{x}\sim I^{\text{artifact}}}(\log(1-D_{\theta_D}(G_{\theta_G}(\boldsymbol{x}))))$$

(6−17)

式中，I^{artifact}，I^{ideal}——极坐标系下的带伪影图像和理想的干净图像；

θ_D，θ_G——判别器和生成器的参数。

生成器和判别器的网络结构如图 6.14 所示。判别器中有 6 层的残差网络（Res−block），激活函数是 LeakyReLU 函数，它的卷积核、步长与生成器中的一样。判别器的损失函数是交叉熵函数。生成器中包含 16 层的残差网络，损失函数包含了三部分：对抗损失（adversarial loss）、URTV 损失（URTV loss）和感知损失（perceptual loss）。

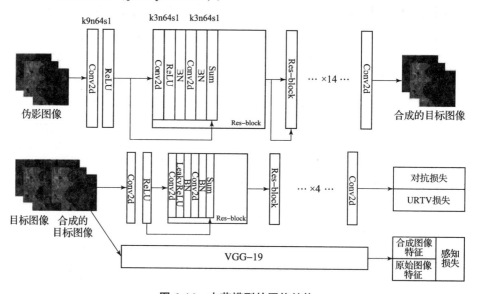

图 6.14 本节模型的网络结构

算法模型如下：

$$\min_{\theta_G}\lambda_1\log_{\boldsymbol{x}\sim I^{\text{artifact}}}(1-G(\boldsymbol{x}))+\lambda_2(\text{URTV})+\text{Perceptual\_Loss} \quad (6-18)$$

式中，I^{artifact}——带环形伪影的图像。

因为 VGG−19 是已知模型，所以式（6−18）可写为

$$\min_{\theta_G}\lambda_1(\log_{\boldsymbol{x}\sim I^{\text{artifact}}}(1-G(\boldsymbol{x}))+\lambda_2(\text{URTV}))+\text{Perceptual\_Loss}$$

(6−19)

式（6−19）表示利用判别器同时优化对抗损失和 URTV 损失。其中，λ_1 和 λ_2 是用来平衡它们的超参数。

6.5.2 损失函数分析

第 3 章中设计了一种基于单向相对变分的算法来去除环形伪影，并取得了不错的效果。在式（3−4）中，第 1 项是保真项，第 2 项是正则化项，第 2 项是专门针对垂直的条带伪影而设计的。在本节算法中，也将所有图像转换到极坐标系下进行处理。因此对于该公式中的正则化项可以引入 SRGAN 的损失函数。

将式（3−4）中的 MSE 项去掉，可以得到 URTV 损失：

$$\min_{S} \frac{Z_x(\boldsymbol{P})}{L_x(\boldsymbol{P}) + \varepsilon} \tag{6-20}$$

由第 3 章的分析可知，图像中与纹理相关的像素由于 D 值较大、L 值较小，因此对应的 RTV 值明显较大，而与结构性边缘相关的像素虽然 D 值较大但 L 值也较大，因此对应的 RTV 值较小。可见，图像中纹理信息对应的 RTV 值明显大于平滑区域和结构性边缘部分。因此，可以利用 URTV 来抑制条带伪影。

我们依然遵循 SRGAN 中的内容损失函数：

$$\frac{1}{whc} \| \text{VGG}(G(\boldsymbol{I}^{\text{artifact}})) - \text{VGG}(\boldsymbol{I}^{\text{original}}) \|_F^2 \tag{6-21}$$

式中，w, h, c——特征图像的宽、高、通道数；

$\boldsymbol{I}^{\text{original}}$——原始图像；

VGG——已训练的 VGG−19 网络。

我们依然选用 SRGAN 中的对抗损失函数：

$$-\sum_{i=1}^{N} \frac{1}{N} \log(G_{\theta_G}(\boldsymbol{I}_i^{\text{artifact}})) \tag{6-22}$$

6.5.3 算法流程

首先，将理想的干净图像和带伪影图像都转换到极坐标系下（因为上述模型是针对极坐标系下的条带伪影），再利用这些图像来训练网络模型。训练完成后，网络模型中的生成器就是我们所需的能去除伪影的模型。将极坐标系下的其他带伪影图像输入该模型，即可得到极坐标系下的无伪影图像，然后将其转换到笛卡儿坐标系下，就得到最终的去除结果。本节算法的流程如图 6.15 所示。

本节算法的伪代码如算法 6.1 所示。Dataset. ground_truth（ ）表示数据集中的无伪影图像，Dataset. synthetic_data（ ）表示模拟的伪影图像；Polar（ ）函数表示将图像转换到极坐标系下，Polar_inverse（ ）表示将图像转换到笛卡儿坐标系下。

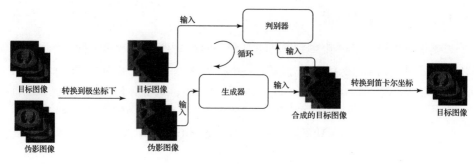

图 6.15   本节算法的流程

算法 6.1   本节算法

1：训练阶段：

2：   迭代开始：

3：   理想图像 = Dataset. ground_truth( )

4：   伪影图像 = Dataset. synthetic_data( )

5：   理想图像 = Polar(理想图像)

6：   伪影图像 = Polar(伪影图像)

7：   生成的理想图像 = generator(伪影图像)

8：   train discriminator(理想图像,生成的理想图像)

9：   train generator(理想图像,生成的理想图像)

10：   迭代结束

11：验证阶段

12：   理想图像 = generator(待去除伪影的图像)

13：   最终去除结果 = Polar_inverse(理想图像)

6.5.4   实验结果与分析

6.5.4.1   训练数据集

我们收集了一些易受环形伪影影响的脑部 CT 图像，并在这些无伪影 CT 图像中添加模拟伪影。伪影程度在 $0.1 \sim 0.2$ 之间随机产生。具体来说，在 $0.1 \sim 0.2$ 之间产生 10 种伪影程度，然后将其添加到 CT 图像（512×512）中，每种伪影程度有 10 000 幅 CT 图像作为训练集。

6.5.4.2   验证数据集

验证数据集包括两部分。一部分是模拟环形伪影的 CT 图像，模拟的数据集可以计算一些能够度量算法去除性能的指标（如 PSNR 等），类似于训练数据集产生办法，其可获取 1 000 幅模拟的 CT 图像；另一部分是真实带环形伪影的 CBCT 图像，用来测试视觉上的去除性能，包含 20 幅 CBCT 图像。

6.5.4.3　参数设置和训练环境

我们用 Adam 方法来优化模型，其中的参数 $\propto = 0.000\ 2$，$\beta = 0.5$。在式（6-19）中，参数 $\lambda_1 = 0.01$，$\lambda_2 = 0.1$。对于其他对比模型，利用它们的默认参数训练。

我们用 Python 语言在 Keras 上实现了网络结构，训练的计算机包含 NVIDIA GTX 1080Ti 显卡和 32 GB 的 RAM。在训练过程中，epochs = 10，bachsize = 2。

6.5.4.4　实验设计

本节在感知损失函数的基础上针对环形伪影的特殊几何性质，融合了 URTV 损失，并在算法中加入了极坐标转换。为了验证这两个特性对于本节算法的重要性，就设计了消融实验，将其中一个单独取消后来看本节算法的去除效果。

在此，同样用 PSNR 和 SSIM 度量指标来验证模型的性能，并与 RTV 算法[39]作对比。

6.5.4.5　消融研究

为了验证极坐标转换和 URTV 损失对模型的重要性，设计了以下三种对比实验：

实验 1：本节算法流程中去除极坐标转换过程。

实验 2：本节算法损失函数中去除 URTV 损失。

实验 3：本节完整算法的流程。

实验结果如图 6.16 所示。从实验 1 和实验 3 的去除结果来看，极坐标转换是很有必要的，实验 1 中还有很明显的伪影残留，去除效果不佳，而实验 3 有了极坐标转换，去除了绝大多数的环形伪影，效果很好。从实验 2 和实验 3 的对比来看，在去除了 URTV 损失后，大多数伪影都被去除，但是在图像的方框标识内产生了一些伪影。通过这三个对比实验可以看出，极坐标转换和 URTV 损失对于本节算法都是很重要的。

6.5.4.6　模型对比

在传统的环形伪影去除算法中，RTV 算法的性能是比较好的，因此本节

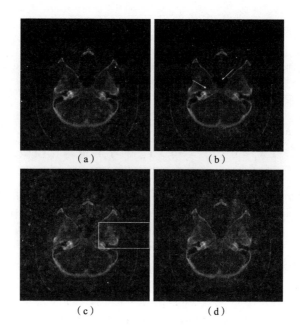

图 6.16　消融实验

（a）原始图像；（b）实验 1 的结果；

（c）实验 2 的结果；（d）实验 3 的结果

选用 RTV 算法作为比对。虽然文献 ［40］、DeblurGAN[41] 和 ID－CGAN[42] 模型被提出用于去噪，但是我们同时用它们在本节的训练集上训练，然后用来去除伪影，以对比验证本节模型的有效性。类似地，引入 PSNR 和 SSIM 来做模拟伪影去除性能定量分析，其结果如表 6.4 所示。

表 6.4　PSNR 和 SSIM 定量分析

指标	RTV	Baseline	ID－CGAN	DeblurGAN	本节算法
SSIM	0.891	0.876	0.899	0.902	0.913
PSNR/dB	29.77	28.87	28.95	29.97	30.31

　　除了上述模拟数据实验，我们还在真实的带伪影 CBCT 图像上验证本节算法的性能，结果如图 6.17 所示，前三行是随机采集的不同图像，第四行是第三行图像放大后的部分内容。图 6.17（b）~（e）中是没有环形伪影特殊几何性质做针对措施的，图中还可以清晰地看到伪影的残留，这也对应了我们的消融实验结果，再一次证明了极坐标转换的重要性。图 6.17（c）中虽然去除了大多数伪影，但从最后一行的细节展示看，其 CT 图像细节信息丢失较多，造成了模糊的现象，而本节算法在这方面的表现令人满意。

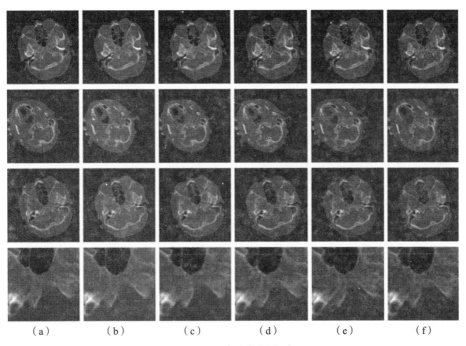

图 6.17　真实数据实验

（a）输入图像；（b）Baseline；（c）RTV；（d）ID–CGAN；（e）DeblurGAN；（f）本节算法

6.5.4.7　新产生伪影分析

图 6.18（b）中出现了新的伪影，其主要原因是我们是在极坐标系下处理图像的。为了对此验证，我们专门做了一个极坐标转换实验，结果如图 6.18 所示。在图 6.18（a）中作了一条绿色的实线来代替新产生的伪影，将图像转换到极坐标系下后发现绿线分布在图像的周围。据此可以判断，若损失函数中没有 URTV 损失，那么网络中的生成器就无法适应局部纹理和结构信息，从而导致产生多余的条带伪影。

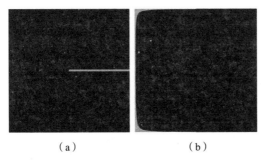

图 6.18　新产生伪影原因分析（书后附彩插）

（a）笛卡儿坐标系下的模拟伪影；（b）极坐标系下的模拟伪影

6.6 基于平滑性生成对抗网络的环形伪影去除算法

本节首先对笛卡儿坐标系下环形伪影的几何特性进行建模分析，然后提出平滑性损失函数来对图像进行平滑性处理，从而达到对环形伪影的消隐目标。随后将其与生成对抗网络中的生成对抗性损失函数进行整合，进而提出平滑性生成对抗网络。随后，在模拟数据图像与真实 CT 图像上对该算法进行实验，证明了本节算法在 CT 图像环形伪影去除任务上的有效性。

本节算法的网络模型是基于 6.3 节介绍的深度卷积生成对抗网络（DCGAN）。

6.6.1 环形伪影特性分析

在笛卡儿坐标系下，包含伪影的 CT 图像依然可以用数学公式表示为

$$I(x,y) = S(x,y) + n(x,y) \tag{6-23}$$

式中，(x,y)——像素点；

$\quad I$——含有伪影的待处理 CT 图像；

$\quad S$——不含伪影的理想图像；

$\quad n$——CT 图像中的伪影信息。

分别计算式（6-23）在 x 方向和 y 方向上的偏导数，得到其在两个方式上的梯度为

$$\begin{cases} \partial_x \boldsymbol{I} = \partial_x \boldsymbol{S} + \partial_x \boldsymbol{n} \\ \partial_y \boldsymbol{I} = \partial_y \boldsymbol{S} + \partial_y \boldsymbol{n} \end{cases} \tag{6-24}$$

由于梯度映射可以直观地反映图像的平滑程度，因此带有环形伪影的 CT 图像表现为非常不平滑。为了保证图像的平滑程度，考虑限制图像在两个方向上的梯度，这里的目标函数可以写为

$$\begin{cases} \min \partial_x \boldsymbol{n} = \min \left(\sum (\partial_x \boldsymbol{I} - \partial_x \boldsymbol{S}) \right)^2 \\ \min \partial_y \boldsymbol{n} = \min \left(\sum (\partial_y \boldsymbol{I} - \partial_y \boldsymbol{S}) \right)^2 \end{cases} \tag{6-25}$$

同时，为了在平滑过程中保留图像的主要信息，就需要保证平滑图像与原始输入图像之间的高度相似性，因此可将损失函数设计为

$$\min_S \left(\lambda_1 \sum_p (\partial_x \boldsymbol{S}_p - \partial_x \boldsymbol{I}_p)^2 + \lambda_2 \sum_p (\partial_y \boldsymbol{S}_p - \partial_y \boldsymbol{I}_p)^2 \right) \tag{6-26}$$

式中，λ_1——量化 x 方向上平滑程度的正则化参数；

$\quad \lambda_2$——量化 y 方向上平滑程度的正则化参数；

$\quad p$——像素点；

∂_x, ∂_y——x 和 y 方向上的梯度运算符。

在这个最小化模型中，$\sum_p (\partial_x \boldsymbol{S}_p - \partial_x \boldsymbol{I}_p)^2$ 和 $\sum_p (\partial_y \boldsymbol{S}_p - \partial_y \boldsymbol{I}_p)^2$ 为两个方向的梯度保真项，用于保证平滑后的图像 $\boldsymbol{S}$ 与原始 CT 图像 $\boldsymbol{I}$ 具有高度的相似性。

6.6.2　模型损失整合

生成对抗性网络在许多视觉任务中表现出了极佳的性能。在训练阶段，生成器 G 和判别器 D 通过一个极大极小的双人游戏，将输入的噪声分布 P_z 映射到真实数据分布，而判别器则被用来区分真实样本 $\boldsymbol{x} \sim P_{\text{data}}$ 与生成样本 $G(z) \sim P_G$。生成器 G 试图通过生成越来越多的伪数据来迷惑判别器 D。这个过程可以被定义为

$$\min_G \max_D E_{\boldsymbol{x} \sim X}(\log D(\boldsymbol{x})) + E_{z \sim Z}(\log (1 - D(G(z)))) \qquad (6-27)$$

式中，X——数据的真实分布；

　　　Z——随机噪声的分布。

生成对抗网络在识别和伪造之间制造出了对抗性的过程，并且利用一种生成对抗性损失来衡量生成图像分布与真实分布之间的差异。生成对抗性损失的优点是可以提升生成图像的质量，使其效果更逼真；其缺点是由于网络所学习的是整体上的生成分布，故无法在图像处理任务中单独使用。

为了去除 CT 图像中出现的环形伪影，我们试图对损失进行整合，将目标损失与生成对抗性损失整合为一个新的联合损失函数，从而适应去伪影的图像处理任务。因此，从消除到对抗性的消隐，可以将去伪影问题看作一种"对抗性的消隐问题"，利用从图像生成图像网络，从而逐步从原始 CT 图像中移除环形伪影。

如图 6.19 所示，给定一个作为输入的 CT 图像 $\boldsymbol{x} \sim X_{\text{input}}$，这里利用所提出的带有平滑性损失的生成器 G_s 来生成平滑的图像 $S(\boldsymbol{x})$。与此同时，每个输入图像 $\boldsymbol{x}$ 都有其对应的目标图像 $\boldsymbol{y}_g$。假设所有目标图像 $\boldsymbol{y}_g$ 均服从于分布 $\boldsymbol{y}_g \sim Y_{\text{without-artifacts}}$，期望的输出图像 $S(\boldsymbol{x})$ 服从于分布 $S(\boldsymbol{x}) \sim P_{\text{real}}$。基于生成对抗性的学习策略，引入判别器 D，则在去伪影问题上的生成对抗性损失可以写为

$$\min_{G_s} \max_D E_{\boldsymbol{y}_g \sim Y_{\text{without-artifacts}}}(\log D(\boldsymbol{y}_g)) + E_{\boldsymbol{x} \sim X_{\text{input}}}(\log (1 - D(S(\boldsymbol{x})))) \quad (6-28)$$

6.6.3　网络架构

基于上一部分提到的平滑性损失和生成对抗性损失，我们提出平滑性生成对抗网络（Smooth GenerativeAdversarial Network，SGAN）从 CBCT 图像中消

除环形伪影。图 6.19 所示为 SGAN 的整体网络架构。受 DCGAN 网络框架的启发，SGAN 由两个卷积神经网络组成，一个是带有平滑性损失的生成网络 G_{s}，另一个是判别网络 D。

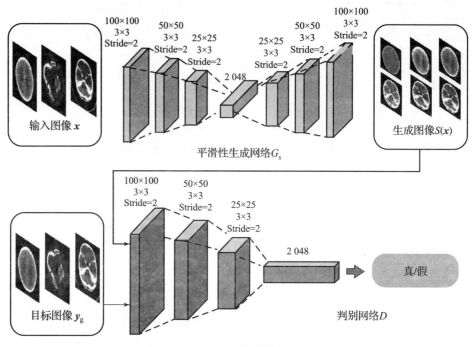

图 6.19 SGAN 网络整体架构示意

生成对抗性损失和平滑损失都被用来训练 SGAN。这两部分网络通过优化各自不同的损失函数来做这个双人游戏。给定一对数据 $(\boldsymbol{x}, \boldsymbol{y}_{\mathrm{g}})$，并且服从分布 $(\boldsymbol{x}, \boldsymbol{y}_{\mathrm{g}}) \sim (X_{\mathrm{input}}, Y_{\mathrm{without-artifacts}})$，则平滑性生成网络的损失函数可以定义为

$$G_{\mathrm{s}} = \log\left(D(S(\boldsymbol{x})) - 1\right) + \left(\lambda_1 \sum_p \left(\partial_x S(\boldsymbol{x}) - \partial_x \boldsymbol{y}_{\mathrm{g}}\right)^2 + \lambda_2 \sum_p \left(\partial_y S(\boldsymbol{x}) - \partial_y \boldsymbol{y}_{\mathrm{g}}\right)^2\right)$$

$$(6-29)$$

判别网络的的损失函数可以写为

$$D = -\log\left(D(\boldsymbol{y}_{\mathrm{g}})\right) - \log\left(D(S(\boldsymbol{x})) - 1\right) \qquad (6-30)$$

6.6.4 实验结果分析

基于本节算法，分别在模拟数据图像和真实 CT 图像上进行了环形伪影去除的有效性验证。

首先将待处理的 CT 图像均归一化为 $[0,1]$ 的灰度图像，并将所有图像的尺寸大小设置为 100×100。对生成网络 G_{s} 和判别网络 D 同时进行更新，具

体来说，将随机梯度下降策略中的学习率设置为 0.001，两个超参数为 $\lambda_1 =$ 0.5、$\lambda_2 = 0.5$，批处理的大小设置为 64。本节算法在 Caffe 中实现，所有的实验都是在 NVIDIA GeForce GTX 1080 Ti GPU，32 GB 内存的平台上运行。

同时，为了进行公平而全面的比较，在此将本节算法与现有的三种主流算法（小波傅里叶滤波（WF)[43]、极坐标下的环形伪影去除方法（RCP)[44]、变分去伪影模型（VDM)[45]）进行比较。这些算法均使用了原作者的源代码进行实现，都使用默认参数运行。

6.6.4.1　模拟实验数据

首先展示输入图像和进行伪影去除后的模拟数据图像，并对模拟数据图像进行算法有效性测试。使用两类测试图像作为不含环形伪影的基准参照图像，并在这些测试图像上叠加人工模拟的环形伪影来生成待处理的模拟图像。

图 6.20 显示了使用本节算法去除脑部 CT 模拟图像和颅骨 CT 模拟图像上环形伪影的部分生成过程。图中，虚线左侧为对模拟图像进行局部放大，虚线右侧依次为迭代初期、迭代中期、迭代后期的效果图。可以看出，迭代初期的图像环形伪影已基本不明显，迭代中期的图像细节开始逐渐丰富，迭代后期由于生成对抗网络强大的生成能力，图像的细节完整性得到继续凸显。从总体的视觉效果上来看，本节算法迭代生成的结果基本没有明显残余的环形伪影，并且图像整体结构与平滑程度都得到良好的保护。通过引入平滑性损失，本节算法在基本删除环形伪影的同时还减少了图像细节的损失，最大限度保留了图像的高对比度。

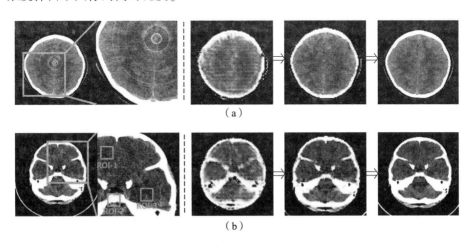

(a)

(b)

图 6.20　两类模拟图像以及本节算法生成过程示意图（书后附彩插）

(a) 脑部 CT 模拟图像；(b) 颅骨 CT 模拟图像

6.6.4.2　真实数据实验

为了进一步验证本节算法的有效性，我们继续在真实的脑部 CT 图像和颅骨 CT 图像上进行实验。对于带环形伪影的真实 CT 图像而言，其无伪影参考图像无法获得，所以在此进行直观上的视觉效果对比。图 6.21 中展示了包括脑部 CT 图像和颅骨 CT 图像在内的真实图像的结果。

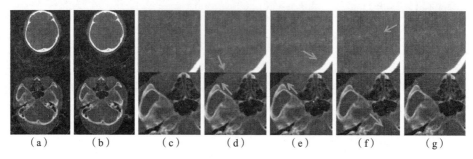

（a）　　　（b）　　　（c）　　　（d）　　　（e）　　　（f）　　　（g）

图 6.21　真实 CT 图像以及各种算法的处理结果对比

（a）带有环形伪影的真实 CT 图像；（b）本节算法所生成的图像；
（c）带有环形伪影的真实 CT 图像的局部放大图像；（d）WF 算法处理结果的局部放大图像；
（e）RCP 算法处理结果的局部放大图像；（f）VDM 算法处理结果的局部放大图像；
（g）本节算法处理结果的局部放大图像

图 6.21（a）为原始的带有环形伪影的真实 CT 图像，适当将其对比度增强，使得其环形伪影更加明显，从中可以看出环形伪影的强度从环形中心向边缘呈现逐渐减弱的状态。图 6.21（b）给出了本节算法在迭代后期生成的图像，从中可以看出环形伪影基本被去除，并且与原始图像保持着高度的相似。图 6.21（c）为图 6.21（a）中的局部放大图像，从中可以更清楚地看到一些环状伪影。图 6.21（d）为 WF 算法处理结果的局部放大图像，其中靠近中心的环形伪影得到比较好的去除，但是在远离中心的位置仍有一些残留的环形伪影。图 6.21（e）为 RCP 算法处理结果的局部放大图像，图像的细节信息得到基本保存，大部分环形伪影被有效去除，然而在伪影强度较高的一些区域中仍然存在残留的环形伪影痕迹。图 6.21（f）为 VDM 算法处理结果的局部放大图像，虽然没有比较明显的残余环形伪影存在，但在一些区域的处理结果仍不够平滑。图 6.21（d）~（f）中的箭头所指的一些区域中可以看到明显的伪影残留。图 6.21（g）为本节算法生成结果的局部放大图像，可以看出本节算法在有效消除了环形伪影的同时保留了原始 CT 图像的细节信息。图 6.22 所示为整个网络在训练过程中的损失值变化关系。

由以上实验可以得出，本节算法在不影响图像质量的情况下，在真实 CT 图像中去除环形伪影的效果是比较突出的。

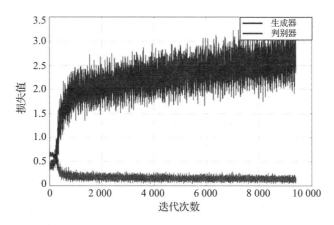

图 6.22　迭代过程中生成器与判别器的损失值变化示意图（书后附彩插）

6.6.4.3　实验结果评价与分析

以上通过在模拟数据与真实数据上的两组实验，并且在直观的视觉效果上展示了本节提出的基于生成对抗网络的去除伪影算法的良好作用。接下来，结合相关评价基准对上述实验结果进行一些定量分析。

为了能更客观地评价各种算法的性能，在此依然用两种常用的图像评价指标（PSNR、MSSIM）来定量验证与评价几种算法去伪影的性能，详细描述见 1.4 节。

表 6.5 显示了在模拟 CT 图像上，不同算法所得结果的相关指标值的比较。通过比较可以看出，本节算法得到的图像质量优于其他算法，并且最大限度保留了原始 CT 图像的信息。

表 6.5　不同算法所得结果的 PSNR 和 MSSIM 值对比

算法	PSNR/dB	MSSIM
WF	43.852 3	0.964 6
RCP	42.961 7	0.953 3
VDM	45.657 5	0.972 4
本节算法	48.988 7	0.985 9

同时，我们引入了块全变分（Block TV），以及块标准差系数（Block CV）这两个指标来对生成图像的局部光滑性与同质性进行衡量，详细描述见 4.5 节。

我们在模拟的数据图像上选取了三个不同位置的图像块（在图 6.20（b）

中标记为 ROI1～ROI3)。随后计算其上不同算法处理后得到的图像与未叠加伪影的模拟图像上对应区域的 Block TV 与 Block CV 的值。图 6.23 给出了两个指标在不同算法上的数值对比柱状图。通过对比可以看出，本节算法生成的图像与未叠加伪影的模拟图像在光滑程度与灰度均值上最为相近，即说明本节算法的去伪影效果最为显著。

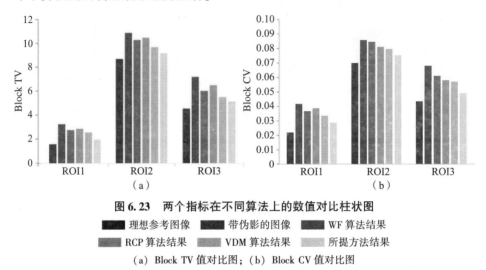

图 6.23　两个指标在不同算法上的数值对比柱状图

■ 理想参考图像　　■ 带伪影的图像　　■ WF 算法结果
■ RCP 算法结果　　■ VDM 算法结果　　■ 所提方法结果

（a）Block TV 值对比图；（b）Block CV 值对比图

6.7　本章小结

本章提出了一种基于 SRGAN 的环形伪影去除算法。该算法的核心是极坐标转换和利用 URTV 损失函数来减轻坐标转换带来的负效应；同时，利用环形伪影在极坐标系下表现为条带伪影的这一特殊几何性质，构造特殊的损失函数来抑制伪影，从而达到去除伪影的效果。实验表明，该算法有着不错的效果。

本章提出了平滑性损失函数来对图像进行平滑性处理，从而达到对环形伪影的消隐目标。随后，将其与生成对抗网络中的生成对抗性损失函数进行整合，进而提出了平滑性生成对抗网络 SGAN。该网络由两个卷积神经网络组成，这两个网络可以交替训练，以解决图像到图像的去噪任务。在模拟数据图像与真实 CT 图像上的实验结果表明，该算法在 CT 图像环形伪影去除任务上非常有效。

本章相关工作已发表，见文献 [46,47]。

参 考 文 献

［1］ GOODFELLOW I, POUGETABADIE J, MIRZA M, et al. Generative adversarial nets ［C］//Advances in Neural Information Processing Systems, 2014, 2672－2680.

［2］ ROSENBLATT F. The perceptron: a probabilistic model for information storage and organization in the brain ［J］. Psychological Review, 1958, 65 (6): 386.

［3］ LECUN Y, BOSER B E, DENKER J S, et al. Handwritten digit recognition with a back－propagation network ［C］//Advances in Neural Information Processing Systems, 1990, 2 (2): 396－404.

［4］ SUYKENS J A, VANDEWALLE J. Least squares support vector machine classifiers ［J］. Neural Processing Letters, 1999, 9 (3): 293－300.

［5］ HINTON G E, SALAKHUTDINOV R R. Reducing the dimensionality of data with neural networks ［J］. Science, 2006, 313: 504－507.

［6］ KRIZHEVSKY A, SUTSKEVER I, HINTON G E. ImageNet classification with deep convolutional neural networks ［C］//Advances in Neural Information Processing Systems, 2012: 1097－1105.

［7］ TAIGMAN Y, YANG M, RANZATO M, et al. DeepFace: closing the gap to human－level performance in face verification ［C］//IEEE Conference on Computer Vision and Pattern Recognition, 2014: 1701－1708.

［8］ SUN Y, WANG X, TANG X. Deep learning face representation from predicting 10000 classes ［C］// IEEE Conference on Computer Vision and Pattern Recognition, 2014: 1891－1898.

［9］ HUANG G B, RAMESH M, BERG T, et al. Labeled faces in the wild: a database for studying face recognition in unconstrained environments ［R］. Amherst : University of Massachusetts, 2007.

［10］ WANG F Y, ZHANG J J, ZHENG X, et al. Where does AlphaGo go: from church－turing thesis to AlphaGo thesis and beyond ［J］. IEEE/CAA Journal of Automatica Sinica, 2016, 3 (2): 113－120.

［11］ HINTON G E, OSINDERO S, TEH Y W. A fast learning algorithm for deep belief nets ［J］. Neural Computation, 2006, 7 (18): 1527－1554.

［12］ 王功明. 深度信念网络结构优化设计方法与应用 ［D］. 北京：北京工业大学, 2019.

［13］ ZHONG P, GONG Z, LI S, et al. Learning to diversify deep belief networks for hyperspectral image classification ［J］. IEEE Transactions on Geoscience and Remote Sensing, 2017, 55 （6）: 3516 - 3530.

［14］ LECUN Y, BOTTOU L. Gradient - based learning applied to document recognition ［J］. Proceedings of the IEEE, 1998, 86 （11）: 2278 - 2324.

［15］ KRIZHEVSKY A, SUTSKEVER I, HINTON G E. ImageNet classification with deep convolutional neural networks ［C］//Advances in Neural Information Processing Systems, 2012: 1097 - 1105.

［16］ SIMONYAN K, ZISSERMAN A. Very deep convolutional networks for large - scale image recognition ［J］. arXiv preprint arXiv: 1409. 1556, 2014.

［17］ SZEGEDY C, LIU W, JIA Y, et al. Going deeper with convolutions ［C］// Proceedings of the IEEE Conference on Computer Vision and Pattern Recognition, 2015: 1 - 9.

［18］ HE K, ZHANG X, REN S, et al. Deep residual learning for image recognition ［J］. arXiv preprint arXiv: 1512. 03385, 2015.

［19］ ZHANG K, GUO Y, WANG X, et al. Multiple feature reweight DenseNet for image classification ［J］. IEEE Access, 2019, 7: 9872 - 9880.

［20］ LIPTON Z C, BERKOWITZ J, ELKAN C. A critical review of recurrent neural networks for sequence learning ［J］. arXiv preprint arXiv: 1506. 00019, 2015.

［21］ MIRZA A H, COSAN S. Computer network intrusion detection using sequential LSTM neural networks autoencoders ［C］//Proceedings of 26th Signal Processing and Communications Applications Conference, 2018: 1 - 4.

［22］ CHO K, VAN MERRIENBOER B, GULCEHRE C, et al. Learning phrase representations using RNN encoder - decoder for statistical machine translation ［J］. arXiv preprint arXiv: 1406. 1078, 2014.

［23］ 郝志峰, 黄浩, 蔡瑞初, 等. 基于多特征融合与双向 RNN 的细粒度意见分析 ［J］. 计算机工程, 2018 （7）: 199 - 204.

［24］ SABOUR S, FROSST N E, HINTON G E. Dynamic routing between capsules ［EB/OL］. （2017）［2019］. https://arxiv. org/abs/1710. 09829.

［25］ KINGMA D P, WELLING M. Auto - encoding variational Bayes ［J］. arXiv:Machine Learning, 2013.

［26］ AKAIKE H. Fitting autoregressive models for prediction ［J］. Annals of the Institute of Statistical Mathematics, 1969, 21 （1）: 243 - 247.

［27］ OORD A V D, KALCHBRENNER N, KAVUKCUOGLU K. Pixel recurrent neural networks ［J］. arXiv preprint arXiv: 1601. 06759, 2016.

[28] HWANG K, SUNG W. Character – level incremental speech recognition with recurrent neural networks ［C］//IEEE International Conference on Acoustics, Speech and Signal Processing, 2016: 5335 – 5339.

[29] 王坤峰, 苟超, 段艳杰, 等. 生成式对抗网络 GAN 的研究进展与展望 ［J］. 自动化学报, 2017, 43 (3): 321 – 332.

[30] RATLIFI L J, BURDEN S A, SASTRY S S. Characterization and computation of local Nash equilibria incontinuous games ［C］//Proceedings of the 51st Annual Allerton Conference on Communication, Control, and Computing (Allerton), Monticello, 2013: 917 – 924.

[31] RADFORD A, METZ L, CHINTALA S. Unsupervised representation learning with deep convolutional generative adversarial networks ［C］//Proceedings of the 2016 International Conference on Learning Representations, Piscataway, 2016: 1 – 16.

[32] MIRZA M, OSINDERO S. Conditional generative adversarial nets ［J］. Computer Science, 2014: 2672 – 2680.

[33] DENTON E L, CHINTALA S, FERGUS R. Deep generative image models using a Laplacian pyramid of adversarial networks ［C］//Advances in Neural Information Processing Systems, 2015: 1486 – 1494.

[34] CHEN X, DUAN Y, HOUTHOOFT R, et al. InfoGAN: interpretable representation learning by information maximizing generative adversarial nets ［C］//Advances in Neural Information Processing Systems, 2016: 2172 – 2180.

[35] ZHAO J, MATHIEU M, LECUN Y. Energy – based generative adversarial network ［J］. arXiv: 1609. 03126.

[36] ARJOVSKY M, CHINTALA S, BOTTOU L. Wasserstein GAN ［C］// International Conference on Machine Learning, 2017: 214 – 223.

[37] LEDIG C, THEIS L, HUSZAR F, et al. Photo – realistic single image super – resolution using a generative adversarial network ［C］// 2017 IEEE Conference on Computer Vision and Pattern Recognition, 2017: 4681 – 4690.

[38] SIMONYAN K, ZISSERMAN A. Very deep convolutional networks for large – scale image recognition ［C］//The 3rd International Conference on Learning Representations, 2015: 1 – 14.

[39] HUO Q R, LI J W, YAO L. Removing ring artefacts in CT images via unidirectional relative variation model ［J］. Electronics Letters, 2016, 52

(22): 1838 – 1839.

[40] YANG Q, YAN P, ZHANG Y B, et al. Low dose CT image denoising using a generative adversarial network with Wasserstein distance and perceptual loss [J]. IEEE Transactions on Medical Imaging, 2018, 37 (6): 1348 – 1357.

[41] KUPYN O, BUDZAN V, MYKHAILYCH M, et al. DeblurGAN: blind motion deblurring using conditional adversarial networks [C]//2018 IEEE/ CVF Conference on Computer Vision and Pattern Recognition, 2018: 8183 – 8192.

[42] ZHANG H, SINDAGI V, PATEl V M. Image deraining using a conditional generative adversarial network [J]. IEEE Transactions on Circuits and Systems for Video Technology, 2017, 30 (11): 3943 – 3956.

[43] MÜNCH B, TRTIK P, MARONE F, et al. Stripe and ring artifact removal with combined wavelet – Fourier filtering [J]. Optics Express, 2009, 17 (10): 8567 – 8591.

[44] PRELL D, KYRIAKOU Y, KALENDER W A. Comparison of ring artifact correction methods for flat – detector CT [J]. Physics in Medicine and Biology, 2009, 54 (12): 3881.

[45] YAN L, WU T, ZHONG S, et al. A variation – based ring artifact correction method with sparse constraint for flat – detector CT [J]. Physics in Medicine and Biology, 2016, 61 (3): 1278 – 1292.

[46] WANG Z, LI J W, ENOH M. Removing ring artifacts in CBCT images via generative adversarial networks with unidirectional relative total variation loss [J]. Neural Computing and Applications, 2019, 31 (9): 5147 – 5158.

[47] ZHAO S Y, LI J W, HUO Q R. Removing ring artifacts in CBCT images via generative adversarial network [C]//International Conference on Acoustics, Speech and Signal Processing, 2018: 1055 – 1059.

第7章
CT 图像超分辨率研究

7.1 引言

医学图像作为一个具有重要实际应用价值的图像处理领域，对图像分辨率的要求较高，而与之矛盾的是大部分医学影像系统的分辨率难以满足临床需要，主要的医学影像（如核磁共振（Magnetic Resonance Imaging，MRI）、正电子发射计算机断层扫描（Positron Emission Tomography，PET）、单光子发射计算机断层成像术（Single - Photon Emission Computed Tomography，SPECT））的分辨率都仅达到毫米级别甚至厘米级别。尽管 CT（Computed Tomograhy）图像经过几十年的不断改进，现在的分辨率已达到亚毫米级别，但仍然不能满足这些需要清晰表现出解剖细节的应用场合（如早期肿瘤、冠状动脉造影）。因此，利用超分辨率技术来提高医学图像的分辨率具有重要的实际应用价值。对于医学图像而言，其研究难点在于如何将超分辨率技术与具体的医学影像设备成像过程进行充分结合。现有的方法大部分是在医学影像设备已完成原始信号采集并经过图像重建之后的后处理阶段进行，如何在信号采集阶段将超分辨率与图像采集、重构算法相结合将成为后续的重要研究方向。另一个研究难点在于安全性的限制（如 X 光、CT、PET 和 SPECT 等具有放射性或辐射危害的检查），如何利用尽可能少的辐射剂量来取得高质量图像是医学图像领域的研究趋势。

本章的研究重点是如何将超分辨率技术与具体的医学影像设备成像过程充分结合，在原始数据采集或者图像重建阶段完成对信号的超分辨率处理。针对各种医学影像，其成像过程可以分为两类：一类是直接采集得到空间中一个点的信号强度，如 X 光、B 超等；另一类是采集各种射线穿透人体形成的投影图，然后通过对一组投影图进行重建来得到最终影像，如 CT、SPECT 等。针对后一类图像进行研究，要对图像的扫描方式和重建过程加以修改，才能满足超分辨率数据的输入要求。对此，本章提出两种处理方法：一种方法是通过多次扫描直接进行图像重建，在重建后的图像上进行超分辨率处理；另一种方法是修改系统的系统结构，对投影图进行超分辨率处理后再重建，最终得到高分辨率的图像。尤其是对投影图的超分辨率处理，由于在该方法中处理的是原始投影数据，所以其能够达到更好的效果，并且各类基于重建的影像系统的投影重构原理基本一致，因此该方法可以广泛应用于各类基于重建医学影像的处理中。

针对螺旋 CT 系统，我们将超分辨率技术与螺旋 CT 容积扫描成像过程的优点相结合，在不增加辐射的前提下，对系统重建的相互重叠图像序列利用超分辨率技术降低切片的层厚。通过该方法可以有效降低螺旋 CT 的层厚，甚至可以突破 CT 系统自身的物理极限，并实现图像序列分辨率的各向同性，其结果有利于减少部分体积效应和提高多平面重建效果。除了 CT 外，本章还对同样按照 z 方向排列存储的 MRI 切片序列进行超分辨率处理，从而达到降低切片层厚的目的。

7.2 图像超分辨率背景介绍

7.2.1 图像超分辨率

图像超分辨率（image super resolution）是数字图像处理和计算机视觉领域的重要研究方向。图像分辨率（image resolution）作为一个术语，泛指图像测量或显示系统对细节的分辨能力，包含空间分辨率、亮度分辨率和时间分辨率三方面内容。在针对图像质量的度量上，更关注空间分辨率，将其定义为"成像系统重现不同尺寸物体的对比度的能力"[1]（为了简洁起见，在下文中未特别指明的分辨率均指空间分辨率）。从光学成像系统角度看，分辨率受系统衍射极限的制约，当物体的细节达到一定程度时，衍射干扰导致不能从系统所成的像中正确分辨出物体。分辨率通常由系统的相位传输函数（Modulation Transfer Function，MTF）或者光学传输函数（Optical Transfer Function，OTF）确定。研究者使用单位尺度内能够分辨的线对数目来度量分辨率。对于数字图像而言，图像是由像素构成的，分辨率来源于图像中各像素所代表的空间的大小。除了受光学系统影响外，分辨率还受信号采样和量化过程的限制，在采样定理的制约下，传感器阵列成为决定图像分辨率的一个重要因素[2]。图像的分辨率越高，图像中的像素数就越多，并且可将图像中的尖锐细节和微小的颜色变化清晰地表现出来；反之，即使空间中的像素较多，但在成像过程中受各种模糊和干扰等因素的影响，也不一定能把图像的细节很好地表现出来。也就是说，仅增加图像中的像素而没有添加细节信息并不能提高图像的分辨率。

　　要想提高图像的分辨率，最直接的办法就是提高成像系统的精度，但这将受到硬件条件的制约，并且在达到物理极限之后将难以进一步提高。对数字图像采集系统使用图像传感器将光线变化转换为电信号，如按照阵列排列的 CCD（Charge - Coupled Device）等，这样每个探测器对应图像中的一个像素，整个探测器中传感器的数目成为决定图像分辨率的一个必要条件。增加传感器数量的途径之一是减小每个传感器单元的尺寸以提高采样率，从而提高分辨率，但是这会减少每个像素的入射光并导致散粒噪声，且近年来单个器件尺寸已经接近物理极限[3]；另一种途径是通过扩大 CCD 阵列的面积来增加传感器的数量，但这会降低电荷转移效率而导致图像模糊，同时低分辨率的传感器带来较低的采样率，从而图像会因频谱混淆而产生失真。除了受技术条件限制之外，高质量成像设备的造价较高也是一个重要因素。以上制约条件使得图像分辨率难以通过改进硬件来得到改善。因此，为进一步提高图像的分辨率，信号后处理技术成为一种可行的途径。图像超分辨率技术是通过信号处理方法得到清晰高分辨率图的技术的统称。

　　超分辨率处理从图像复原角度定义为复原光学传递函数的衍射极限之外部分信号的复原技术，也就是在傅里叶频域恢复截止频率之外的高频成分。近年来，众多研究者通常从信息系统的角度出发，按照系统输入输出的特性来描述该问题，将其定义为从一组或一幅（帧）模糊的低分辨率图像估计并重建出清晰的高分辨率图像[4-6]。图 7.1 给出了从信息系统角度描述图像超分辨率处理的示意图。

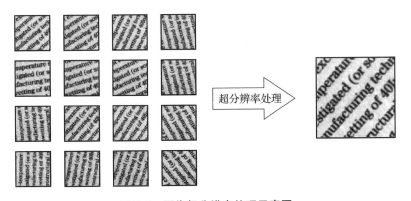

图 7.1　图像超分辨率处理示意图

　　从成像模型的角度看，低分辨率图像是由低的采样频率、点散射函数（Point Spread Function，PSF）、图像扭曲、运动模糊、离焦模糊以及附加噪声等因素导致高分辨率图像退化而形成的。超分辨率处理可以被看成上述图像退化模型的反问题（inverse problem），并且这个反问题不能满足 Hadmard 条件，成为一个不适定问题（ill - positioned）[7,8]。

7.2.2　图像超分辨率理论基础

超分辨率技术能够恢复频域中已经丢失的高频成分，其数学理论基础在以下几个方面。

1. 解析延拓理论[1]

解析函数具有唯一性，即任何两个定义在同一个区域上的解析函数，如果它们在这个区域的无穷多个点上都相等，则这两个函数在整个区域相等。这样对于一个定义在较小区域的解析函数，在任意大的定义区域中只存在一个解析函数与它在这个较小的区域相等，这个定义在更大区域的解析函数就叫作原来函数的解析延拓（analytical continuation）。人们获得的图像都是空域有界的，对于空域有界的函数 $f(x)$，其对应的频域中谱函数 $F(u)$ 将是一个可解析的函数。因此，依据解析延拓方法，可以根据截止频率以下的部分低频成分来推断截止频率以上的高频成分，从而实现图像的超分辨率复原。

2. 正则化理论[9]

对于不适定反问题，正则化方法（regularization）是一种有效的解决方法。正则化是指，使用关于问题解的附加信息，尽可能多地、尽可能稳定地恢复问题的部分信息。这样通过构造附加约束来确保问题解的存在、唯一和连续，从而把不适定问题转化为适定问题。对于图像而言，由于实际图像具有非负性和有界性，因此可将非负性和有界性约束施加到图像重建过程中，并且图像的高频成分主要存在于边缘和纹理区域，故可以对边缘区域施加特定约束。这些非线性操作及约束具有附加高频成分的作用，可用于实现图像的超分辨率复原。

3. 压缩传感理论[10]

压缩传感（compressive sensing）作为近年来兴起的信息处理技术，突破了信号采样过程中的最低采样频率（即采样定理）的限制。压缩传感理论认为，对于那些本身可压缩的信号，可以省略对无用信息的采样，直接获得信号压缩后的表示。压缩传感理论中将压缩与采样过程视为一体，所采集到的是信号的非自适应线性投影（测量值），通过相应重构算法从测量值重构原始信号。压缩传感突破了香农采样定理的限制，使得高分辨率信号的采集成为可能。由于图像信号中存在大量无用信息，因此可以通过多种方式进行压缩来实现对图像的不完备采样，然后利用稀疏投影在一个原子库或者正交基上恢复出高分辨率的图像。

20 世纪 60 年代，Harris 和 Goodman[11,12]最早提出图像超分辨率的概念和方法。但是他们的算法基于解析延拓理论，需要对一个较大的线性方程组求解，导致计算开销巨大，以至于被称为"超分辨率神话"，使得在很长一段时间内相关研究没有取得实质性进展。直到 20 世纪 80 年代由 Huang 等[13]提出通过多幅图像来恢复高分辨率图像的算法，超分辨率技术才得以突破。针对欠采样导致的频谱混叠，该算法利用多幅相互存在子像素（sub－pixel）位移的图像在频谱之间的关系，复原出高分辨率图像的频谱。此后，研究者逐步提出基于多幅图像的一系列正则化算法。2000 年，由 Baker 等人提出并由 Freeman 等人进一步发展实现了对于单幅图像的超分辨率[14,15]。后来，Yang 等[16]提出通过图像稀疏表达并基于压缩传感理论重构的超分辨率算法。近年来，图像超分辨率研究在理论和方法上出现了很多新成果，并逐步应用到实用领域。

7.2.3　图像超分辨率研究现状

经过多年研究，超分辨率技术已经在不同理论基础上形成了几类算法，按照处理方式的不同可将其分为频域方法、迭代反投影方法、凸集投影方法、非均匀插值方法、正则化方法和基于学习的方法等[6-8]。

1. 频域方法

频域方法是指通过傅里叶变换在频域内消除因截止频率较低而导致的频谱混叠，恢复出高频成分。最早是 Huang 等[13]在序列图像中对欠采样导致的频谱混叠，利用多幅相互存在子像素位移的图像频谱之间的关系来复原出高分辨率图像的频谱。该方法为长期不被认可的超分辨率研究开创了一种全新的思路，其后出现了大量基于多幅图像的超分辨率重建方法。Kim 等[17]进一步完善了 Huang 等[13]提出的重建公式，并引入了成像模型噪声和模糊等干扰因素。Su 等[18]把局部运动模型应用于图像序列的运动补偿中，实现了对非整体位移的处理。傅里叶变换方法难以构建复杂的成像模型，且无法从图像的先验知识中提取约束加入重建过程。这些本质上的缺陷使得现在很少有研究者对频域方法进行研究。

与傅里叶变换不同，小波变换可以在多个尺度上对图像进行分解，Milanfar 等[19]充分利用小波固有的均匀性和结构性来降低计算量。Eckhamy 等[20]利用多级小波来进行多幅图像相互之间位移的注册。Fermüller 等[21]提出了一种鲁棒的小波超分辨率算法。

与频域处理方法相对应，其他方法都是在空域中进行，这样可以更准确地描述成像过程，从而更便利地将图像的约束加入其中。

2. 迭代反投影方法

作为空域方法中较早提出的一种方法，迭代反投影方法[22]依靠成像模型模拟生成低分辨率图像，并利用模拟低分辨率图像和真实输入图像之间的误差进行反投影逐步求精，最终达到一个可接受的解。对于该算法中的反投影算子，可以采用外插的办法来取代[23]。该方法虽然缺乏额外的先验约束，不足以克服超分辨率问题的病态性，但其简洁直观、运算简单，在成像模式相对稳定的特定应用领域（如医学图像）取得了较好的效果。

3. 凸集投影方法

凸集投影方法[24-31]作为另一类较早提出的算法，其思想在于将图像求解问题的多个限制条件定义为空间中的凸集集合。高分辨率图像作为解，存在于这些凸集的交空间。为了得到凸集的解，就需要通过迭代方法进行反复修正，不仅运算量较大，而且最终结果会受初值的影响。

4. 非均匀插值方法

传统的图像插值技术（如通过曲线拟合）因为不引入新的高频成分而难以清晰地显现图像的细节。Gross 等[32]利用非均匀插值，提高了存在空间位移的低分辨率图像的分辨率。Bose 等[33]利用滑动最小二乘法（moving least square）来对像素亮度值进行多项式逼近。非均匀插值方法的计算复杂度低，易于实用化，但其理论基础是插值技术，因此只适于观测模型较简单的情况，且不能保证得到全局最优解。

5. 正则化方法

更好地利用图像先验性质的方法是在正则化理论基础上建立代价函数，并将先验作为约束项加入其中。常用的正则化方法是利用输入图像和成像模型估计的图像之间误差，将其 L_2 范式作为代价函数。对于代价函数求解，可以采用确定性方法[34-36]。随着正则化理论的发展，更多的研究者采用基于最大后验概率（Maximum A Posteriori estimation，MAP）[37-41]、最大似然（Maximum Likelihood，ML）[42]等方法来求解。在正则化方法中，先验知识模型起到了关键作用，通常基于图像平滑性质。因为大量高频信息蕴含在图像边缘中，所以可以基于边缘保持的方法来引入先验[43]。也有研究者引入图像分割信息和特定的图像的先验（如人脸[44]）。

对于正则化方法，研究者分别使用马尔可夫随机场（Markov Random Field，MRF）模型的正则化[38]、条件随机场（Conditional Random Field，CRF）模型[45]、Tikhonov 正则化[46]、全变分正则化（Total Variation，TV）[47,48]以及改进的双边全变分（Bilateral Total Variation，BTV）[49]等。正则化项中的代价函数的作用是由正则化系数决定的，早期研究者主要依靠经验选取、广义交叉验证（Generalize Cross Validation，GCV）和 L - Curve 方法[50,51]。为了更好地描述正则化的权重，可以采用自适应的方法来确定正则化系数[52]。

6. 基于学习的方法

与上述方法试图从仅依靠低分辨率和先验约束来重建高分辨率图像不同，另一类超分辨率方法将大量高分辨率图像作为先验知识加以存储，基于机器学习理论来生成高分辨率图像，这类方法称为基于学习的超分辨率方法。该方法的主要思想是对训练样本进行学习，从而利用先验知识对低分辨率观察图像进行超分辨率处理。Baker 等[53]提出了对于特定类别的图像采用针对性学习获取必要的先验知识，将其作为约束加入处理，最终得到可接受的结果。Freeman 等[54,55]针对单幅文本图像提出了基于马尔可夫网络学习的算法。该方法的主要思想是学习高分辨率图像与对应的低分辨率图像之间的关系，以及高分辨率图像内部的邻域关系，通过信念传播方法（Belief Propagation，BP）来传送节点之间的信息。Gajjar 等[56]提出了利用非均匀高斯－马尔可夫随机场模型来进行超分辨率处理。Elad 等[57,58]对匹配过程中出现的错误匹配进行处理，在全局的范围内确定超分辨率的结果。Chang 等[59-62]提出了一种基于流形的局部线性嵌入（Locally Linear Embedding，LLE）方法。Kong 等[63]利用 CRF 模型，引入视频序列的时空约束到超分辨率处理中。为更好地进行学习，研究者针对图像的特征对学习的方法提出了一系列改进，如利用图像的边缘[64]、骨架基元[65]、梯度[66]、稀疏先验[67]、上下文约束[68]等，也可以采用特征增强的办法来更好地学习。Guo 等[69]对使用全局约束还是局部约束进行了对比。对于构建的训练集合，早期研究者仅将样本简单存储而未作深入处理，学习过程也是匹配－合成的过程。在随后的研究中，有研究者采用了主成分分析、核主成分分析等方法来加以分析和组织。Begin 等[70]对训练集的充分性进行了对比分析。基于学习的方法的代价是需要事先存储大量已知高分辨率图像来构建训练集，Glasner 等[71]基于单幅图像内存在大量重复模式的性质，利用输入图像自身来进行学习。

与基于图像块的学习方法不同，Yao 等[72]提出应用神经网络对图像的成像过程进行学习，该方法将增幅图像作为输入，采用了向量影射的训练方法，以克服网络收敛速度慢的缺陷。Cristobal 等[5]利用概率神经网络来对图像序列进行学习，从而达到超分辨率的目的。Yang 等[16]提出了基于压缩传感理论的超分辨率算法，该方法将经过稀疏变换的图像在一个过完备的训练集上进行学习，学习得到的系数矩阵将是一个稀疏矩阵，在 L_1 范式约束下求得的解即这个矩阵的最优解。

7.2.4　图像超分辨率算法分类

对于现有的各种超分辨率算法，按照输入数据的不同可将其分为单帧算法和多帧算法；也可以按照高分辨率图像合成的方式分类，将传统的用多幅图像合成的方法归类为基于重建的方法，将利用额外高分辨率图像构建训练集进行学习的方法归为基于学习的方法。

1. 基于重建的方法

基于重建的方法一般需要将多幅存在相互位移的低分辨率图像作为输入。这些图像既可以是使用同一台设备多次采集得到的，也可以是多台设备对同一场景采集得到的，还可以是视频序列中前后关联的若干图像。采集过程之间会存在细小位移，这些位移通常小于像素的尺度，即子像素位移。对子像素位移的运动估计（即图像注册）是重建算法中的一个重要操作步骤，通常可采用基于块匹配、光流等方法进行处理。

若得到的多幅图像在同一时间采集或者与时间无关，则称为静态重构，主要对空间分辨率进行处理。若输入图像与时间相关，则称为动态重构。对于动态重构方法，除了与静态方法一样对空间分辨率处理之外，还需要考虑对时间分辨率的处理，通过对低帧数的图像序列进行处理，以达到在单位时间获得更多帧图像的目的[73]，时间上超分辨率尤其对视频序列的处理具有重要的现实意义，已成为动态重构的一个研究重点。

对于重建方法的性能，Lin 等[74,75]基于矩阵扰动理论给出了超分辨率重建算法的性能上限；Eekeren 等[76]利用红外摄像获取的实际图像，对比了各种超分辨率算法的性能。

2. 基于学习的方法

与重建方法相对应的是基于学习的方法，按照 Baker[14]、Freeman[15,54,55]等人提出的算法框架有两个主要过程，即训练过程和超分辨率过程：训练过程主要建立样本图像库和建立训练机制；超分辨率过程通过训练集来重建高分辨率图像，通过匹配–合成的过程来生成高分辨率图像。Lin 等[77]分析了基于学习的超分辨率算法的性能，给出了该类方法理论上的能力边界。

7.2.5 超分辨率国内研究进展和研究趋势

超分辨率作为一个新兴的研究方向，国内对此的研究与国际研究基本同步，自 2000 年以来有大量研究人员进行研究，很多高校和研究所取得了丰硕的成果，尤其是对基于学习的方法的研究成果处于世界前沿。微软研究院关注基于学习的超分辨率方法，在图像的先验约束、人脸超分辨率和算法性能分析研究上处于国际前列[78,79]。香港科技大学提出了基于流形学习的超分辨率算法[80,81]，复旦大学和中科院计算所的研究人员对该算法进行了改进[82,83]。北京工业大学[84-86]对超分辨率重建技术进行了大量研究。国防科技大学对正则化方法较早进行了深入的研究[87,88]。

从上述各种方法的研究可以看出，超分辨率技术的发展趋势是逐渐增加先验去克服问题本身的不适定。在此可以按照先验的不同来对其进行分类，即无先验、成像模型先验、先验知识库。

在最早基于解析延拓理论的方法中，除了输入图像之外不需要任何其他信息；频域方法仅需要确定多幅图像之间的准确位移。

后续的各种空域方法为了更好地复原在复杂条件下的各种低分辨率图像，需要对成像模型进行准确描述。例如，迭代反投影和凸集投影需要通过成像模型来模拟图像退化过程；正则化超分辨率方法需要更多关于图像的假定或先验来作为正则化项，尤其是通过 MAP 或者 ML 等方法求解时，需要在先验模型的约束下进行。尽管在这些方法中加入了先验约束项，但是当输入图像数量不足或者图像方法倍数较大时，超分辨率结果会明显下降，因此难以完成单幅图像的处理。在当前的重建框架下，对更复杂成像模型（如局部运动）的准确描述、更适合的正则化约束等方面的研究将对处理效果的提高做出贡献。

基于学习的超分辨率方法需要大量高分辨率图像作为训练样本，这样在一个模式丰富的先验知识库下，只输入一幅图像就能得到较理想的结果。由于不同类型图像的内容差别巨大，故当输入图像与先验知识库中图像的类别差别较大时，得到的结果会出现较大偏差。为了克服图像内容上的差别，就要建立更庞大的样本库，而现有的简单匹配 – 合成的方式会难以处理，这就需要一些必要的组织或者预分类技术来提供辅助处理（如核主成分分析和基于上下文的预分类）。将这些机器学习领域中的技术应用于超分辨率处理，对于提高学习的效率和算法的性能有很大帮助。对其他机器学习算法进行研究并适当结合到超分辨率处理中将成为未来的研究点。例如，对于过完备的数据集所产生的稀疏矩阵，压缩感知技术提供了一种很好的解决途径。

7.2.6　图像超分辨率研究意义

图像超分辨率的应用前景十分广阔，在遥感、视频、医学图像等特定图像上已经取得实质性的应用成果。这些特定图像的成功应用可以极大地促进军民应用领域中如卫星影像、遥感侦察、高清电视、视频压缩、安全监控、医疗设备和文档处理等实际工程的发展。

医学图像超分辨率研究是本章的讨论重点。医学图像处理作为一个具有重要实际价值的应用领域，可以用超分辨率技术来对各种设备采集到的图像进行再加工，从而提高医学图像医生所看到图像的质量，辅助医生做出更好的诊断。医疗设备受限于物理参数和硬件水平，分辨率难以提高，如正电子发射计算机断层扫描（Positron Emission Tomography，PET）、单光子发射型计算机断层仪（Single – Photon Emission Computed Tomography，SPECT）等的信号强度由采集到的人体内辐射的放射性粒子所决定，受物理敏感度的限制，图像分辨率较低。对于医学领域而言，另一个重要的限制因素是对人体的安全保障。以 X 射线检查为例，虽然通过增加辐射剂量的方法可提高质量，但是所增加的辐射剂量是人体难以接受的。上述诸多因素制约了医疗设备性能的提高，但超分辨率技术可以弥补这些缺陷，尤其是可以在尽量少的辐射剂量下，为医生提供足够清晰的图像。因此，通过提高医学图像的分辨率来获取高质量的医学图像，对于提高医生临床诊断的准确性具有非常重要的意义。

7.3 医学图像超分辨率

7.3.1 医学图像的主要特点

医学图像作为一类具有较强应用背景的特定图像，其特有的属性和需求使得医学图像处理领域存在一些特有的问题，如三维可视化处理、伪彩色处理、多种类型图像融合、模糊图像的分割等。在此对本章涉及的部分背景知识进行介绍，主要集中于各类放射和核医学领域中的医学影像，如 CT、MRI、SPECT 等。

尽管这些医学图像的物理原理和采集方式各不相同，但是由于技术条件有限和临床需求的不断提高之间的矛盾，大部分医学影像系统的分辨率难以满足临床的需要，主要的医学影像（如 MRI、PET 和 SPECT）的分辨率都仅达到毫米甚至是厘米级别。虽然研究者努力在硬件结构上进行革新，但人体生理和物理学原理等因素却对其发展有种种限制。医学影像的采集过程所受到的人体生理限制主要来源于人体自身的运动和医学伦理规范。为了尽量克服诸如心跳、呼吸等因素的影响，就要求在尽可能短的时间内完成采集，或者使用辅助手段，如心电图（Electrocardiogram，ECG）触发机制等。在伦理上，为了提高临床安全性，要避免患者受到过多的放射性辐射。因此，在一般成像领域的一些可行的提高图像质量的技术不能直接用于医学影像，需要结合实际限制来研究可行的方式和算法。对于物理原理上的约束，因各种设备的成像机理不同而有所不同，对于 X 射线 CT 系统而言，射线的衍射极限限制了图像分辨率的进一步提高；MRI 系统图像质量主要受限于外部磁场的强度；SPECT 系统空间分辨率和信号采集敏感度成反比。因此，在现有的技术条件下，需要进一步研究如何利用软件和算法来提高图像质量。

与其他图像相比较，CT、MRI、SPECT 等医学影像的一个重要特性是三维属性。多层图像序列构成一个立体空间，每个断层图像称为一个切片（slice），平面中的每个像素在立体空间中转化为体素（voxel）。对于切片序列而言，其分辨率既包括切片平面内的分辨率，也包括切片自身的分辨率，即切片所代表的空间厚度和切片之间的间隔。三个方向分辨率之间的相互协调性（即各向同性（isotropic）、各向异性（anisotropic））也是医学图像领域的重要研究内容。

7.3.2　医学图像超分辨率研究概况

为了克服上述各种因素对硬件方法提高医学图像分辨率的限制，超分辨率技术成为一个可行的选择。在早期，Peled 等[89]利用超分辨率技术对 MRI 图像进行后处理；后来，Greenspan 等[90]、Hsu 等[91]和 Yan 等[92]对此做了进一步研究。Peeters 等[93]对功能核磁共振（function MRI，fMRI）的超分辨率进行了研究。Kennedy 等[94,95]将超分辨率算法应用到了 PET 图像。Caramelo 等[96,97]对 SPECT 利用迭代方法从低分辨率图像获取高分辨率图像。对于 X 光图像，出于放射安全性考虑，对其处理时需要对放射剂量进行控制，Robinson 等[98]利用多幅低剂量低分辨率图像来生成高分辨率图像。基于体素的三维空间超分辨率概念提出之后，现有的研究主要针对成像的各向异性问题进行处理[99,100]，对三维空间的超分辨率算法有待进一步研究。对医学图像而言，其研究难点在于与医学成像过程的充分结合，现有的方法大部分是在医学影像设备完成原始信号采集经过图像重建之后的后处理阶段进行，如何在信号采集阶段将超分辨率与图像重建算法相结合将成为研究重点。在这方面，Mayer 等[101]率先在 MRI 的射频编码空间进行超分辨处理研究，Liu 等[102]利用焦点抖动技术（flying focus）对多层 CT 图像的超分辨率处理进行了分析和模拟，对其他图像的研究还有待深入。医学图像超分辨率的另一个研究难点在于受医学伦理和人体安全性的限制，其获取和扫描的模式需要严格避免患者受到额外的射线照射。

尽管超分辨率技术已经成功应用到许多医学图像，但仍缺少在 CT 系统中的全面研究。本章将介绍一种针对 CT 系统的超分辨率算法框架。在 CT 系统中应用超分辨率的最主要困难是不管在图像重建前还是重建后，都要获取同一场景的多帧图像；另一个关键因素是合理平衡辐射伤害与医疗收益。

7.4　超分辨率算法

许多超分辨率的研究工作都会基于一个假设，即一般情况下低分辨率（Low - Resolution，LR）图像被认为是由高分辨率（High - Resolution，HR）

图像退化而来的。低分率成像可用公式表示：

$$l = M(h * \text{PSF}) \downarrow s + \eta \qquad (7-1)$$

式中，l——低分辨率图像；

h——高分辨率图像；

$*$——卷积运算符；

PSF——点扩散函数；

$M(\cdot)$——几何变换；

η——加性噪声；

$\downarrow s$——降采样算子；

迭代反投影（Iterative Back - Projection，IBP）[22]算法因其表达形式简单、处理过程直观，并且除了成像模型之外不需要其他约束条件（如正则化项、先验信息等），被广泛应用于医学图像处理。该算法通过最小化输入的低分辨率图像 $\{l_r, r = 1, 2, \cdots, R, R$ 为输入图像的数目$\}$ 和估计的低分辨图像 $\{\hat{l}_r, r = 1, 2, \cdots, R\}$ 之间的均方误差来得到高分辨率图像。其中，均方误差函数如下：

$$e = \sum_r \| \hat{l}_r - l_r \|^2 = \sum_r \| l_r - \text{degrade}_r(h) \|^2 \qquad (7-2)$$

$$\text{degrade}_r(h) = M_r(h * \text{PSF}) \downarrow s + \eta_r \qquad (7-3)$$

式中，M_r——第 r 幅低分辨率 LR 图像的位移；

η_r——第 r 幅低分辨率 LR 图像的噪声。

图像的细节可以通过高频分量增强法来加强，如用拉普拉斯核卷积。第 n 次迭代可表示为

$$h^{(n+1)} = h^{(n)} + \frac{1}{R} \sum_r T^{-1} \left(\left(\left(l_r - l_r^{(n)} \right) \uparrow s \right) * p \right) \qquad (7-4)$$

式中，$T(\cdot)$——图像平移操作；

p——反投影核；

$\uparrow s$——上采样算子。

该模型的收敛条件为

$$\| \delta - \text{PSF} * p \|_2 < 1 \qquad (7-5)$$

式中，δ——单位冲激函数。

对于 IBP 算法，除了上述收敛条件外没有其他指导信息，选择反投影核 p 是非常关键的。本章对 IBP 算法进行改进，利用 Papoulis - Gerchberg（PG）外插方法[103,104]来进行迭代补偿。PG 外插方法是通过在时域和频域交替迭代投影来实现的。首先，假设测量信号 $g(t)$ 是原始信号 $f(t)$ 的有限段，第 n 次频域迭代可表示为

$$F^{(n)}(\omega) = G^{(n-1)}(\omega) p_\sigma(\omega) \qquad (7-6)$$

$$p_\sigma(\omega) = \begin{cases} 1, & |\omega| \leqslant \sigma \\ 0, & |\omega| > \sigma \end{cases} \tag{7-7}$$

式中，σ——$f(t)$ 的信号带宽；

　　　$G^{(n-1)}(\omega)$——$g^{(n-1)}(t)$ 的频谱；

　　　$p_\sigma(\omega)$——一种截止频率为 σ 的理想低通滤波器。

然后，计算 $F^{(n)}(\omega)$ 的傅里叶逆变换 $f^{(n)}(t)$。在下一次迭代中，$f^{(n)}(t)$ 的局部被提取出来作为 $g^{(n)}(t)$ 的一部分，公式描述如下：

$$g^n(t) = f^n(t) + (f(t) - f^n(t))P_T(t) = \begin{cases} g(t), & |t| \leqslant T \\ f^n(t), & |t| > T \end{cases} \tag{7-8}$$

式中，T——观测到的有限段的边界。

在本章算法中，修改后的 IBP 算法的迭代从放大后的 LR 图像开始：

$$l^{(0)} = \sum_r M_r^{-1} \mathrm{ZP}(l_r) \tag{7-9}$$

式中，l_r——输入的 LR 图像，$r = 1,2,\cdots,R$；

　　　ZP——用于放大图像 l_r 大小的零填充操作符。

然后，图像在时域和频域之间来回交替投影，模拟低分辨率图像的成像过程。第 n 次的迭代公式为

$$L^{(n)} = \mathrm{DFT}(l^{(n)}) \tag{7-10}$$

$$H^{(n)} = \mathrm{lowpass}(L^{(n)}) \tag{7-11}$$

$$h^{(n)} = \mathrm{IDFT}(H^{(n)}) \tag{7-12}$$

式中，$\mathrm{lowpass}(\cdot)$——具有截止频率 σ 的低通滤波器；

　　　$\mathrm{DFT}(\cdot)$——离散傅里叶变换；

　　　$\mathrm{IDFT}(\cdot)$——离散傅里叶逆变换。

在本章提出的改进型 IBP 算法中，利用式（7-2）计算 LR 图像和模拟 LR 图像的误差，若误差小于某阈值，则说明模型收敛，否则继续反投影步骤。在该反投影步骤中，通过纠正误差来更新 HR 图像。对于多帧的情况，补偿策略是只需通过移位矩阵 M 将 LR 图像合成一幅 HR 图像。为了克服 IBP 算法和 PG 外插方法的缺点，我们通过在模拟的 LR 图像和给定的 LR 图像之间添加相应的误差来更新估计的 HR 图像的每个像素。用数学公式表示为

$$l^{(n)} = h^{(n)} + \lambda \sum_r M_r^{-1} \mathrm{ZP}(\mathrm{degrade}_r(h^{(n)}) - l_r) \tag{7-13}$$

式中，λ——步长。

本章提出的改进型 IBP 算法的流程如下：

第 1 步，通过式（7-9）初始化假想的 HR 图像。

第 2 步，利用式（7-10）~式（7-12）生成 PG 外插的高分辨率图像。

第 3 步，利用式（7-2）计算给定 LR 图像和模拟 LR 图像之间的误差。

第 4 步,利用式（7 - 13）反投影,更新当前 HR 图像。

第 5 步,重复第 2 ~ 4 步,直到误差小于某个阈值。

对于式（7 - 13）中的 λ 和第 5 步中的阈值,可根据经验来设定。在本章实验中,它们分别被设定为 0.1 和 10^{-4}。

图 7.2 给出了对 Lena 图像使用不同算法得到的超分辨率处理结果。从图中可见,在同一参数条件下利用改进的迭代反投影算法,其伪影和噪声得到了明显抑制。

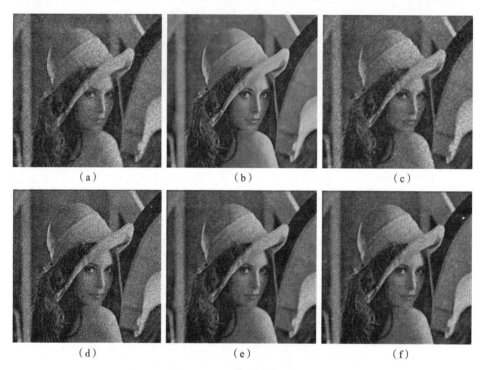

图 7.2 不同算法的结果对比

（a）具有噪声的低分辨率输入图像;（b）高分辨率真实图像;
（c）bicubic 插值算法的处理结果（PSNR = 30.36 dB）;（d）IBP 算法的处理结果（PSNR = 28.04 dB）;
（e）PG 算法的处理结果（PSNR = 29.98 dB）;（f）改进型 IBP 算法的处理结果（PSNR = 31.64 dB）

7.5 医学图像平面内超分辨率处理

7.5.1 超分辨率算法及数据采集模型

对于医学图像最直接的超分辨率方法:如果能够实现对同一目标的多次扫描,并且通过附加设备（或手段）来对空间位置进行控制,则可以产生在

x 和 y 方向存在相对位移的多帧图像，这样就可以实现平面内的超分辨率处理。

实现这样位移的方法有两种。其一，利用附加设备来控制被扫描物体的空间位置，如通过调整检查床来达到每次扫描的位置不同。此外，一些特殊的临床情况（如动态 CT 检查等）也能产生多幅图像。其二，对检查床（或探测器阵列）进行旋转，尤其是对探测器阵列的旋转更便于实现，不需要添加任何设备。在这种方法中，通过对多幅正弦图施加 $1/N$ 角度变化，然后使用这些正弦图进行重建，可得到存在相互旋转的重建图像。通过旋转方法得到位移和在正弦图上进行投影位移的区别在于，旋转方法是在角度方向 s 进行位移，正弦图是在径向方向 t 进行位移。通过旋转得到平面内位移数据的采集方式如图 7.3 所示。值得注意的是，由于这种方式没有在径向方向 t 引入新的可用的信息，因此对于正弦图 t 方向的处理是无效的。

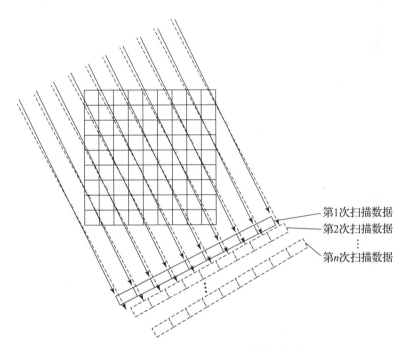

第1次扫描数据
第2次扫描数据
第n次扫描数据

图 7.3　通过旋转得到平面内位移数据的采集方式

一般情况下，重建图像平面内的点扩散函数（PSF）可用相位传递函数（MTF）来表示。在平行投影过程中，探测器自身具有的宽度对于空间一个点形成一条经过均值滤波处理的曲线，对应在重建图像上形成一个光斑，如图 7.4 所示。因此，平面内的 PSF 通常可使用高斯型函数来进行估计[105]。

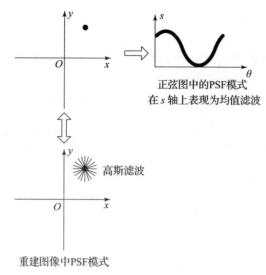

图 7.4　平面内 PSF 示意[106]

7.5.2　实验结果

为提高平面内分辨率，就需要进行多次扫描，但这对人体存在安全隐患，不能通过医学伦理上的限制，所以在实验中使用 GE 性能模体进行扫描。CT 系统在不使用附加设备的情况下，可通过调整检查床的高度来获得垂直方向的位移。GE 性能模体被固定在检查床上进行 4 次扫描，每次扫描前都调整一次检查床的高度。图 7.5 给出了两倍放大的超分辨率结果。容易看出，超分辨率处理结果与 bicubic 插值算法的处理结果相比，线对放大了，边缘也更加锐化。

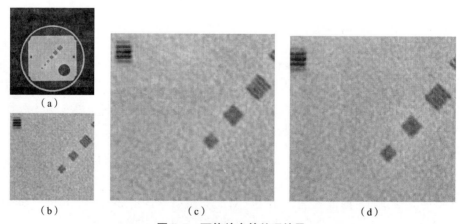

图 7.5　两倍放大的处理结果

（a）输入的低分辨率模体图像；（b）图（a）中包含线对的局部图像；
（c）bicubic 插值算法的处理结果；（d）超分辨率处理结果

采用旋转或平面内两个方向同时位移的方法，需要对系统结构进行一定的修改，在此通过模拟仿真方式进行实验。实验中使用一个大小为 128 × 128 的 Shepp – logan 头部模体。在平面内位移模式下，对模体使用 64 个探测器在 180°内的 180 个点进行投影采集，得到 64 × 64 的低分辨率图像。然后，移动模体的位置，重复扫描，最终得到 4 幅低分辨率图像。在旋转模式下，对模体使用 64 个探测器在 180°内的 720 个点进行投影采集，再将投影数据按照角度分成在角度方向相互交错的 4 幅投影图，分别重建，得到 4 幅低分辨率图像，其相互之间存在 0.25°的旋转位移。实验结果如图 7.6 所示。

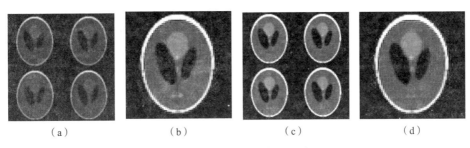

图 7.6　平面内超分辨率处理结果

（a）位移模式下的输入图像；（b）超分辨率处理结果（PSNR = 66.54 dB）；
（c）旋转模式下的输入图像；（d）超分辨率处理结果（PSNR = 61.43 dB）

对于 SPECT 系统而言，其采集和处理方式与 CT 系统一致，具体的实验结果将在下一节中作为与正弦图超分辨率处理的对比给出。

7.6　平行投影正弦图的超分辨率处理

7.6.1　低分辨率数据的获取方法

采用基于多帧重构的超分辨率算法对一般图像进行处理时，如果放大 N 倍，就需要输入 N^2 幅低分辨率图像。尽管在正弦图上进行处理，但其最终目标是提高重建图像的分辨率，因此在具有足够多角度下投影的情况中，探测器的数目直接决定了重建图像的分辨率。所以只需在投影图的径向方向进行放大，就能达到提高重建图像分辨率的目的，这对于放大 N 倍的情况就仅需输入 N 幅低分辨率图像。以将重建图像的分辨率从 32 × 32 提高到 128 × 128 为例：如果直接在重建平面内进行，则需要输入 16 幅 32 × 32 的图像；而如果在投影图上处理则只需输入 4 幅由 32 个探测器获取的低分辨率投影图，就能得到一幅 128 个探测器高分辨率投影图。在该例中，为了保证投影的完备性，需要对这些图像在 128 个角度进行投影。

在离散投影模式下，CT 系统的投影模式可以表示为：定义大小为 $N \times N$ 的被重建区域中各点的值为 $f(x, y)$。在每个角度下使用 N 条平行射线进行投影，一次可得到一个 $N \times 1$ 投影数组。定义在角度 θ 下投影矩阵为 $\boldsymbol{P}_\theta$，其大小为 $Q \times N^2$，Q 为探测器的数目。平行投影可写为

$$\boldsymbol{g}_\theta = \boldsymbol{P}_\theta f(x, y) + \boldsymbol{\eta} \tag{7-14}$$

式中，$\boldsymbol{g}_\theta$——在角度 θ 下的投影；

$\quad\quad\boldsymbol{\eta}$——噪声。

当只有 L 个低分辨率探测器时，每个探测器的宽度增加为原来的 Q/L 倍。因此，低分辨率正弦图中的每个像素都是对应的高分辨率探测器的线性组合，角度 θ 下高分辨率投影和低分辨率投影的关系如下：

$$\boldsymbol{g}_\theta^{\mathrm{l}} = (\boldsymbol{g}_\theta^{\mathrm{h}} * \mathrm{PSF}) \downarrow \mathbf{s} \tag{7-15}$$

式中，$\boldsymbol{g}_\theta^{\mathrm{l}}$——低分辨率下的投影；

$\quad\quad\boldsymbol{g}_\theta^{\mathrm{h}}$——高分辨率下的投影。

平行投影在不同数目探测器下的投影如图 7.7 所示。

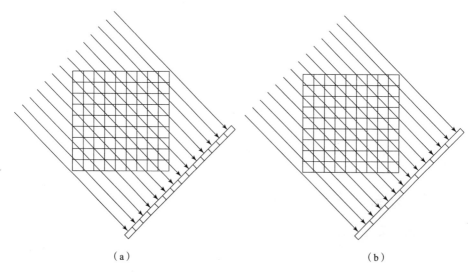

图 7.7 平行投影在不同数目探测器下的投影

(a) 高分辨率投影示意；(b) 低分辨率投影示意

为了获取 R 个低分辨率投影数据，可以通过对探测器阵列进行一维方向位移，每次移动探测器宽度的 $1/R$，通过图 7.8 所示的方法来得到 R 幅正弦图。另一种方式是同时使用多组探测器阵列，其相互之间具有其宽度 $1/R$ 的位移，于是可以一次得到 R 幅正弦图。采集到的低分辨率投影数据与高分辨率投影数据之间的关系为

$$\boldsymbol{g}_{i\theta}^{\mathrm{l}} = \left[\boldsymbol{T}_i \left(\boldsymbol{g}_\theta^{\mathrm{h}} * \mathrm{PSF}\right)\right] \downarrow \mathbf{s} \tag{7-16}$$

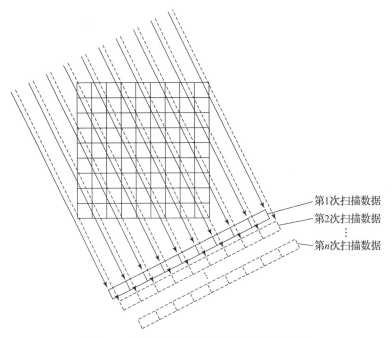

第1次扫描数据

第2次扫描数据

第n次扫描数据

图 7.8　具有相互位移投影数据的获取方式

式中，T_i——第 i 帧图像的位移，$i=1,2,\cdots,R$：

$$T_i=M_i(f(x))=\begin{cases}f(x+i),&0<x<Q-i\\f(Q),&\text{其他}\end{cases}\qquad(7-17)$$

在正弦图采集阶段，SPECT 系统与 CT 系统的不同之处仅在于投影过程中是否要考虑衰减问题，SPECT 投影的离散化表示为

$$g_\theta^1=(T_\theta\cdot A_\theta)f\qquad(7-18)$$

式中，g_θ^1——角度 θ 下的投影，大小为 $Q\times1$，Q 为探测器个数；

T_θ——一个 $Q\times N^2$ 的投影矩阵；

A_θ——一个 $Q\times N^2$ 矩阵，是在角度 θ 下衰减系数矩阵；

f——$N\times N$ 重建区域中各点的值 $f(x,y)$；

$\cdot$——两个矩阵之间对应的元素直接作乘积运算。

7.6.2　超分辨率算法

在正弦图上进行超分辨率处理时，只在一个方向放大，需要对超分辨率算法进行修改才能使用。这里存在一个有利的条件是，投影过程中各角度之间的投影相互独立，是单独采集得到的，因此可以对每个角度单独计算。IBP算法应用到正弦图上的可以描述为算法 7.1。

算法 7.1　正弦图上的超分辨率方法

输入：r 幅相互之间具有 $1/r$ 个探测器宽度单位位移的低分辨率正弦图 $\{g^{l}_{i\theta}\}$；

操作：

1：生成高分辨率初始估计 $\hat{g}^{h}_{\theta}$；

2：对 $\hat{g}^{h}_{\theta}$ 进行模拟退化，计算 r 幅低分辨率正弦图的估计值 $\hat{g}^{l}_{i\theta}$；

3：对扫描的所有角度 $(\theta = 1, 2, \cdots)$，通过反投影计算新的高分辨率估计值 $\hat{g}^{h}_{\theta}$；

4：模拟退化过程得到 r 个新的低分辨率 $\hat{g}^{l}_{i\theta}$ 估计值；

5：计算 $\{g^{l}_{i\theta}\}$ 与 $\{\hat{g}^{l}_{i\theta}\}$ 之间的误差 $e = \sum\limits_{\theta} \sum\limits_{i} (\hat{g}^{l}_{i\theta} - g^{l}_{i\theta})^{2}$，若 e 小于给定阈值或者达

到最大迭代次数，则执行步骤 6，否则返回步骤 3；

6：使用解析算法从正弦图中重建图像。

　　下面以使用 4 幅低分辨率正弦图为例，详细说明算法的执行过程，在每个角度 θ 下执行 IBP 算法。

　　第 1 步，计算高分辨率投影图的初始估计值。

　　虽然理论上 IBP 算法从任意的初始值都可以收敛，但是初始值的选择对于算法的效率和效果都有重要影响，对于一般场景的图像，通常采用对某一输入低分辨率插值图像为起点，其他输入图像的影响都需要在迭代过程中逐渐体现。对于采集到的正弦图，其优势之一是相互之间的位移是均匀的，并且各角度之间是相互独立的，所以可以将全部扫描得到的扫描数据按探测器的位置直接交叉组合，得到一个组合数据作为初始估计，如图 7.9 所示。这样做，在物理上相当于使用大尺度的探测器进行相互重叠地采集投影数据，在数学上相当于对小尺度的高分辨率探测器数据进行均值模糊。

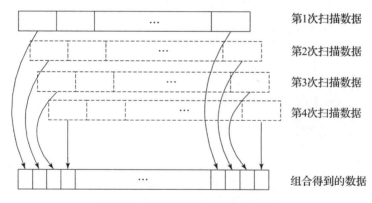

图 7.9　通过组合得到迭代初始值

第 2 步，使用退化模型估计的初始高分辨率投影来模拟低分辨率投影

$$\hat{g}_{i\theta}^{(n)1} = (T_i(\hat{g}_{\theta}^{(n)h} * \text{PSF})) \downarrow s \qquad (7-19)$$

式中，$\hat{g}_{i\theta}^{(n)1}$——模拟退化过程得到的低分辨率投影；

$\hat{g}_{\theta}^{(n)h}$——初始估计的高分辨率投影；

$T_i(\cdot)$——图像位移操作；

PSF——点扩散函数，使用均值滤波来进行近似：

$$\text{PSF} = \frac{1}{4}\begin{bmatrix} 1 \\ 1 \\ 1 \\ 1 \end{bmatrix} \qquad (7-20)$$

降采样算子 $\downarrow s$ 为

$$\hat{f}(x) = f(x \times 4) \qquad (7-21)$$

式中，x——低分辨率探测器组中探测器的数目，$x = 0, 1, \cdots, L-1, L$。

第 3 步，利用反投影得到一个新的高分辨率投影估计：

$$\hat{g}_{\theta}^{(n+1)h} = \hat{g}_{\theta}^{(n)h} + \frac{1}{4}\sum_{i=1}^{4} T_i^{-1}(((g_{i\theta}^{1} - \hat{g}_{i\theta}^{(n)1}) \uparrow s) * sharp) \qquad (7-22)$$

式中，锐化核 *sharp* 使用标准的 LOG 算子：

$$sharp = \begin{bmatrix} -1 \\ 3 \\ -1 \end{bmatrix} \qquad (7-23)$$

重复执行上述步骤，直至达到 IBP 算法终止条件。

7.6.3　CT 正弦图的超分辨率处理

由于对投影模式的修改需要改变 CT 系统的整体结构，因此本节通过仿真方法来检验超分辨率处理的有效性，实验使用 128 × 128 的 Shepp - Logan 模体。

为得到了理想的高分辨率正弦图，在实验中使用 128 个探测器在 180°范围内采集 180 个角度的投影，每幅低分辨率投影图由 32 个低分辨率探测器在 180°范围内采集 180 个角度的投影。一共进行 4 次扫描，每次扫描都将探测器的中心移动 1/4 个单位，得到 4 幅低分辨率投影图。实验结果如图 7.10 所示。实验结果表明，超分辨率处理结果在视觉效果和 PSNR 都优于其他方法。

7.6.4　SPECT 正弦图的超分辨率处理

第一个 SPECT 实验使用的是一个 128 × 128 胸部模体，如图 7.11 所示。

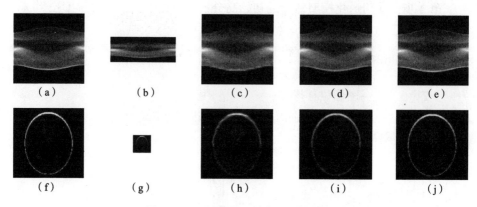

图 7.10 正弦图上 4 倍超分辨率结果

（a）理想的高分辨率正弦图；（b）一幅低分辨率正弦图；

（c）bicubic 插值算法的处理结果（PSNR = 73.43 dB）；

（d）直接将低分辨率正弦图组合得到的正弦图重建结果（PSNR = 77.70 dB）；

（e）超分辨率处理结果（PSNR = 86.99 dB）；（f）图（a）的重建图像；（g）图（b）的重建图像；

（h）图（c）的重建图像（PSNR = 65.61 dB）；（i）图（d）的重建图像（PSNR = 66.78 dB）；

（j）图（e）的重建图像（PSNR = 69.87）；

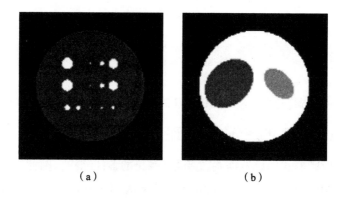

图 7.11 胸部模体

（a）模体的形状；（b）衰减图

对应的衰减图中存在 3 个衰减区域，衰减系数分别为 0.009、0.018 和 0.03。数据投影方式为在 360°圆形轨道上，使用具有 32 个探测器的阵列均匀地采集 128 个角度下的投影数据。为了获得多个低分辨率投影数据，每次扫描时探测器阵列沿着径向方向移动 1/4 个探测器宽度，最终得到 4 幅低分辨率投影图。图 7.12 所示为对应的投影图。图 7.13 显示了不同算法得到的结果。

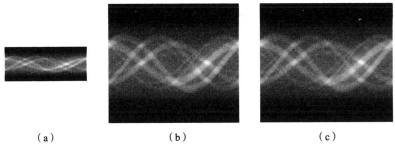

图 7.12　投影图

（a）低分辨率正弦图；（b）使用 128 个探测器得到的高分辨率图像（128×128）；

（c）经过超分辨率算法处理得到的结果

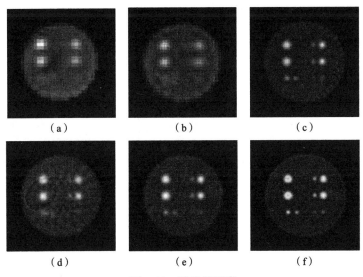

图 7.13　重建后图像

（a）低分辨率正弦图重建的结果；

（b）使用 16 幅 32×32 低分辨率重建图像通过平面内超分辨率处理的结果（PSNR = 68.428 1 dB）；

（c）使用 4 幅 64×64 低分辨率重建图像通过平面内超分辨率处理的结果（PSNR = 69.349 8 dB）；

（d）对正弦图线性插值后重建的结果（PSNR = 71.973 5 dB）；

（e）直接将低分辨率正弦图组合得到的正弦图所对应的重建结果（PSNR = 72.368 6 dB）；

（f）在经过超分辨率处理后的正弦图上重建的结果（PSNR = 73.028 8 dB）

　　另一个实验使用大小为 128×128 的 Shepp – Logan 模体，如图 7.14 所示。使用与上一实验相同的扫描方法得到 4 幅 32×128 的低分辨率投影图。正弦图的超分辨率处理结果如图 7.15 所示，对应的重建图像显示如图 7.16 所示。

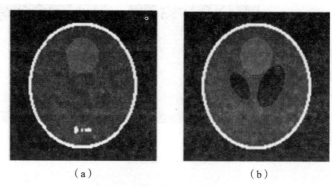

（a）　　　　　　　　　　　（b）

图 7.14　Shepp – Logan 模体

（a）模体的形状；（b）衰减图

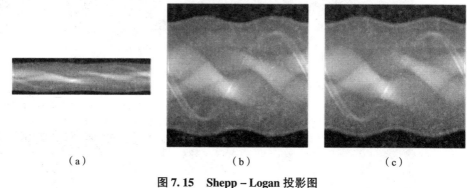

（a）　　　　　　（b）　　　　　　（c）

图 7.15　Shepp – Logan 投影图

（a）低分辨率正弦图；（b）128×128 高分辨率图像；（c）超分辨率处理结果

从实验结果可见，尽管超分辨率算法的重建结果中出现了微小的环状伪影，但其更接近模体形状。插值方法和直接组合方法得到的图像除了模糊之外，还出现了衰减效应，部分原因在于得到的正弦图不能与衰减图匹配，导致衰减补偿不正确。平面内超分辨率处理结果在 4 倍放大情况下因输入图像尺寸太小，其计算结果难以接受，在 2 倍放大情况下结果依然比较模糊，且存在放射状的伪影。

为了进一步证明超分辨处理的能力，接下来构造一个点对模体进行实验，在这个模体中只有两个相隔为两个像素的亮点。图 7.17 显示了使用不同方式处理正弦图后的重建图像。可见，在图 7.17（a）（b）中叠在一起的两个点在图 7.17（c）中清晰地分开了。

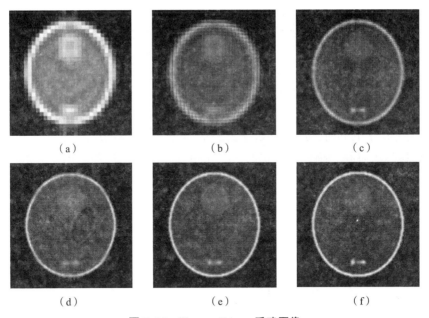

（a）　　　　　　　　（b）　　　　　　　　（c）

（d）　　　　　　　　（e）　　　　　　　　（f）

图 7.16　Shepp – Logan 重建图像

（a）低分辨率正弦图重建的结果；

（b）使用 16 幅 32 × 32 低分辨率重建图像通过平面内超分辨率处理得到的结果（PSNR = 62.849 1 dB）；

（c）使用 4 幅 64 × 64 低分辨率重建图像通过平面内超分辨率处理得到的结果（PSNR = 66.158 8 dB）；

（d）对正弦图线性插值后重建的结果（PSNR = 66.905 1 dB）；

（e）将低分辨率正弦图直接组成后重建的结果（PSNR = 68.386 6 dB）；

（f）在经过超分辨率处理之后的正弦图上重建的结果（PSNR = 69.646 5 dB）

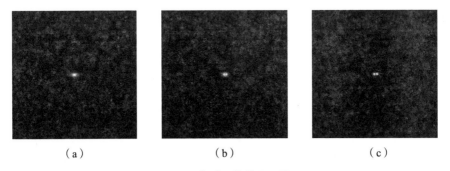

（a）　　　　　　　　（b）　　　　　　　　（c）

图 7.17　点对图像的处理结果

（a）在正弦图上使用线性插值得到的结果；

（b）直接将低分辨率正弦图组合得到的正弦图的重建结果；

（c）在正弦图上进行超分辨率处理后的重建结果

7.7 临床图像序列中超分辨率技术研究

本节主要研究医学影像序列后处理阶段的超分辨率技术。螺旋 CT（Spiral CT，SCT）作为第五代 CT 机产品，具有扫描速度快、辐射剂量小、分辨率高等优势。但是螺旋 CT 在空间三个方向的分辨率是各向异性的，其在得到较高的层内分辨率的同时，层间分辨能力不能与之匹配。本节方法将超分辨率技术与螺旋 CT 容积扫描成像过程的优点相结合，在不增加辐射剂量的条件下，对系统重建出的相互重叠的切片序列利用超分辨率技术降低切片的层厚。采用该方法，可以有效降低螺旋 CT 的层厚，甚至可以突破 CT 系统自身的物理限制，并能够实现图像序列分辨率的各向同性。

7.7.1 医学图像序列的获取模型

7.7.1.1 螺旋 CT 切片序列获取方法

现在临床使用的 CT 系统主要是螺旋 CT。在螺旋 CT 的数据采集期间，X 射线球管及探测器不间断地扫描，同时保持扫描床持续同步前移（图 7.18），得到的 X 射线扫描轨迹为一条螺旋形曲线。这样一次扫描就可以收集到扫描范围内全部容积的数据，故又称为螺旋容积扫描。

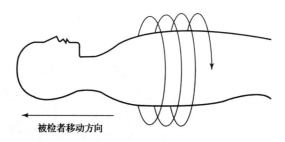

被检者移动方向

图 7.18　螺旋 CT 扫描方式[107]

螺旋 CT 与常规 CT 相比较，其主要优点如下：

（1）扫描速度快。螺旋 CT 可以在一个屏气周期（20～25 s）内完成对整个器官的扫描。

（2）对 z 轴连续的扫描方式。由于 z 方向的采样密度是均匀的，所以螺旋 CT 可以得到任意位置的切片。

（3）容积扫描得到的是容积数据（三维信息），螺旋 CT 可以在不重叠扫描的情况下重建重叠的切片。

医学图像切片序列通常按照切片在 z 轴的位置顺序排列，而每层切片又具有一定的厚度，当层间间距小于层厚时，将导致相邻切片所覆盖的容积存在重叠。另外，超分辨率技术要求每幅低分辨率图像内部像素所代表的空间不存在重叠，而要求在各幅低分辨率图像之间存在一定的位移。因此，需要将重叠的切片序列进行拆分，从一个序列得到多个序列，每个序列内部的切片之间存在重叠，而且序列之间在 z 轴上存在位移。以层间间隔为层厚一半（即各个相邻切片之间有 50% 重叠的切片序列）为例，可以将整个序列按照奇偶顺序分为两组，将得到相互交叠的并且在 z 方向具有半像素位移的两组切片序列，如图 7.19 所示。对于其他超分辨率放大倍数，可以通过选择 CT 系统所允许的适当层厚和层间间隔来改变切片序列之间的重叠程度而获得。

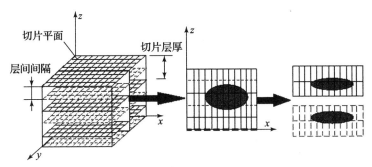

图 7.19　在 z 方向上重叠的切片序列（书后附彩插）

简而言之，螺旋 CT 重建算法重建后的切片序列，其形式和传统 CT 系统所使用的步进 – 采集模式所生成的切片序列是一致的，而且通过对投影数据进行重排来减少螺旋伪影。按照这种方式得到的重叠切片序列被线性地组合到一起。数据集获取的数学模型可以表述如下：

空间中坐标为 (i, j, k) 的体素所对应的空间体积为

$$W_{i,j,k} = ((i-1)\Delta_x, i\Delta_x) \times ((j-1)\Delta_y, j\Delta_y) \times ((k-1)\Delta_z, k\Delta_z)$$

$$(7-24)$$

式中，Δ_x, Δ_y——每个体素在切片平面内 x、y 方向上的尺度；

Δ_z——层间间隔。

定义 $h_{i,j,k}$ 为高分辨率图像中体素 $W_{i,j,k}$ 的亮度。

在低分辨率图像上，定义 $l_{i,j,k}^r (r = 1, 2, \cdots, R)$ 为每个体素的亮度。低分辨率图像中每个体素所对应的体积为

$$V_{i,j,k}^r = ((i-1)\Delta_x, i\Delta_x) \times ((j-1)\Delta_y, j\Delta_y) \times (R(k-1)\Delta_z, (Rk+r)\Delta_z)$$

$$(7-25)$$

定义在 x 位置的信号强度为 $s(x)$，在理想条件下对于容积 v 的亮度为

$\int_v s(x)\,\mathrm{d}x$ ，则第 r 个低分率图像中 (i,j,k) 位置处体素的亮度为

$$l_{i,j,k}^r = \mathrm{blur}\left(\int_{v_{i,j,k}^r} s(x)\,\mathrm{d}x\right) + \boldsymbol{\eta}_{i,j,k}^r$$

$$= \mathrm{blur}\left(\sum_{m=R(k-1)+r+1}^{Rk+r} h_{i,j,m}\right) + \boldsymbol{\eta}_{i,j,k}^r \tag{7-26}$$

式中，$\boldsymbol{\eta}$——附加的噪声；

blur($\cdot$)——螺旋 CT 系统中点散射函数和扭曲等因素导致的系统模糊。

将式（7-26）按照矩阵的形式描述如下：

$$l_{i,j}^r = \mathrm{blur}(\boldsymbol{B}^r \boldsymbol{h}_{i,j}) + \boldsymbol{\eta}_{i,j}^r, \quad \forall\, i,j \tag{7-27}$$

式中，$\boldsymbol{h}_{i,j} = [h_{i,j,1}, h_{i,j,2}, \cdots, h_{i,j,p}]^{\mathrm{T}}$，$p$ 是 $\boldsymbol{h}_{i,j}$ 的长度；

$\boldsymbol{l}_{i,j}^r = [l_{i,j,1}^r, l_{i,j,2}^r, \cdots, l_{i,j,p_r}^r]^{\mathrm{T}}$，$r=1,2,\cdots,R$，$p_r$ 是 $\boldsymbol{l}_{i,j}^r$ 的长度；

$\boldsymbol{B}^r$——从 $\boldsymbol{h}_{i,j}$ 退化到 $\boldsymbol{l}_{i,j}^r$ 过程中的几何位移和降采样：

$$\boldsymbol{B}^r = \begin{cases} 1, & R(k-1)+r+1 \leqslant n \leqslant Rk+1 \\ 0, & \text{其他} \end{cases} \tag{7-28}$$

则对于整个切片序列可表示为

$$\boldsymbol{l}^r = \mathrm{blur}(\boldsymbol{B}^r \boldsymbol{h}) + \boldsymbol{\eta}^r \tag{7-29}$$

式中，$\boldsymbol{h}, \boldsymbol{l}^r$——三维矩阵。超分辨率的目标就是从具有相互位移的切片序列 $\boldsymbol{l}$ 中生成具有较薄切片后的序列 $\boldsymbol{h}$。

7.7.1.2　CT 系统点散射函数

从上一节的分析可以得出，对 CT 系统其平面内和 z 方向的 PSF 都近似高斯曲线。所以，CT 系统中三维的 PSF 可以通过使用一个三维高斯函数来近似。对于成像过程中的模糊，采用单层和多层的扇形（或锥形）投影的实际 CT 系统，其 PSF 可能是一个更加复杂的、不可分割的三维形状，其在 $x-y$ 平面内是各向异性且沿着 z 方向扭曲，在平面内的投影类似于螺旋桨状[108]，但其整体上依然保持高斯型的轮廓。尤其是在后处理步骤中，所处理的切片序列是经过重建算法修正过的，在三维空间中使用三维高斯函数来估计 PSF 是可信的和有效的。在具体算法中，通过对三维高斯函数进行不同投影可以分别得到其对应的一维、二维和三维形式。

1. 一维核

如果在 z 轴超分辨率过程中只考虑切片敏感度曲线，则可以在 z 方向简单地采用一维高斯模糊核。这种情况下，在按照奇偶顺序分开而得到的两个切片序列中，(x,y) 坐标位置上沿 z 方向排列的所有体素形成两个具有半个单位

位移的一维信号。

2. 二维核

医学图像超分辨率处理中最常用的处理方式就是在一个二维剖面上进行，这样不论是切片平面、冠状位平面或者矢状位平面，其都与在一般图像上的处理方法一致，如对于 PET、MRI 和 SPECT 等图像序列的处理。在它们的方法中，平面中的模糊核是将三维的 PSF 投射到 $x-z$ 平面或 $y-z$ 平面上，也就是通过将 SSP 和 MTF 组合来得到一个二维模糊核，但因它们只考虑各向同性的二维模糊模式，故并不适用于各向异性切片序列。在本章的研究中，将采用各向异性的模糊核。

3. 三维核

在二维图像中，一幅图像只能包含两个方向。例如，在 $x-z$ 平面，y 方向的影响被省略了，当利用超分辨率方法对单一图像进行处理时，所能利用的在 $x-z$ 平面上的二维混叠高频信息是不完备的，需将在 y 方向的高频信息考虑进来。另外，对于每个体素而言，其三维容积上将受到三个方向的所有相邻点的干扰，因此需将整个切片序列作为一个整体，利用一个三维模糊核来处理。

7.7.1.3　MRI 切片序列获取方法

核磁共振成像技术（Magnetic Resonance Imaging，MRI）是一种生物磁自旋成像技术。在外加的强磁场里，人体中的氢原子受射频脉冲的激发，产生核磁共振现象。通过空间编码定位技术，探测器可以检测并接收空间中一点的磁共振信号，从而得到人体各组织的形态图像。MRI 作为一种无放射性影响的检查手段，其优点在于对软组织成像的能力好，可在任意方向上进行多切片成像，可实现整个空间的真三维数据采集，可同时多参数、多核素成像，提供代谢和功能上的动态信息等。但是，核磁共振的分辨率较低，且成像速度慢，这制约了其应用范围。另外，MRI 成像过程中在三个方向上定位的技术手段各不相同，导致在各方向上的分辨率并不一致，难以得到真正意义上各向同性的切片序列。MRI 在 x、y、z 三个方向上的空间定位分别使用频率编码、相位编码和层片选择的方式实现。其中，频率编码和相位编码都只在数据采集期间施加瞬间的梯度磁场，使得定位精度较高，而层片选择（z 方向）则需要在整个扫描期间保持一个外部梯度磁场，如图 7.20 所示。该磁场的强度直接影响所选择层片的厚度，更高的磁场强度可以增加磁场的梯度，使得在射频带宽一定的情况下发生共振的层片厚度更薄[109]。受限于当前永磁体和超导磁体技术的发展，进一步提高磁场强度还比较困难。

在后处理阶段，MRI 切片序列的形式与 CT 图像相似，并且 MRI 直接从

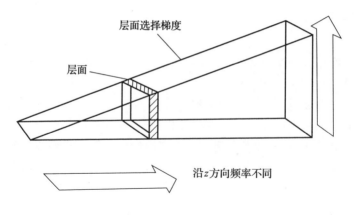

图 7. 20　层面选择梯度磁场[107]

三维空间采集到某个位置的信号强度，其每个体素所代表的容积可以使用式
（7−24）进行描述，高分辨率序列和低分辨率序列之间的关系可以表示为式
（7−29）。为了得到在 z 方向相互重叠的切片序列，MRI 系统可以通过较小的
层间间隔（或对同一个层面进行多次扫描）得到，比较而言，多次扫描的方
法每次扫描所用的时间更短，更便于临床实现。MRI 系统体素的数值是直接
从空间位置得到的信号所生成的，所以 MRI 系统的 PSF 可以通过使用一个三
维高斯函数来近似，其在各个方向的投影与螺旋 CT 系统是一致的。

7.7.2　超分辨率方法降低螺旋 CT 图像的层厚

对于 CT 图像序列，较低的空间分辨率会严重影响图像的整体质量，而且
大部分图像序列的层间分辨率要低于平面内分辨率。这样的图像序列的切片
层厚较厚，导致增加了发生部分容积效应的可能性；分辨率的各向异性又严
重影响多平面重建的效果。由上文分析可知，通过硬件来提高系统分辨率受
到各种制约，因此只能通过软件手段来进一步提高图像分辨率。另外，螺旋
CT 系统可以在人体安全的条件下很方便地获得相互重叠的图像序列，这为通
过超分辨率方法来降低切片厚度提供了可能。本节将使用本章提出的改进型
IBP 算法来降低螺旋 CT 的层厚，并针对其中存在的问题进行研究。

为了将超分辨率方法与 CT 图像相结合，就需要解决一个矛盾：输入数据是
三维切片序列，但只在 z 轴一个方向进行处理。一般图像超分辨率关注于图像
之间的位移和退化模型，而这两个问题对于 CT 系统而言都不是主要问题。各切
片之间的位移关系可以依赖于机械结构给出精确的定位，模糊核的选择已经在
上文给出了详细分析。降低螺旋 CT 图像层厚的超分辨率方法的细节描述如下：

图像退化模型使用卷积方法描述为

$$l_r = T_r(\boldsymbol{h} * \text{PSF}) \downarrow \boldsymbol{s} + \boldsymbol{\eta}_r \tag{7−30}$$

式中，位移函数 $T_r(\cdot)$ 在这里只是在 z 轴一个方向上进行。

同样，对于本章提出的改进型 IBP 算法第 1、2、4 步中，零填充以及时域、频域中的截断操作也只在 z 轴一个方向上进行；在第 3、4 步中，位移操作只在 z 方向进行。

对于 z 轴分辨率的度量，测量 SSP（切片方向敏感度曲线）需要理想的 $\delta(z)$ 函数。在实际系统中，可以使用厚度明显低于数据采集切片的物体（如小球、薄片或高吸收剂圆盘）来近似 $\delta(z)$ 函数，但是对被测物体的安装位置和 CT 系统中检查床的运动精度要求较高。另一种方式是使用浅倾角的切片斜面，将一条线或细条以相对 $x-y$ 平面很浅的角度放置，通过计算沿着细条方向被重建斜面的长度来得到 SSP，如图 7.21（a）所示。也可以使用一系列平行于 $x-y$ 平面，在 z 方向均匀间隔的空气孔来实现，通过计算在切片中孔成像的数量来得到 SSP，如图 7.21（b）所示，但这种方法是一种间接方法，不便于直观地反映 z 方向上分辨率的变化程度。

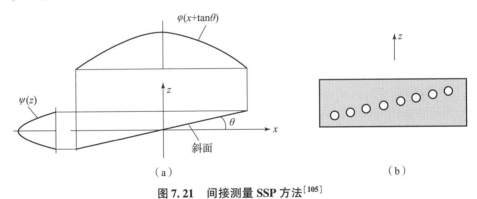

图 7.21　间接测量 SSP 方法[105]

θ – 斜面与 x 轴的夹角；$\varphi(\cdot)$ – PSF 沿 z 方向的投影；$\psi(\cdot)$ – PSF 沿 x 方向的投影

（a）切片斜面法测量 SSP；（b）孔洞法测试 SSP

SSP 是 PSF 在 z 轴上的平均投影，它实质上是从特别的视角来观察 PSF。因此，可以在包含 z 轴的一个平面上对 PSF 进行投影，以得到 SSP 的估计。从直观上可以采用冠状位（$x-z$ 平面）或矢状位（$y-z$ 平面）来较好地描述 z 轴分辨率。从多平面重建得到的冠状位或矢状位平面，一般对各向异性的切片序列通过插值方法来得到近似各向同性的视图，其不能直接表示 z 轴分辨率的细节。为了从视觉上准确地描述 z 轴的分辨率，需要从相互交错的切片容积序列中按照像素一对一的方式得到 $x-z$（或 $y-z$）平面的剖面。

7.7.2.1　模体扫描实验

模体实验使用 GE 性能模体代替人体进行扫描。该模体原本使用浅斜角的切面曲线和空气孔方式来间接地测量切片方向敏感度曲线，从而得到 z 方向的分辨率。但该方法难以直观地显示厚度的变化情况，所以在实验中，模体被竖直地放置在扫描平台（病床）上，模体的主轴平行于 y 轴（或 x 轴，但在平行于 x 轴的情况下需要采用妥善的措施来固定圆柱形模体）。此时，原本用于度量平面内分辨率的条形线对将显示在 $x-z$ 平面（或 $y-z$ 平面）上。

在具体的实验中，使用美国通用电气公司生产的 GE Light Speed VCT 系列 64 排容积 CT 系统进行扫描，该系统重建图像的最小切片层厚为 0.625 mm，最小的层间间隔为 0.062 5 mm；使用容积螺旋扫描方式进行扫描；为了避免因重建算法对图像质量的影响，所有切片序列都使用标准算法进行重建；重建过程中的视场（Filed of View，FOV）设置为 28 mm；系统输出的切片大小为 512×512，存储格式为 DICOM 3.0。

第一组实验扫描生成一组 2.5 mm 层厚、1.25 mm 层间间隔的切片序列，同时利用同一组扫描数据在相同位置重建一组 1.25 mm 层厚的切片序列作为真实的高分辨率参考图像，点对点的截面图如图 7.22 所示。其中，图 7.22（a）所示为低分辨率输入图像，图 7.22（b）所示为高分辨率视图，图 7.22（c）所示为使用 bicubic 插值算法得到的结果，图 7.22（d）所示为使用一维高斯模糊核得到的结果（方差为 0.6），图 7.22（e）所示为使用二维高斯各向异性模糊核得到的结果（x 方向的方差为 0.3，z 方向的方差为 0.6），图 7.22（f）所示为使用二维高斯各向同性模糊核得到的结果（x、z 方向的方差均为 0.6），图 7.22（g）所示为使用三维高斯各向异性模糊核得到的结果（平面内的方差为 0.3，z 方向的方差为 0.6），图 7.22（h）所示为使用三维高斯各向同性模糊核得到的结果（平面内、z 方向的方差均为 0.6）。这里使用了 PSNR（峰值信噪比）对图像的噪声进行度量。

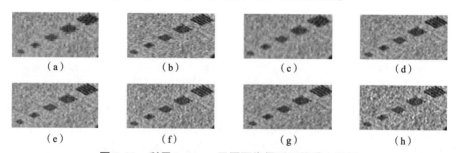

（a）　　　　　　（b）　　　　　　（c）　　　　　　（d）

（e）　　　　　　（f）　　　　　　（g）　　　　　　（h）

图 7.22　利用 2.5 mm 层厚图像得到两倍放大结果

（a）2.5 mm 层厚低分辨率输入图像；（b）1.25 mm 层厚高分辨率视图；

（c）bicubic 插值算法的处理结果（PSNR = 45.322 1 dB）；

（d）一维高斯模糊核得到的结果（PSNR = 45.391 4 dB）；

（e）二维高斯各向异性模糊核得到的结果（PSNR = 45.392 1 dB）；

（f）二维高斯各向同性模糊核得到的结果（PSNR = 45.353 0 dB）；

（g）三维高斯各向异性模糊核得到的结果（PSNR = 45.392 3 dB）；

（h）三维高斯各向同性模糊核得到的结果（PSNR = 45.328 8 dB）

在表 7.1 中给出了不同形状高斯模糊核对于超分辨率处理结果的影响。

表 7.1　两倍放大情况下高斯模糊核不同形状得到的 PSNR　　　dB

x 方向的方差	z 方向的方差			
	0.2	0.4	0.6	0.8
0.2	55.247 4	55.733 6	51.743 6	47.584 5
0.4	47.163 0	47.196 0	46.213 6	44.489 0
0.6	38.685 9	38.662 7	38.384 1	37.931 6
0.8	33.282 3	33.259 1	33.095 3	32.849 2

使用同样的方法可以利用 2.5 mm 层厚、0.625 mm 层间间隔的切片序列实现四倍的放大效果及产生 0.625 mm 层厚的切片。点对点的截面图如图 7.23 所示。其中，图 7.23（a）是低分辨率输入图像，图 7.23（b）是高分辨率对比图像，图 7.23（c）是采用 bicubic 插值算法得到的结果，图 7.23（d）所示为使用一维高斯模糊核得到的结果（方差为 0.6），图 7.23（e）所示为使用二维高斯各向异性模糊核得到的结果（x 方向的方差为 0.3，z 方向的方差为 0.6），图 7.23（f）所示为使用二维高斯各向同性模糊核得到的结果（x、z 方向的方差均为 0.6），图 7.23（g）所示为使用三维高斯各向异性模糊核得到的结果（平面内的方差为 0.3，z 方向的方差为 0.6），图 7.23（h）所示为使用三维高斯各向同性模糊核得到的结果（平面内、z 方向的方差均为 0.6）。

第二组试验使用一组 0.625 mm 层厚、0.312 mm 层间间隔的切片序列得到一组 0.312 mm 层厚的切片，从而突破了该 CT 系统只能生成 0.625 mm 层厚切片的系统极限。采用不同模糊核得到的实验结果如图 7.24 所示。其中，图 7.24（a）所示为低分辨率输入图像，图 7.24（b）所示为使用二维高斯各向异性模糊核得到的结果（x、z 方向的方差均为 0.6），图 7.24（c）所示为使用二维高斯各向同性模糊核得到的结果（x、z 方向的方差均为 0.6），图 7.24（d）所示为使用三维高斯各向异性模糊核得到的结果（平面内的方差为 0.3，z 方向的方差为 0.6），图 7.24（e）所示为使用三维高斯各向异性模糊核得到的结果（平面内、z 方向的方差均为 0.6）。

从上述实验结果可见，利用各向异性模糊核比各向同性模糊核进行超分辨率处理，在结果图像中的噪声更少；与使用一维、二维模糊核相比，使用三维模糊核得到的图像更光滑。

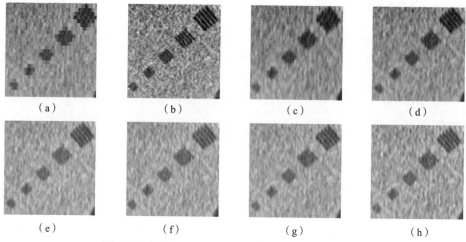

图 7.23　利用 2.5 mm 层厚图像得到四倍放大结果

（a）2.5 mm 层厚低分辨率输入图像；（b）0.625 mm 层厚高分辨率视图；
（c）bicubic 插值算法的处理结果（PSNR = 45.525 9 dB）；
（d）一维高斯模糊核得到的结果（PSNR = 45.588 4 dB）；
（e）二维高斯各向异性模糊核得到的结果（PSNR = 45.588 1 dB）；
（f）二维高斯各向同性模糊核得到的结果（PSNR = 45.583 3 dB）；
（g）三维高斯各向异性模糊核得到的结果（PSNR = 45.587 8 dB）；
（h）三维高斯各向同性模糊核得到的结果（PSNR = 45.586 6 dB）

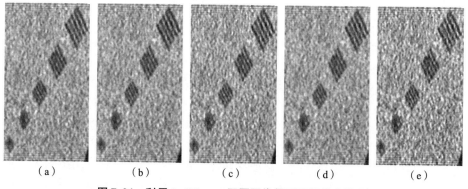

图 7.24　利用 0.625 mm 层厚图像得到两倍放大结果

（a）0.625 mm 层厚低分辨率输入图像；（b）二维高斯各向异性模糊核得到的结果；
（c）二维高斯各向同性模糊核得到的结果；（d）三维高斯各向异性模糊核得到的结果；
（e）三维高斯各向同性模糊核得到的结果

7.7.2.2　实际人体扫描实验

在保证人体安全且不增加患者所受辐射剂量的前提下，从临床病例中随机选择一位肺部肿瘤患者进行扫描。对该患者使用正常的扫描模式进行胸部扫描，没有使用任何附加设备，使用的是日本东芝公司生产的 TOSHIBA Aquilion 16 排 CT 系统，该系统最小切片层厚为 0.5 mm，最小的层间间隔为 0.1 mm。对螺旋模型扫描得到的数据标准重建算法进行重建，可以得到一组 2 mm 层厚、0.5 mm 层间间隔的相互之间具有 75% 重叠的输入序列。对该序列进行 4 倍放大的超分辨率结果如图 7.25 所示。其中，图 7.25（a）所示为

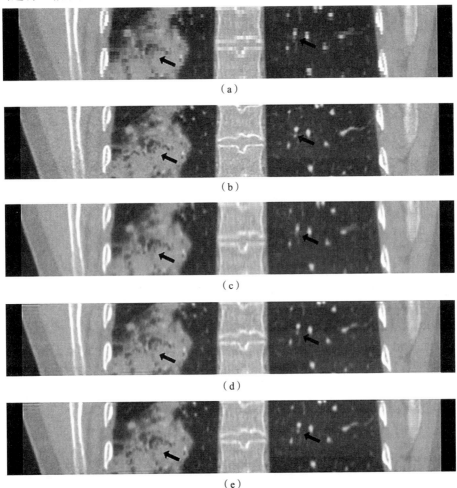

图 7.25　人体扫描图像四倍方法结果

（a）2 mm 层厚、0.5 mm 层间间隔低分辨率输入图像；

（b）0.5 mm 层厚、0.5 mm 层间间隔高分辨率冠状视图；

（c）bicubic 插值算法得到的结果（PSNR = 53.642 7 dB）；

（d）二维高斯各向异性模糊核得到的结果（PSNR = 55.051 8 dB）；

（e）三维高斯各向异性模糊核得到的结果（PSNR = 55.048 5 dB）

低分辨率输入图像,图 7.25 (b) 所示为高分辨率对比图像,图 7.25 (c) 所示为使用 bicubic 插值算法得到的结果,图 7.25 (d) 所示为使用二维高斯各向异性模糊核得到的结果 (x 方向的方差为 0.3,z 方向的方差为 0.5),图 7.25 (e) 所示为使用三维高斯各向异性模糊核得到的结果 (平面内的方差为 0.3,z 方向的方差为 0.6)。

第二组实验使用一组 0.5 mm 层厚、0.25 mm 层间间隔的切片序列得到一组 0.25 mm 层厚的切片。从而突破了该 CT 系统只能生成 0.5 mm 层厚切片的系统极限,实验结果如图 7.26 所示。其中,图 7.26 (a) 所示为低分辨率输入图像,图 7.26 (b) 所示为使用二维高斯各向异性模糊核得到的结果 (x 方向的方差为 0.3,z 方向的方差为 0.5)。

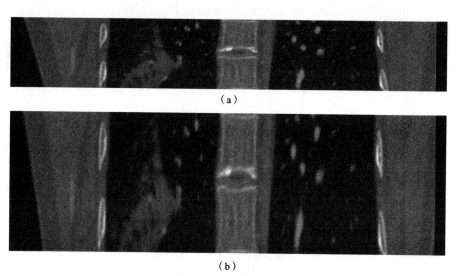

(a)

(b)

图 7.26 利用 0.5 mm 层厚图像得到两倍方法结果

(a) 0.5 mm 层厚、0.25 mm 层间间隔低分辨率输入图像;(b) 二维各向异性高斯核处理结果

7.7.3 超分辨率方法降低 MRI 图像的层厚

MRI 作为一类重要的医学图像,由于 z 方向的分辨率依赖于梯度磁场,因此成像得到的图像序列同样存在各向异性的问题。在不能通过增加磁场强度或者提高采集器敏感度的情况下,可以使用本章提出的改进的 IBP 算法来降低 MRI 的层厚。

7.7.3.1 算法影响分析

在 MRI 研究中,一般使用高斯核作为模糊核的近似估计 PSF。本节所用的 MRI 数据是从法国国家信息与自动化研究所 (Institut National de Recherche en Informatique et en Automatique，INRIA）网站下载的。该数据将一个苹果作为扫描对象，使用德国西门子公司的 1.5T SiemensSonata 全身 MR 系统进行扫描；所有数据通过标准的连续快速自旋回波（Fast Spin – Echo，FSE）序列获取，重复时间（Time of Repetition，TR）为 3 300 ms，回波时间（Time of Echo，TE）为 12 ms；低分辨率体素大小为 1 mm×1 mm×2 mm，高分辨率体素大小为 1 mm×1 mm×1 mm；高分辨率每次采集时间为 46 min，低分辨率每次采集时间为 23 min。

不同算法的结果如图 7.27 所示。其中，图 7.27（a）所示为低分辨率输入序列，图 7.27（b）所示为高分辨率对比图像，图 7.27（c）所示为 IBP 算法使用一维高斯模糊核得到的结果，图 7.27（d）所示为改进型 IBP 算法使用一维高斯模糊核得到的结果，图 7.27（e）所示为 IBP 算法使用二维各向异性高斯模糊核得到的结果，图 7.27（f）所示为改进型 IBP 算法使用二维高斯各向异性模糊核得到的结果，图 7.27（g）所示为 IBP 算法使用二维高斯各向异性模糊核得到的结果，图 7.27（h）所示为改进型 IBP 算法使用二维高斯各向异性模糊核得到的结果。从结果中可以看出，标准 IBP 算法结果中出现了振铃效应，在边缘周围可以看见明显的光晕。同时，反投影过程是 IBP 算法中一个至关重要的影响因素，即使满足收敛条件；在所选择的模糊核不合适的情况下也会出现人工伪影，如图 7.27（e）所示出现明显的振铃效应，图 7.27（g）所示出现了阶梯状边缘。

为了定量分析不同算法的影响，通常使用的指标是信噪比（SNR）或峰值信噪比（PSNR），同时边缘在医学图像领域也发挥着重要作用，可以利用边缘宽度来反映边缘的锐化程度。具体计算方法为使用一个 S 型函数对每个边缘进行最小二乘拟合：

$$y(x) = \frac{1}{1 + \exp(-a(x - c))} \tag{7-31}$$

式中，参数 a 和边缘宽度 width 成反比；c 对应边缘的中心位置。

在拟合之后，计算高度上升所需的长度，其定义为从（高分辨率像素）边缘的高度的 10% 上升到 90% 所需的像素数 pixel，可表示为

$$\text{width}[\text{pixel}] = \frac{4.4}{a} \tag{7-32}$$

从边缘中随机选择 20 个位置点，计算其在 z 方向的边缘宽度，并作为比较的指标。表 7.2 给出了对不同算法得到的结果，从中可见超分辨率方法（IBP 算法和改进型 IBP 算法）得到的边缘都要比插值算法的结果更锐化。尽管使用三维核的 IBP 算法得到更窄的边缘（1.883），但出现了阶梯状边缘（图 7.27（g））。

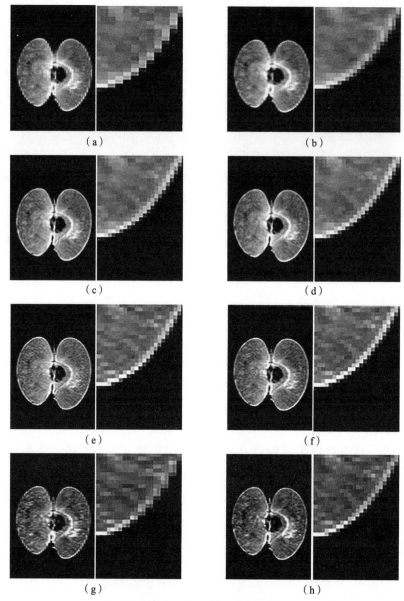

图 7.27　不同算法的结果

（a）低分辨率输入图像；（b）高分辨率对比图像；

（c）IBP 算法一维高斯模糊核得到的结果；

（d）改进型 IBP 算法一维高斯模糊核得到的结果；

（e）IBP 算法二维高斯各向异性模糊核得到的结果；

（f）改进型 IBP 算法二维高斯各向异性模糊核得到的结果；

（g）IBP 算法三维高斯各向异性模糊核得到的结果；

（h）改进型 IBP 算法三维高斯各向异性模糊核得到的结果

表7.2　不同算法得到平均边缘宽度

bicubic 插值算法	IBP 算法			改进型 IBP 算法		
	一维核	二维核	三维核	一维核	二维核	三维核
3.361	2.495	2.195	1.883	2.763	2.163	2.087

7.7.3.2　模糊核形状对结果的影响分析

模糊核形状对超分辨率的影响已经在 CT 图像处理中进行了充分讨论，MRI 图像切片序列模糊核也可以使用高斯核进行估计。但是因为数据采集方式的不同，其模糊核的最佳形状会与 CT 的有所不同。下列实验对比各尺度下处理的结果，表 7.3 给出了不同模糊核的量化对比，从中可见，三维各向异性的模糊核从视觉和边缘宽度上都是较理想的选择。

表7.3　不同模糊核对边缘宽度的影响

z轴方向的方差	一维模糊核	二维模糊核，x 方向的方差					三维模糊核，平面内的方差				
		0.2	0.4	0.6	0.8	1.0	0.2	0.4	0.6	0.8	1.0
0.2	2.999	1.590	1.581	1.701	2.910	2.892	1.590	1.578	1.915	2.788	2.625
0.4	2.971	1.604	1.769	1.733	2.951	2.926	1.604	1.573	1.955	2.630	2.508
0.6	2.763	1.645	1.644	2.163	2.900	3.080	1.645	1.448	2.087	2.590	2.275
0.8	2.613	1.580	1.517	2.280	2.852	2.893	1.580	1.496	2.065	2.134	2.180
1.0	2.801	2.519	2.538	2.438	2.458	2.319	2.519	2.539	2.002	2.075	1.972

图 7.28 给出了在三维模糊核不同模式下计算的结果，可见处理结果对在平面内的模糊核方差的变化比 z 方向方差的变化更加敏感，且在平面内的方差为 0.2、z 方向的方差为 0.4 时得到了最好的结果，其比例为 1∶2，与低分辨率体素的宽高比一致。

7.7.3.3　真实脑部图像实验

接下来，对实际人体实验中利用一组脑部扫描图像进行对比。实验所用数据也是从 INRIA 网站下载的，其低分辨率的体素为 1.72 mm × 1.72 mm × 3.44 mm，层间间隔为 1.72 mm，高分辨率的体素为 1.72 mm × 1.72 mm × 1.72 mm。超分辨率处理结果如图 7.29 所示，从图中可见，所有超分辨率处理结果均优于采用 bicubic 插值算法得到的结果，三维高斯各向异性模糊核得到了最好的结果。

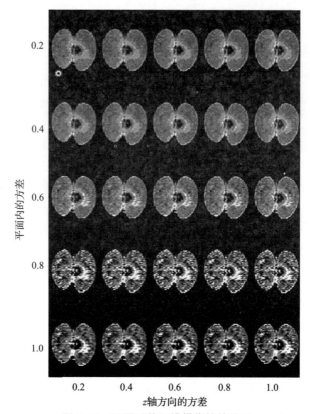

图 7.28 不同形状三维模糊核的结果

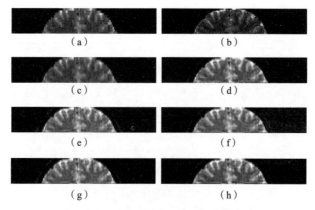

图 7.29 脑部图像超分辨率处理结果

（a）低分辨率输入图像；（b）真实高分辨率对比图像；
（c）bicubic 插值算法得到的结果（SNR=110 dB）；（d）一维高斯模糊核得到的结果（SNR=165 dB）；
（e）二维各向同性模糊核得到的结果（SNR=170 dB）；（f）二维高斯各向异性模糊核得到的结果（SNR=224 dB）；
（g）三维各向同性模糊核得到的结果（SNR=180 dB）；（h）三维各向异性模糊核得到的结果（SNR=224 dB）

7.8　医学图像超分辨率方法比较

上述研究和实验结果表明，超分辨率技术是一种提高医学图像分辨率的有效方法。本章针对医学影像提出了三种可行的处理方法，涵盖了从数据采集到图像后处理的全过程：在数据投影采集阶段，可以在正弦投影图上进行超分辨率处理，对径向方向放大，从而提高最终重建图像的分辨率；在图像扫描阶段，可以通过空间位移或旋转来实现对重建图像进行超分辨率处理，提高切片平面内分辨率；在图像后处理阶段，利用层间相互重叠的图像序列，通过超分辨率处理来达到降低切片层厚的目的。

但是，医学图像作为一个具有实用背景的图像处理领域，对各种处理方法的评价不能仅依靠处理后的图像质量，更需要综合考虑安全、成本等因素。这里选择扫描次数、扫描时间、辐射剂量、输入数据的数量、硬件修改、图像质量作为指标来比较不同超分辨率处理方式之间的差异，如表 7.4 所示。

表 7.4　不同超分辨率处理方式的比较

类型	方式	扫描次数	扫描时间	辐射剂量	输入数据的数量	硬件修改	图像质量
X 射线 CT 系统	正弦图	1 或 N^*	1 或 N^*	不确定 *	N	探测器阵列	很好
	切片平面	N^2	N^2	增加	N^2	附加位移装置	有效
	层厚	1 **	1 **	不增加	N	不需要	较好
SPECT	正弦图	1 或 N^*	1 或 N^*	不增加	N	探测器阵列	很好
	切片平面	N^2	N^2	不增加	N^2	附加位移装置	有效
MRI	层厚	N	N	不增加	N	不需要	较好

注：* 视探测器阵列的排列方式而定。

　　** 仅对螺旋 CT 系统。

从表 7.4 可以看出，这三种处理方式各有优势。

（1）在正弦图上进行超分辨率处理可以很好地提高图像质量，但需要对设备体系结构进行根本性修改，因此还需要进一步研究才能应用于临床。而且，对于 X 射线 CT 系统，还需要考虑其辐射剂量的安全性：如果采用多次扫描的方式，将必然增加人体所受的辐射剂量。此外，如何对多组探测器进行合理排列，以达到同时获取多组投影数据，还需要进一步研究。对于 SPECT

等核医学设备，人体所受的辐射剂量是由注射到体内的放射性同位素总量所决定的，即使多次扫描也不会增加人体所受的辐射，但是多次扫描会增加检查的时间，需要解决人体在长时间检查时的生理运动问题。

（2）在切片平面上进行处理，图像质量也能得到一定提高，并且只需要对现有的设备进行局部改造即可应用于临床。但是在这种方式中不可避免多次扫描，对于 X 射线 CT 系统来说，除了极特别的情形下（如动态扫描等），这在临床上是不被许可的。而且，SPECT 为此需要扫描 N^2 次，其总耗时比采用正弦图方式更长。

（3）在图像序列上进行超分辨率处理的方式，虽然只在 z 方向进行处理，但可以较好地降低切片层厚，且对特定的临床设备（如螺旋 CT、MRI 等）可以直接使用，具有重要的实际临床应用价值。但其适用的设备种类有限，因此需要研究如何将其与更多设备的实际情况相结合，为临床诊断提供帮助。

7.9　本章小结

本章研究了医学图像重建阶段的超分辨率技术，对系统直接采集到的投影正弦图和重建后的切片图像分别提出了解决方法。对于重建前的正弦图，可以通过修改探测器阵列的排列方式（或者利用径向位移进行多次扫描）来获取相互重叠的低分辨率正弦图，利用超分辨率方法得到高分辨率正弦图，再采用解析的重建算法进行重建；对于平面内图像，可以通过平面内的空间位移（或者通过旋转方式）来获取多幅重建后的图像，再通过超分辨率方法得到高分辨率平面图。上述方法对成像系统需要做出部分修改，无法直接用于临床，而且其要求对人体进行多次扫描，这在放射安全性和采集时间上也限制了上述方法的应用场合。

本章还研究了医学图像后处理阶段的超分辨率技术，医学图像自身的特点使得如何将超分辨率技术与具体的医学影像设备成像过程充分结合成为研究重点。经过对螺旋 CT 系统和 MRI 系统的数据采集模型的分析可知，在目前硬件条件和人体安全条件下，应用超分辨率技术可以突破成像系统自身的物理限制，能有效降低螺旋 CT 和 MRI 序列的切片厚度，并且能够得到各向同性的切片序列。其有助于降低图像中的部分容积效应，能解决影像系统自身的分辨率不均衡问题，为多平面重建提供良好的基础。在超分辨处理过程中，本章提出了一种融合 PG 外插方法的改进型 IBP 算法，该算法充分发挥了 PG 外插方法和 IBP 算法的优势，取得了更好的效果。通过对系统模糊的形式进行分析可知，在超分辨率算法中采用与影像设备自身一致的各向异性模糊核有助于提高最终结果的清晰度，对于螺旋 CT 系统适宜使用二维各向异性模糊核，对于 MRI 系统适宜使用三维各向异性模糊核。

综合而言，本章提出了对医学图像进行超分辨率处理的三种可行方式：在重建前的正弦图上进行处理；在重建后的切片图像上进行处理；在后处理阶段对切片序列进行处理。综合考虑图像质量、硬件系统和辐射安全等因素可以看出，在正弦图上进行超分辨率处理是一种很好的提高图像质量的方法，但受限于硬件结构和辐射安全性，目前还不能应用于临床；在切片平面上进行处理也能在一定程度上提高图像质量，但是受辐射剂量制约，只有在极特别的情形下才能应用于临床；在后处理阶段进行超分辨率处理的方式尽管在可行性方面受具体设备限制，但可以较好地降低切片层厚，具有实际临床应用价值。

本章相关工作已发表，见文献 [110]。

参 考 文 献

[1] CASTLEMAN K R. 数字图像处理 [M]. 朱志刚，译. 北京：电子工业出版社，2002.

[2] GONZALEZ R C, WOODS R E. 数字图像处理 [M]. 阮秋琦，译. 北京：电子工业出版社，2003.

[3] CHAUDHURI S, MANJUNATH J. Motion – free super – resolution [M]. New York：Springer，2005.

[4] PICKUP L C, ROBERTS S J, ZISSERMAN A. A sampled texture prior for image super – resolution [C]//Advances in Neural Information Processing Systems，2003：1587 – 1594.

[5] CRISTOBAL G, GIL E, SROUBEK F, et al. Super – resolution imaging：a survey of current techniques [C]//Advanced Signal Processing Algorithms，Architectures，and Implementations XVIII, San Diego，2008：70718C – 70740C.

[6] VAN OUWERKERK J D. Image super – resolution survey [J]. Image and Vision Computing，2006，24（10）：1039 – 1052.

[7] PAPATHANASSIOU C, PETROU M. Super – resolution：an overview [C]// 2005 IEEE International Geoscience and Remote Sensing Symposium，2005：5655 – 5658.

[8] PARK S C, MIN K P, KANG M G. Super – resolution image reconstruction：a technical overview [J]. IEEE Signal Processing Magazine，2003，20（3）：21 – 36.

[9] 肖庭延，于慎根，王彦飞. 反问题的数值解法 [M]. 北京：科学出版

社, 2003.

[10] DONOHO D L. Compressed sensing [J]. IEEE Transactions on Information Theory, 2006, 52 (4): 1289 – 1306.

[11] HARRIS J L. Diffraction and resolving power [J]. Journal of Optical Society of American, 1964, 54: 931 – 936.

[12] GOODMAN J W. Introduction to Fourier optics [M]. New York: McGraw – Hill, 1968.

[13] TSAI R Y, HUANG T S. Multiframe image restoration and restriction [J]. Advances in Computer Vision and Image Processing, 1984, (2): 317 – 319.

[14] BAKER S, KANADE T. Limits on super – resolution and how to break them [C]//Proceedings of the 2000 IEEE Conference on Computer Vision and Pattern Recognition, 2000: 372 – 379.

[15] FREEMAN W T, JONES T R, PASZTOR E C. Example – based super – resolution [J]. IEEE Computer Graphics and Applications, 2002, 22 (2): 56 – 65.

[16] YANG J C, WRIGHT J, HUANG T, et al. Image super – resolution as sparse representation of raw image patches [C]// IEEE Conference on Computer Vision and Pattern Recognition, 2008: 1 – 8.

[17] KIM S P, BOSE N K, VALENZUELA H M. Recursive reconstruction of high resolution image from noisy undersampled multiframes [J]. IEEE Transactions on Acoustics, Speech and Signal Processing, 1990, 38 (6): 1013 – 1027.

[18] SU W, KIM S P. High resolution restration of dynamic image sequences [J]. International Journal of Imaging System and Technology, 1994, 5 (4): 330 – 339.

[19] NGUYEN N, MILANFAR P. A wavelet – based interpolation – restoration method for super resolution [J]. Circuits, Systems and Signal Process, 2000, 19 (40): 321 – 338.

[20] ECKHAMY S E, HADHOUD M M, DESSOUKY M I, et al. A new super – resolution image reconstruction algorithm based on wavelet fusion [C]// Proceedings of the 22nd National Radio Science Conference, 2005: 195 – 204.

[21] JI H, FERMÜLLER C. Robust wavelet – based super – resolution reconstruction: theory and algorithm [J]. IEEE Transactions on Pattern Analysis and Machine Intelligence, 2009, 31 (4): 649 – 660.

［22］ IRANI M, PELEG S. Improving resolution by image registration ［J］. CVGIP：Graphical Models and Image Processing, 1991, 53 （3）：231 - 239.

［23］ CHATTERJEE P, MUKHERJEE S, CHAUDHURI S, et al. Application of Papoulis - Gerchberg method in image super - resolution and inpainting ［J］. The Computer Journal, 2009, 52 （1）：80 - 89.

［24］ STARK H, OSKOUI P. High - resolution image recovery from image - plane arrays, using convex projections ［J］. Journal of the Optics and Image Science, 1989, 6：1715 - 1726.

［25］ NISHI K, ANDO S. Blind super resolving image recovery from blur - invariant edges ［C］//IEEE International Conference on Acoustics, Speech, and Signal Processing, 1994：85 - 88.

［26］ OZKAN M K, TEKALP A M, SEZAN M I. POCS - based restoration of space - varying blurred images ［J］. IEEE Transactions on Image Processing, 1994, 3 （4）：450 - 454.

［27］ KEIGHTLEY D, HUNT B R. A rigid POCS extension to a Poisson super - resolution algorithm ［C］//Proceedings of International Conference on Image Processing, 1995：508 - 511.

［28］ PATTI A J, SEZAN M I, TEKALP A M. Super resolution video reconstruction with arbitrary sampling lattices and nonzero aperture time ［J］. IEEE Transactions on Image Processing, 1997, 6 （8）：1064 - 1076.

［29］ PATTI A J, ALTUNBASAK Y. Artifact reduction for POCS - based super resolution with edge adaptive regularization and higher - order interpolants ［C］//Proceedings of International Conference on Image Processing, 1998：217 - 221.

［30］ XIE W, ZHANG F Y, CHEN H, et al. Blind super - resolution image reconstruction based on POCS model ［C］//International Conference on Measuring Technology and Mechatronics Automation, 2009：437 - 440.

［31］ SCHULTZ R R, STEVENSON R L. A Bayesian approach to image expansion for improved definition ［J］. IEEE Transactions on Image Processing, 1994, 3 （3）：233 - 242.

［32］ UR H, GROSS D. Improved resolution from subpixel shifted pictures ［J］. CVGIP：Graphical Models and Image Processing, 1992, 54 （2）：181 - 186.

［33］ BOSE N K, AHUJA N A. Super resolution and noise filtering using moving least squares ［J］. IEEE Transactions on Image Processing, 2006, 15 （8）：2239 - 2248.

[34] HONG M C, KANG M G, KATSAGGELOS A K. A regularized multichannel restoration approach for globally optimal high resolution video sequence [J]. SPIE Optical Engineering, 1997, 3024 (1): 1306-1316.

[35] HONG M C, KANG M G, KATSAGGELOS A K. An iterative weighted regularized algorithm for improving the resolution of video sequences [C]// Proceedings of International Conference on Image Processing, 1997: 474-477.

[36] HARDIE R C, BARNARD K J, BOGNAR J G, et al. High - resolution image reconstruction from a sequence of rotated and translated infrared images [J]. Optical Engineering, 1998, 37 (1): 247-260.

[37] ELAD M, FEUER A. Super - resolution reconstruction of an image [C]// The 19th Convention of Electrical and Electronics Engineers, Israel, 1996: 391-394.

[38] SCHULTZ R R, STEVENSON R L. Extraction of high - resolution frames from video sequences [J]. IEEE Transactions on Image Processing, 1996, 5 (6): 996-1011.

[39] SHEN H F, ZHANG L P, HUANG B, et al. A MAP approach for joint motion estimation, segmentation, and super resolution [J]. IEEE Transactions on Image Processing, 2007, 16 (2): 479-490.

[40] LIU W, LIN D H, TANG X O. Hallucinating faces: TensorPatch super - resolution and coupled residue compensation [C]//The 18th IEEE Conference on Computer Vision and Pattern Recognition, 2005: 478-484.

[41] WANG X G, TANG X O. Hallucinating face by eigentransformation [J]. IEEE Transactions on Systems, Man, and Cybernetics, Part C: Applications and Reviews, 2005, 35 (3): 425-434.

[42] TOM B C, KATSAGGELOS A K. Reconstruction of a high - resolution image by simultaneous registration, restoration, and interpolation of low - resolution images [C]//Proceedings of International Conference on Image Processing, 1995: 539-542.

[43] KRYLOV A S, LUKIN A S, NASONOV A V. Edge - preserving nonlinear iterative image resampling method [C]//The 16th IEEE International Conference on Image Processing, 2009: 385-388.

[44] AYAN C, RAJAGOPALAN A N, RAMA C. Super - resolution of face images using kernel PCA - based prior [J]. IEEE Transactions on Multimedia, 2007, 9 (4): 888-892.

[45] KONG D, HAN M, XU W, et al. A conditional random field model for video

super – resolution ［C］//Proceedings of the 18th International Conference on Pattern Recognition, Hong Kong, 2006: 619 –622.

［46］ FARSIU S, ELAD M, MILANFAR P. Multiframe demosaicing and super – resolution of color images ［J］. IEEE Transactions on Image Processing, 2006, 15 (1): 141 –159.

［47］ BABACAN S D, MOLINA R, KATSAGGELOS A K. Total variation super resolution using a variational approach ［C］//The 15th IEEE International Conference on Image Processing, 2008: 641 –644.

［48］ BAYARSAIKHAN B , KWON Y H, KIM J H . Anisotropic total variation method for text image super – resolution ［C］//The 8th IAPR International Workshop on Document Analysis Systems, 2008: 473 –479.

［49］ DAI S Y, HAN M, WU Y, et al. Bilateral back – projection for single image super resolution ［C］//IEEE International Conference on Multimedia and Expo, 2007: 1039 –1042.

［50］ BOSE N K, LERTRATTANAPANICH S, KOO J. Advances in super resolution using L – Curve ［C］//IEEE International Symposium on Circuits and Systems, 2001: 433 –436.

［51］ WANG H Z, ZHAO S, LV H W. Super – resolution image restoration with L – Curve ［C］//Congress on Image and Signal Processing, 2008: 597 –601.

［52］ AN Y Z, YAO LU, ZHAO H. Neighborhood – based weighted regularization of video sequence super – resolution ［C］//Proceedings of the 2009 International Conference on Computational Intelligence and Security, Piscataway, 2009: 146 –150.

［53］ BAKER S, KANADE T. Limits on super – resolution and how to break them ［J］. IEEE Transactions on Pattern Analysis and Machine Intelligence, 2002, 24 (9): 1167 –1183.

［54］ FREEMAN W T, PASZTOR E C, CARMICHAEL O T. Learning low – level vision ［J］. International Journal of Computer Vision, 2000, 40 (1): 23 –47.

［55］ FREEMAN W T, PASZTOR E C. Markov networks for super – resolution ［C］//Proceedings of the 34th Annual Conference on Information Sciences and Systems, 2000.

［56］ GAJJAR P P, JOSHI M V. Single frame super – resolution: a new learning based approach and using of IGMRF prior ［C］//The 6th Indian Conference on Computer Vision, Graphics and Image Processing, 2008: 636 –643.

［57］ DATSENKO D, ELAD M. Example – based single image super – resolution: a global MAP approach with outlier rejection [J]. Journal of Multidimensional System and Signal Processing, 2007, 18 (2 –3): 103 –121.

[58] ELAD M, DATSENKO D. Example – based regularization deployed to super – resolution reconstruction of a single image [J]. The Computer Journal, 2007, 50 (4): 1 –16.

[59] LI B, CHANG H, SHAN S G, et al. Locality preserving constraints for super – resolution with neighbor embedding [C]//The 16th IEEE International Conference on Image Processing , Cairo, 2009: 1189 –1192.

[60] LI B, CHANG H, SHAN S G, et al. Aligning coupled manifolds for face hallucination [J]. IEEE Signal Processing Letters, 2009, 16 (11): 957 –960.

[61] KIM C Y, CHOI K H, RA J B. Improvement on learning – based super – resolution by adopting residual information and patch reliability [C]//The 16th IEEE International Conference on Image Processing (ICIP), 2009: 1197 –1200.

[62] CHANG H, YEUNG D Y, XIONG Y M. Super – resolution through neighbor embedding [C]//Computer Vision and Pattern Recognition, Washington, 2004: 275 –282.

[63] KONG D, HAN M, XU W, et al. A conditional random field model for video super – resolution [C]//The 18th International Conference on Pattern Recognition, 2006: 619 –622.

[64] TAI Y W, LIU S C, BROWN M, et al. Super resolution using edge prior and single image detail synthesis [C]//The 28th IEEE Conference on Computer Vision and Pattern Recognition, 2010: 2400 –2407.

[65] SUN J, ZHENG N N, TAO H, et al. Image hallucination with primal sketch priors [C]//Proceedings of 2003 IEEE Computer Society Conference on Computer Vision and Pattern Recognition, 2003: 729 –736.

[66] SUN J, XU Z B, et al. Image super – resolution using gradient profile prior [C]//The 26th IEEE Conference on Computer Vision and Pattern Recognition, Anchorage, 2008: 1 –8.

[67] XIONG Z W, SUN X Y, WU F. Image hallucination with feature enhancement [C]//IEEE Conference on Computer Vision and Pattern Recognition, 2009: 2074 –2081.

[68] SUN J, ZHU J J, TAPPEN M F. Context – constrained hallucination for image super – resolution [C]//The 28th IEEE Conference on Computer Vision and Pattern Recognition, 2010: 231 –238.

[69] GUO K, YANG X K, ZHANG R, et al. Learning super resolution with global

and local constraints ［C］//IEEE International Conference on Multimedia and Expo, 2009: 590 – 593.

［70］ BEGIN I, FERRIE F P. Training database adequacy analysis for learning – based super – resolution ［C］//Proceedings of the 4th Canadian Conference on Computer and Robot Vision, Montreal, 2007: 29 – 35.

［71］ GLASNER D, BAGON S, IRANI M. Super – resolution from a single image ［C］//IEEE 12th International Conference on Computer Vision, 2009: 349 – 356.

［72］ YAO L, MINORU I, MARIA D C V. Super – resolution of the undersampled and subpixel shifted image sequence by a neural network ［J］. International Journal of Imaging Systems and Technology, 2004, 14 (1): 8 – 15.

［73］ MUDENAGUDI U, BANERJEE S, KALRA P K. Space – time super – resolution using graph – cut optimization ［J］. IEEE Transactions on Pattern Analysis and Machine Intelligence, 2011, 33 (5): 995 – 1008.

［74］ LIN Z C, SHUM H Y. Fundamental limits of reconstruction – based super resolution algorithms under local translation ［J］. IEEE Transactions on Pattern Analysis and Machine Intelligence, 2004, 26 (1): 83 – 97.

［75］ LIN Z C, SHUM H Y. On the fundamental limits of reconstruction – based super – resolution algorithms ［C］//Proceedings of the 2001 IEEE Computer Society Conference on Computer Vision and Pattern Recognition, 2001: 1171 – 1176.

［76］ VAN EEKEREN A W M, SCHUTTE K, OUDEGEEST O R, et al. Performance evaluation of super – resolution reconstruction methods on real – world data ［J］. Journal on Advances in Signal Processing, 2007: 1 – 11.

［77］ LIN Z C, HE J F, TANG X O, et al. Limits of learning – based super resolution algorithms ［J］. International Journal of Computer Vision, 2008, 80 (3): 406 – 420.

［78］ WANG Q, TANG X O, SHUM H. Patch based blind image super resolution ［C］//The 10th IEEE International Conference on Computer Vision, 2005: 709 – 716.

［79］ MA L, ZHANG Y H, LU Y, et al. Three – tiered network model for image hallucination ［C］//The 15th IEEE International Conference on Image Processing, 2008: 357 – 360.

［80］ WEI F, YEUNG D Y. Image hallucination using neighbor embedding over visual primitive manifolds ［C］//IEEE Conference on Computer Vision and

Pattern Recognition, 2007: 1 - 7.

[81] LIU C, SHUM H Y, ZHANG C S. A two - step approach to hallucinating faces: global parametric model and local nonparametric model [C]// Proceedings of the 2001 IEEE Computer Society Conference on Computer Vision and Pattern Recognition, 2001: 192 - 198.

[82] MA X, ZHANG J P, QI C. Position - based face hallucination method [C]//IEEE International Conference on Multimedia and Expo, 2009: 290 - 293.

[83] CHAN T M, ZHANG J P. An improved super - resolution with manifold learning and histogram matching [C]//Lecture Notes in Computer Science (including subseries Lecture Notes in Artificial Intelligence and Lecture Notes in Bioinformatics), International Conference on Biometrics, Hong Kong, 2006: 756 - 762.

[84] 张新明, 沈兰荪. 基于多尺度边缘保持正则化的超分辨率复原 [J]. 软件学报, 2003 (06): 1075 - 1081.

[85] 张晓玲, 沈兰荪. 超分辨率图像复原技术的研究进展 [J]. 测控技术, 2005 (05): 1 - 5.

[86] 卓力, 王素玉, 李晓光. 图像/视频的超分辨率复原 [M]. 北京: 人民邮电出版社, 2011.

[87] 徐大宏. 基于正则化方法的图像复原算法研究 [D]. 长沙: 国防科学技术大学, 2009.

[88] 吴显金. 自适应正则化图像复原方法研究 [D]. 长沙: 国防科学技术大学, 2006.

[89] PELED S, YESHURUN Y. Super resolution in MRI: application to human white matter fiber tract visualization by diffusion tensor imaging [J]. Magnetic Resonance in Medicine, 2001, 45: 29 - 35.

[90] GREENSPAN H, OZ G, KIRYATI N, et al. MRI inter - slice reconstruction using super - resolution [J]. Magnetic Resonance Imaging, 2002, 20 (5): 437 - 446.

[91] HSU J T, YEN C C, LI C C, et al. Application of wavelet - based POCS super resolution for cardiovascular MRI image enhancement [C]//The 3rd International Conference on Image and Graphics, 2004: 572 - 575.

[92] YAN Z Y, LU Y. Super resolution of MRI using improved IBP [C]// International Conference on Computational Intelligence and Security, 2009: 643 - 647.

[93] PEETERS R R, KORNPROBST P, NIKOLOVA M, et al. The use of super – resolution techniques to reduce slice thickness in functional MRI [J]. International Journal of Imaging Systems and Technology, 2004, 14: 131 – 138.

[94] KENNEDY J A, ISRAEL O, FRENKEL A, et al. Super – resolution in PET imaging [J]. IEEE Transactions on Medical Imaging, 2006, 25 (2): 137 – 147.

[95] KENNEDY J A, ISRAEL O, FRENKEL A, et al. Improved image fusion in PET/CT using hybrid image reconstruction and super – resolution [J]. International Journal of Biomedical Imaging, 2007: 46846.

[96] CARAMELO F J, ALMEIDA G, MENDES L, et al. Study of an iterative super – resolution algorithm and its feasibility in high – resolution animal imaging with low – resolution SPECT cameras [C]//IEEE Nuclear Science Symposium Conference Record, 2007: 4452 – 4456.

[97] VILLENA J L, LAGE E, DE CARLOS A, et al. A super – resolution feasibility study in small animal SPECT imaging [C]//IEEE Nuclear Science Symposium Conference Record, 2008: 4755 – 4759.

[98] ROBINSON M D, FARSIU S, LO J Y, et al. Efficient restoration and enhancement of super – resolved X – ray images [C]//The 15th IEEE International Conference on Image Processing, 2008: 629 – 632.

[99] ANBALAGAN R S, HU G, JAIN A K. A segmentation and object extraction algorithm with linear memory and time constraints [C]//The 9th IEEE International Conference on Pattern Recognition, 1988: 596 – 600.

[100] CARMI E, LIU S, ALON N, et al. Resolution enhancement in MRI [J]. Magnetic Resonance Imaging, 2006, 24 (2): 133 – 154.

[101] MAYER G S, VRSCAY E R. Measuring information gain for frequency – encoded super – resolution MRI [J]. Magnetic Resonance Imaging, 2007, 25 (7): 1058 – 1069.

[102] LIU X, YUA L F, ARMANDO M, et al. A super resolution technique for clinical multislice CT [C]//Medical Imaging 2010: Physics of Medical Imaging, San Diego, 2010: 76221Q – 76227Q.

[103] PAPOULIS A. A new algorithm in spectral analysis and band – limited extrapolation [J]. IEEE Transactions on Circuits and Systems, 1975, 22 (9): 735 – 742.

[104] GERCHBERG R W. Super – resolution through error energy reduction [J].

Optica Acta, 1974, 21 (9): 709 –720.

[105] JIANG H. Computed tomography: principles, design, artifacts, and recent advances [M]. Bellingham: SPIE Optical Engineering Press, 2003.

[106] 曾更生. 医学图像重建 [M]. 北京: 高等教育出版社, 2010.

[107] 李月卿, 李萌. 医学影像成像原理 [M]. 北京: 人民卫生出版社, 2002.

[108] SCHWARZBAND G, KIRYATI N. The point spread function of spiral CT [J]. Physics in Medicine and Biology, 2005, 50: 5307 –5322.

[109] 熊国欣, 李立本. 核磁共振成像原理 [M]. 北京: 科学出版社, 2007.

[110] YAN Z Y, LI J W, LU Y, et al. Super resolution in CT [J]. International Journal of Imaging Systems and Technology, 2015, 25 (1): 92 –101.

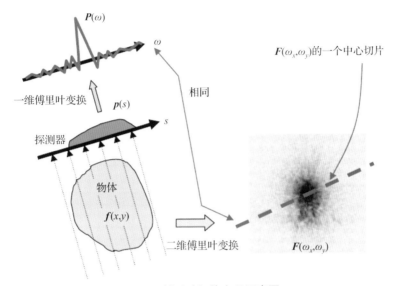

图 1.1 傅里叶切片定理示意图

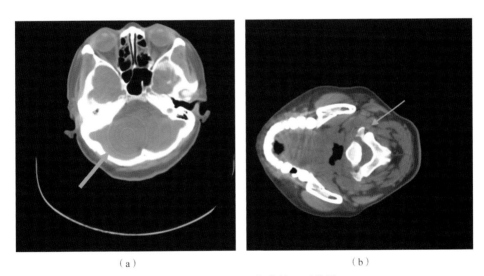

（a）   （b）

图 1.4 真实 CT 图像中的环形伪影

（a）颅骨 CT 图像；（b）颈部 CT 图像

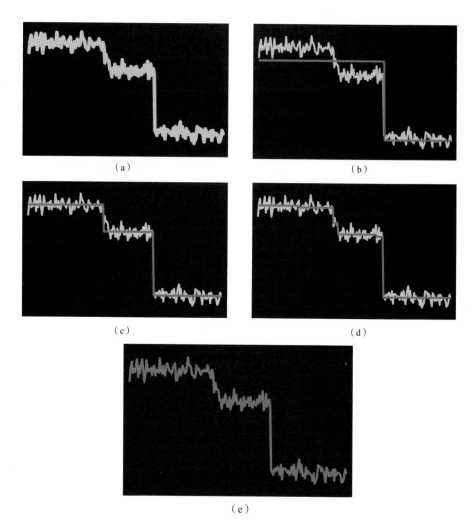

图 2.2　L_0 平滑示意图

（a）输入信号 g；（b）限定 $k=1$ 时的平滑结果；

（c）$k=2$ 时结合保真项的平滑结果；（d）$k=5$ 时结合保真项的平滑结果；

（e）$k=200$ 时结合保真项的平滑结果

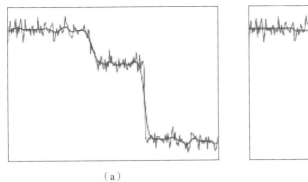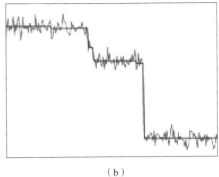

（a）　　　　　　　　　　　　　　　　（b）

图 2.3　TV 约束与 L_0 约束的图像平滑效果对比

（a）TV 约束；（b）L_0 约束

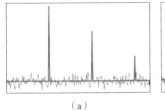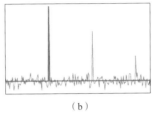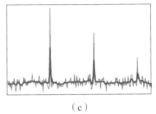

（a）　　　　　　　　　（b）　　　　　　　　　（c）

图 2.5　不同 λ 值保留了不同数量的尖锐变化

（a）L_0 约束（$\lambda = 0.02$）；（b）L_0 约束（$\lambda = 0.2$）；（c）TV 约束

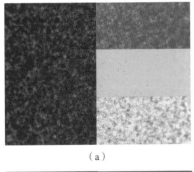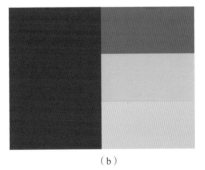

（a）　　　　　　　　　　　　　　　　（b）

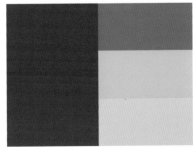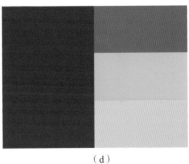

（c）　　　　　　　　　　　　　　　　（d）

图 2.6　二维滤波平滑

（a）原始的噪声图像；（b）～（d）二维 L_0 范数滤波平滑 1 次、5 次和 20 次的结果

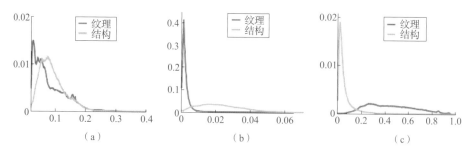

图 3.4 结构块和纹理块的变分值分布曲线

（a）窗口全变分；（b）窗口固有变分；（c）相对全变分

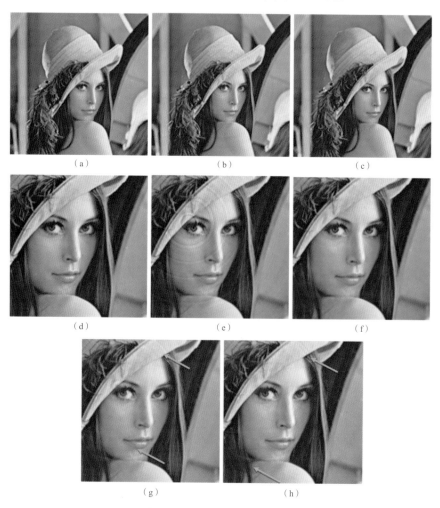

图 3.8 Lena 图像处理结果

（a）无伪影的理想图像；（b）添加了模拟伪影的待处理图像；（c）本节算法的处理结果；

（d）~（f）图（a）~（c）的局部放大图像；

（g）WF 算法处理结果的局部放大图像；（h）RCP 算法处理结果的局部放大图像

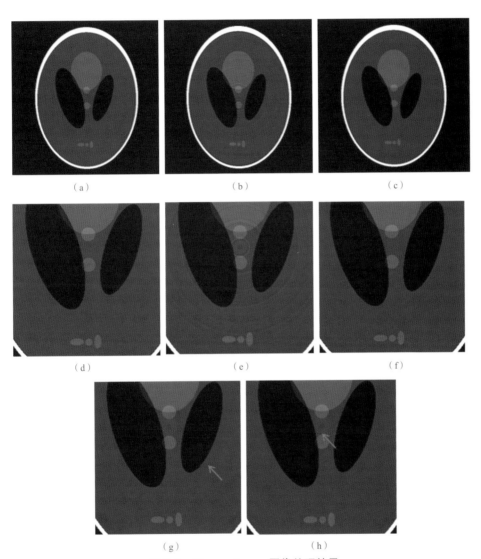

图 3.9　Shepp – Logan 图像处理结果

（a）无伪影的理想图像；（b）添加了模拟伪影的待处理图像；（c）本节算法的处理结果；

（d）~（f）图（a）~（c）的局部放大图像；（g）WF 算法处理结果的局部放大图像；

（h）RCP 算法处理结果的局部放大图像

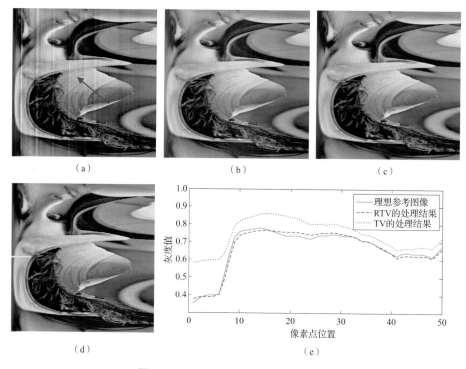

图 3.17　TV 和 RTV 的约束效果对比

（a）包含伪影的图像；（b）TV 的处理结果；（c）RTV 的处理结果；
（d）理想无伪影图像；（e）处理结果与理想参考图像的对应线段位置灰度值对比

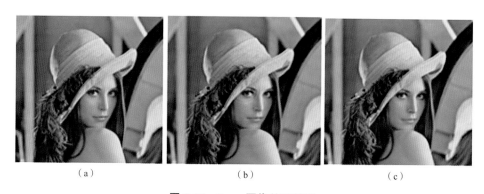

图 3.18　Lena 图像处理结果

（a）无伪影的理想图像；（b）添加了模拟伪影的待处理图像；（c）本节算法的处理结果

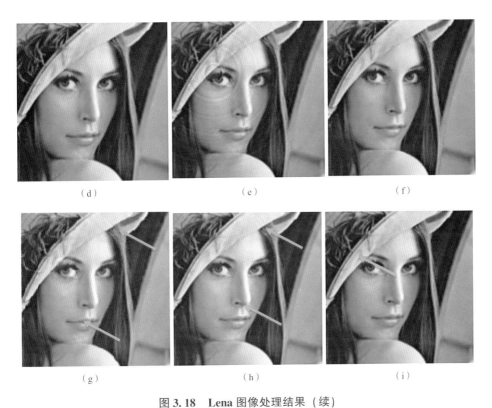

（d） （e） （f）

（g） （h） （i）

图 3.18　Lena 图像处理结果（续）

（d）~（f）图（a）~（c）的局部放大图像；（g）WF 算法的处理结果；
（h）RCP 算法的处理结果；（i）算法 3.1 的处理结果

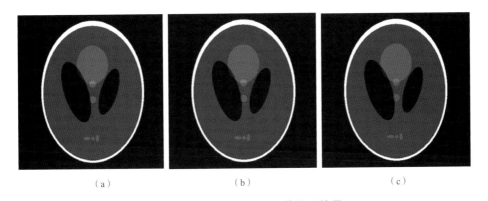

（a） （b） （c）

图 3.19　Shepp – Logan 图像处理结果

（a）无伪影的理想图像；（b）添加了模拟伪影的待处理图像；（c）本节算法的处理结果

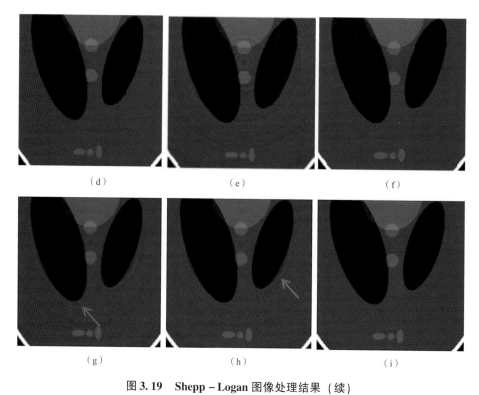

（d）　　　　　　　　　（e）　　　　　　　　　（f）

（g）　　　　　　　　　（h）　　　　　　　　　（i）

图 3.19　Shepp – Logan 图像处理结果（续）

（d）~（f）图（a）~（c）的局部放大图像；（g）WF 算法的处理结果；
（h）RCP 算法的处理结果；（i）算法 3.1 的处理结果

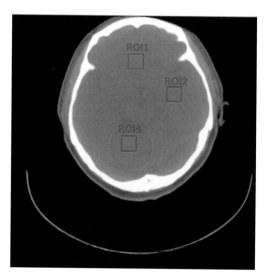

图 3.22　脑部 CT 图像中的 ROI 选取

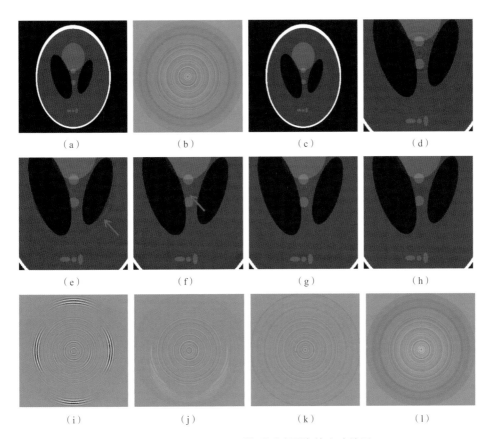

图 4.1　Shepp – Logan 模型测试图像的实验结果

(a) 无伪影的理想图像；(b) 模拟的环形伪影；

(c) 添加了模拟伪影的待处理图像；(d) 待处理图像的局部放大图像；

(e) WF 算法处理结果的局部放大图像；(f) RCP 算法处理结果的局部放大图像；

(g) VDM 算法处理结果的局部放大图像；(h) 本章算法处理结果的局部放大图像；

(i)~(l) WF 算法、RCP 算法、VDM 算法和本章算法处理前后的图像差

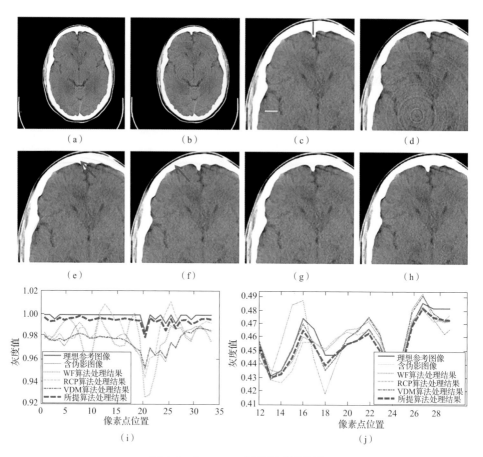

图 4.2　Image - 1 图像的实验结果

（a）无伪影理想参考图像；（b）添加了模拟伪影的待处理图像；

（c）参考图像的局部放大图像；（d）待处理图像的局部放大图像；

（e）WF 算法处理结果的局部放大图像；（f）RCP 算法处理结果的局部放大图像；

（g）VDM 算法处理结果的局部放大图像；（h）本章算法处理结果的局部放大图像；

（i）各种处理结果图像中对应图（c）中红色垂直线段位置的像素灰度值对比；

（j）各种处理结果图像中对应图（c）中黄色水平线段位置的像素灰度值对比

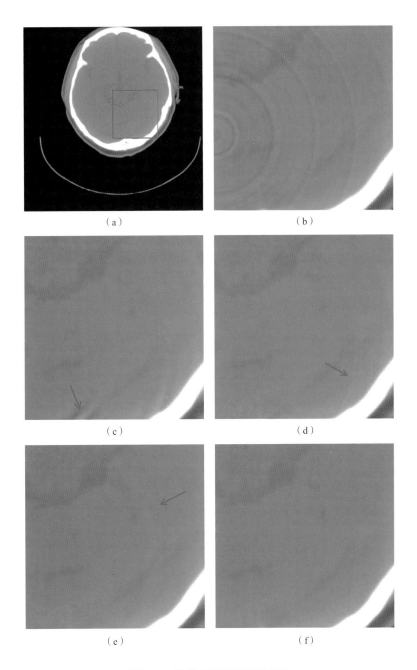

图 4.4 脑部 CT 图像处理结果

（a）原始图像；（b）原始图像的局部放大图像；

（c）WF 算法处理结果的局部放大图像；（d）RCP 算法处理结果的局部放大图像；

（e）VDM 算法处理结果的局部放大图像；（f）本章算法处理结果的局部放大图像

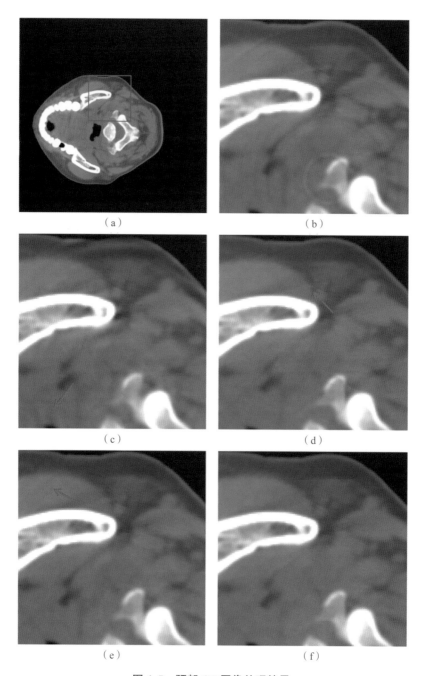

（a）　　　　　　　　　　　　（b）

（c）　　　　　　　　　　　　（d）

（e）　　　　　　　　　　　　（f）

图 4.5　颈部 CT 图像处理结果

（a）原始图像；（b）原始图像的局部放大图像；

（c）WF 算法处理结果的局部放大图像；（d）RCP 算法处理结果的局部放大图像；

（e）VDM 算法处理结果的局部放大图像；（f）本章算法处理结果的局部放大图像

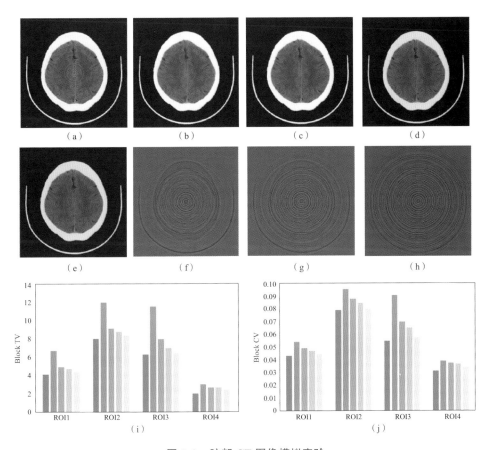

图 5.2 脑部 CT 图像模拟实验

■ 理想参考图像　■ 含伪影图像　■ RCP 算法处理结果
▨ URTV 算法处理结果　▨ 所提算法处理结果

（a）添加模拟伪影后的图像；（b）RCP 算法的处理结果；（c）URTV 算法的处理结果；

（d）本节算法的处理结果；（e）本实验选取的 ROI 区域；

（f）~（h）三个算法处理前后图像的差别图像（i）Block TV 对比（j）Block CV 对比

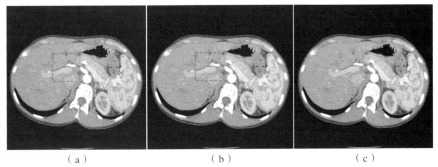

图 5.4　真实腹部 CT 图像的实验结果

（a）原始带伪影的图像；（b）本节算法的处理结果；（c）作为参考的 MDCT 图像

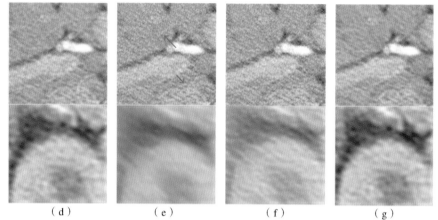

（d）　　　　　　　（e）　　　　　　　（f）　　　　　　　（g）

图5.4　真实腹部 CT 图像的实验结果（续）

（d）原始图像的局部放大图像；（e）RCP 算法处理结果的局部放大图像；

（f）URTV 算法处理结果的局部放大图像；（g）本节算法处理结果的局部放大图像

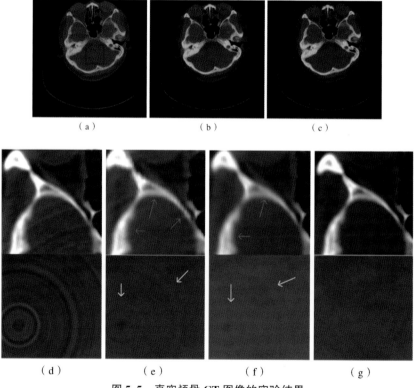

（a）　　　　　　　　　　（b）　　　　　　　　　　（c）

（d）　　　　　　　（e）　　　　　　　（f）　　　　　　　（g）

图5.5　真实颅骨 CT 图像的实验结果

（a）原始带伪影的图像；（b）本节算法的处理结果；（c）作为参考的 MDCT 图像；

（d）原始图像的局部放大图像；（e）RCP 算法处理结果的局部放大图像；

（f）URTV 算法处理结果的局部放大图像；（g）本节算法处理结果的局部放大图像

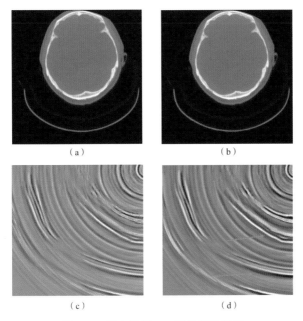

图 5.8 真实脑部 CT 图像实验结果

（a）本节算法的处理结果；（b）5.3 节算法的处理结果；
（c）本节算法去除的环形伪影信息局部放大图像；（d）5.3 节算法去除的环形伪影信息局部放大图像

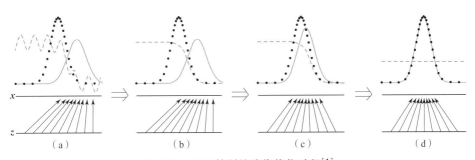

图 6.8 GAN 的训练迭代优化过程[1]

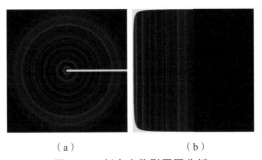

图 6.18 新产生伪影原因分析

（a）笛卡儿坐标系下的模拟伪影；（b）极坐标系下的模拟伪影

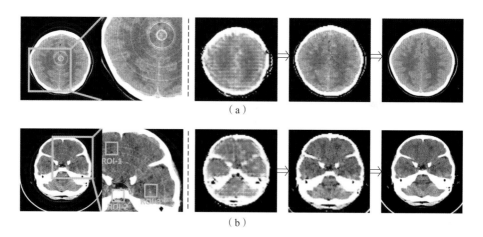

(a)

(b)

图 6.20　两类模拟图像以及本节算法生成过程示意图

（a）脑部 CT 模拟图像；（b）颅骨 CT 模拟图像

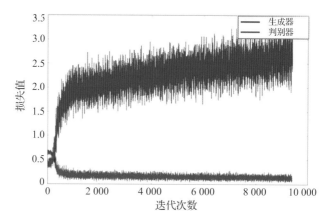

图 6.22　迭代过程中生成器与判别器的损失值变化示意图

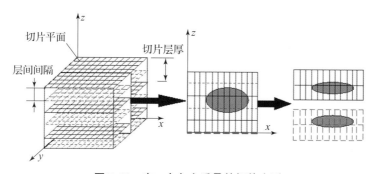

图 7.19　在 z 方向上重叠的切片序列